现代实用临床护理

方 婧◎著

吉林科学技术出版社

图书在版编目（CIP）数据

现代实用临床护理 / 方婧著. -- 长春 :吉林科学
技术出版社, 2019.5
ISBN 978-7-5578-5551-2

Ⅰ.①现… Ⅱ.①方… Ⅲ.①护理学 Ⅳ.①R47

中国版本图书馆CIP数据核字(2019)第113782号

现代实用临床护理
XIANDAI SHIYONG LINCHUANG HULI

出 版 人	李 梁
责任编辑	李 征 李红梅
书籍装帧	山东道克图文快印有限公司
封面设计	山东道克图文快印有限公司
开 本	787mm×1092mm 1/16
字 数	328千字
印 张	14
印 数	3000册
版 次	2019年5月第1版
印 次	2020年6月第2次印刷

出 版	吉林科学技术出版社
发 行	吉林科学技术出版社
地 址	长春市福祉大路5788号出版集团A座
邮 编	130000
发行部电话/传真	0431-81629529 81629530 81629531
	81629532 81629533 81629534
储运部电话	0431-86059116
编辑部电话	0431-81629508
网 址	http://www.jlstp.net
印 刷	北京市兴怀印刷厂

书 号	ISBN 978-7-5578-5551-2
定 价	98.00元

前　　言

　　现代临床护理工作贯穿了"以病人为中心"的服务理念,更好地为病人提供基础护理服务和护理专业技术服务,密切观察病人病情变化,正确实施各项治疗、护理措施,为病人提供基本的生活护理服务,提供康复和健康指导,保障病人安全和护理工作质量。为适应时代发展,我们组织编写了本书。

　　本书共九章,详细介绍了内外科常见疾病的特点和护理。本书按照疾病的概念或概述、病因与发病机制、临床表现、辅助检查、治疗要点和护理措施的体例进行编写。本书的突出特点是:侧重介绍疾病的护理措施,尤其是对病人的健康指导方面,以帮助护士理解和掌握该部分内容。

　　由于本书篇幅较大,内容上不足之处请护理同人指正。

编者

目　录

上篇　外科疾病患者的护理

第一章　围术期患者的护理

手术是临床外科系统治疗疾病的一种重要手段。手术、麻醉及疾病本身的刺激可使患者产生生理、心理的应激反应，引起神经、内分泌及循环系统功能紊乱，从而削弱机体的防御能力和对手术的耐受力，直接影响手术预后。同时，手术是集体智慧和劳动的集中体现，手术人员必须有明确的职责和分工，但又需互相协同和配合才能安全顺利完成手术。为手术患者提供规范的围术期护理，保障患者安全，体现人文关怀已成为手术室护理工作中重要的内容。

围术期(perioperative period)是指从确定手术治疗时起，至与这次手术有关的治疗基本结束的一段时间。包括手术前期、手术中期及手术后期3个阶段。

围术期护理(perioperative nursing care)指护理人员运用所学知识与技能，针对患者的问题和需要，为患者提供全程、整体的护理。旨在加强术前至术后整个诊治期间患者的身心护理，通过全面评估，充分做好术前准备，并采取有效措施维护机体功能，提高手术的安全性，减少术后并发症，促使患者康复。围术期护理也包括3个阶段，每个阶段护理工作重点不同。

第一节　手术前患者的护理

手术前期是指从患者决定接受手术至将患者送至手术台。手术前护理(preoperative nursing care)的重点是在全面评估的基础上，做好必需的术前准备，纠正患者存在及潜在的生理、心理问题，加强健康指导，提高患者对手术和麻醉的耐受能力，使手术的危险性降到最低。

【术前评估】

(一)健康史与相关因素

了解患者身体的一般状况、既往健康状况，皮肤状况，与现有疾病相关的病史、药物应用情况及过敏史、手术史、家族史、遗传病史和女性患者婚育史等。此外还要了解患者既往有无高血压、糖尿病及心脏病，有无体内植入物(金属植入物、起搏器)等，初步判断其手术耐受性。

(二)身体状况

通过患者主诉和全面体格检查，了解其主要内脏器官的功能，是否存在心、肺、肝及肾脏等器官功能不全；有无营养不良、肥胖及水、电解质平衡失调等高危因素，评估手术的安全性。

1.评估各系统状况

如心血管系统、呼吸系统、泌尿系统、神经系统和血液系统等状况和高危因素。

2.辅助检查

了解患者各项实验室检查结果，如血、尿、便常规和血生化检查结果。了解 X 线、B 超、CT 及 MRI 等影像学检查结果，以及心电图、内镜检查报告和其他特殊检查的结果，以助判断病情及完善术前检查。

3.评估患者对手术的耐受能力

全身状况较好、无重要内脏器官功能损害、疾病对全身影响较小者手术耐受良好；全身情况不良、重要内脏器官功能损害较严重、疾病对全身影响明显、手术损害大者手术耐受不良。

（三）心理－社会支持状况

手术患者易产生不良的心理状态，如感到紧张、焦虑、恐惧等，这些都可以削弱患者对手术和麻醉的耐受力，从而影响创伤的愈合和手术效果。评估、识别并判断出手术患者的心理状态，为患者提供及时有效的心理护理。

1.心理状态的改变

①睡眠形态紊乱，如失眠；②语言和行为改变，如沉默寡言、易激动、无耐心、易怒或哭泣；③尿频、食欲缺乏、疲劳和虚弱感，自我修饰程度下降；④呼吸、脉搏加快，手心出汗，血压升高等。

2.心理状态改变的相关因素

①担心疾病严重甚至危及生命。②担心疾病预后及后续影响。③对手术、麻醉及治疗过程的担忧以及相关知识未知、不确定。④担心住院对家庭的照顾、子女和老人等带来不便。⑤对住院费用的担忧。除了对患者进行上述评估以外，还要进一步评估其家庭经济状况、家庭成员及其单位同事对其住院的反应、态度，以利于发挥社会支持系统的作用。

（四）手术种类

手术的具体种类取决于患者疾病的情况，同一种外科疾病的不同发展阶段手术种类也可能不同。需要根据患者的具体情况，选择适宜的手术种类。手术类型按手术期限大致分为3类。

1.择期手术（selective operation）

手术时间没有期限的限制，可在充分的术前准备后进行手术，如一般的良性肿瘤切除术、腹股沟疝修补术等。

2.限期手术（confine operation）

手术时间可以选择，但有一定限度，不宜过久以免延误手术时机，应在限定的时间内完成术前准备，如各种恶性肿瘤根治术。

3.急症手术（emergency operation）

病情危重，需要在最短时间内进行必要的准备后迅速实施手术，以抢救患者生命，如外伤性肝、脾破裂和肠破裂、胸腹腔大血管破裂等。

（五）麻醉方法与术前准备

患者麻醉前用药的目的在于解除焦虑、镇静和催眠、镇痛、抑制腺体分泌及抑制不良反射。常用的麻醉药物有镇静药和催眠药、镇痛药、抗胆碱能药及抗组胺药。

任何麻醉都可能给患者带来不同程度的损害和风险。为了保障患者在麻醉期间的安全，增强患者对手术和麻醉的耐受性，避免麻醉意外，减少麻醉后并发症，必须做好麻醉前病情评估和准备工作。根据麻醉作用部位和所用药物的不同，临床麻醉分为全身麻醉、局部麻醉、椎管内麻醉、复合麻醉、基础麻醉。局部麻醉又包括表面麻醉、局部浸润麻醉、区域阻滞麻醉、神经及神经丛阻滞麻醉；椎管内麻醉又可分为蛛网膜下隙阻滞和硬脊膜外阻滞。

【护理措施】

(一)手术前的常规准备与护理

1.饮食和休息

术前准备期间根据患者的手术种类、方式、部位和范围,进行饮食指导,鼓励患者多摄入营养丰富、易消化的食物。患者术前应补充足够的热量、蛋白质和维生素。消除引起患者不良睡眠的诱因,创造安静舒适的环境,促进患者睡眠。督促患者活动与休息相结合,必要时遵医嘱予以镇静安眠药。

2.术前适应性训练

(1)指导患者练习使用便盆,在床上排尿和排便。

(2)教会患者自行调整卧位和床上翻身的方法,以适应术后体位的变化。

(3)指导患者练习术中体位,如甲状腺手术者,术前给予肩部垫枕、头后仰的体位训练,以适应术中颈过伸的姿势。

(4)教会患者正确的深呼吸、咳嗽、咳痰方法并进行练习。

3.输血和补液

(1)术前应做好血型和交叉配血实验,备好一定数量的全血、血细胞或血浆。

(2)凡有水、电解质及酸碱平衡失调和贫血者,应在术前予以纠正。

(3)加强病情观察和生命体征监测,发现异常及时给予对症处理。

4.协助完成术前检查

术前做好肝、肾功能检查及出凝血时间、凝血酶原时间、血小板计数检查,必要时监测有关凝血因子。了解肝、肾功能损害程度,最大限度地改善肝、肾功能,提高患者对手术的耐受能力。

5.合理应用抗感染药物,预防术后感染

抗感染药物的预防性应用一般适用于:①涉及感染病灶或切口接近感染区域的手术;②胃肠道手术;③预计操作时间长、创面大的手术;④开放性创伤,创面已污染,清创时间长或清创不彻底者。⑤涉及大血管的手术;⑥植入人工制品的手术;⑦器官移植术。此外,积极处理已存在的感染灶,避免与其他感染者接触。

6.消化系统的准备

(1)成人择期手术前 8~12 小时开始禁食,术前 4 小时开始禁水,以防呕吐引起窒息或吸入性肺炎;小儿术前应 4~8 小时禁食(奶),2~3 小时禁水。

(2)胃肠道手术患者术前 1~2 天进流质食物,非胃肠道手术患者术前一般不限制饮食种类。

(3)一般性手术的患者,督促其术前晚排便,必要时使用开塞露或 0.1%~0.2%肥皂水灌肠等促使残留粪便的排出,以防麻醉后肛门括约肌松弛而有粪便排出,增加污染的机会。

(4)肠道手术患者的肠道准备:详见本篇第二章第四节"大肠癌患者的护理"。

(5)消化道手术或某些特殊疾病(如急性弥散性腹膜炎、急性胰腺炎等),术前应放置胃管。

7.手术前皮肤准备

(1)术前 1 日督促患者剪短指甲、理发、沐浴及更衣。细菌栖居密度较高的部位(如手、足)

或不能接受刺激消毒剂的部位(如面部、会阴部)术前可用氯己定反复清洗,必要时协助其完成。

(2)做好手术区皮肤准备:彻底清除手术切口部位和周围皮肤的污染。术前备皮应当在手术当日进行,确需去除手术部位毛发时,应当使用不损伤皮肤的方法,避免使用刀片刮除毛发。备皮时注意遮挡和保暖,动作轻巧,防止损伤表皮和增加感染的可能性。手术区皮肤准备范围包括切口周围至少 15cm 的区域

(二)心理准备

通过健康教育及术前访视建立良好的护患关系,给予患者心理支持和疏导,帮助患者认识疾病、手术的相关知识及术后用药的注意事项,向患者说明术前准备的必要性,逐步掌握术后配合技巧及康复知识,使患者对手术的风险及可能出现的并发症有足够的认识及心理准备。

(三)术日晨的护理

认真检查、确定各项准备工作的落实情况;若发现患者有不明原因的体温升高,或女性患者月经来潮等情况,应延迟手术;进入手术室前,指导患者排尽尿液;估计手术时间持续 4 小时以上及接受下腹部或盆腔内手术者应予以留置导尿管并妥善固定;胃肠道及上腹部手术者应放置胃管;嘱患者拭去指甲油、口红等化妆品;取下活动的义齿、发夹、眼镜、手表、首饰和其他贵重物品;备好手术需要的病历、各种影像检查片及特殊药品等,随同患者带入手术室;与手术室接诊人员仔细核对患者、手术部位及名称,做好交接;根据手术类型及麻醉方式准备麻醉床,备好床旁监护设备及物品。

(四)特殊手术患者的护理

1.急症手术

在最短时间内做好急救处理的同时进行必要的术前准备,如立即输液,改善患者水、电解质及酸碱平衡失调状况。若患者处于休克状态,立即建立 2 条以上静脉通道,迅速补充血容量;尽快处理伤口及原发病等。

2.营养不良

血清蛋白在 30～35g/L 以下、血清转铁蛋白低于 1.5mg/L、体重 1 个月内下降 5% 者,存在营养不良。营养不良患者常伴低蛋白血症,可引起组织水肿,影响愈合;此外,营养不良者抵抗力低下,易并发感染。因此,术前尽可能改善其营养状况,经口服或静脉补充热量、蛋白质和维生素,以利术后组织的修复和创口愈合,提高机体抵抗力。

3.高血压

血压在 160/100mmHg 以下者可不必做特殊准备;高血压患者术前 2 周停用利舍平等降压药,指导患者改用钙离子通道阻断剂或 β-受体阻滞剂等合适的降压药以控制血压,但不要求血压降至正常水平再手术。

4.心脏病

伴有心血管疾病的患者,术前应注意:

(1)长期低盐饮食和服用利尿药物导致患者水、电解质平衡失调者,术前需纠正。

(2)有心律失常者,偶发的室性期前收缩一般不需特殊处理;如有心房纤颤伴心室率≥100次/分以上者,遵医嘱予毛花苷 C(西地兰)或口服普萘洛尔(心得安),尽可能将心率控制在正

常范围;老年冠状动脉粥样硬化性心脏病(冠心病)患者,若出现心动过缓,心室率≤50次/分,术前遵医嘱用阿托品0.5～1.0mg,必要时放置临时心脏起搏器。

(3)急性心肌梗死患者6个月内不施行择期手术,6个月以上无心绞痛发作者,在监护条件下可施行手术。

(4)心力衰竭患者,在心力衰竭控制3～4周后再施行手术。

5.呼吸功能障碍

(1)术前2周停止吸烟,防止呼吸道分泌物过多,影响呼吸道通畅。

(2)伴有阻塞性肺功能不全的患者,遵医嘱行雾化吸入治疗,改善通气功能。

(3)哮喘患者可口服地塞米松等药物,减轻支气管黏膜水肿。

(4)痰液黏稠的患者,可采用雾化吸入或服用药物使痰液稀薄,易于咳出。

(5)急性呼吸系统感染的患者,若为择期手术应推迟至治愈后1～2周再行手术;若为急症手术,需应用抗生素并避免吸入麻醉。

(6)重度肺功能不全及并发感染者,必须采取积极措施,改善其肺功能、待感染控制后再施行手术。

6.肝脏疾病

手术创伤和麻醉都将加重肝脏负荷。术前进行肝功能检查,了解患者肝功能情况。肝功能轻度损害者一般不影响手术耐受力;肝功能损害严重或濒于失代偿者,如有营养不良、腹腔积液、黄疸等或急性肝炎患者,手术耐受力明显减弱,除急症抢救外,一般不宜手术。术前予高糖、高蛋白饮食改善营养状况,必要时输注入血清蛋白、少量多次新鲜血液、维生素以纠正贫血、低蛋白血症、增加凝血因子等,改善全身情况。有胸、腹腔积液者,限制钠盐,遵医嘱用利尿剂。

7.肾脏疾病

手术创伤、麻醉和药物都将加重肾脏负荷。术前进行肾功能检查,了解患者肾功能情况。依据24小时内肌酐清除率和血尿素氮测定值可将肾功能损害分为轻度、中度、重度。轻度、中度肾功能损害者,经过适当的内科处理多能较好地耐受手术;重度损害者需在有效透析治疗后才可耐受手术,但手术前应最大限度地改善肾功能。

8.糖尿病

糖尿病患者易发生感染,术前应积极控制血糖及相关并发症。一般实施大手术前将血糖水平控制在正常或轻度升高状态(5.6～11.2mmol/L)、尿糖为＋～＋＋为宜。如应用长效胰岛素或口服降血糖药物者,术前均改为胰岛素皮下注射,每4～6小时1次,使血糖和尿糖控制在上述水平。为避免发生酮症酸中毒,尽量缩短术前禁食时间,静脉输液时胰岛素与葡萄糖的比例为1U：5g。禁食期间定时监测血糖。

9.妊娠

妊娠患者患外科疾病需行手术治疗时,需将外科疾病对母体及胎儿的影响放在首位。如果手术时机可以选择,妊娠中期相对安全。如果情况可以,术前尽可能全面检查各系统、器官功能,特别是心、肺、肝、肾等功能,若发现异常,术前尽量纠正。需禁食时,从静脉补充营养,尤其是氨基酸和糖类,以保证胎儿的正常发育。

10.使用影响凝血功能药物时

（1）监测凝血功能。

（2）对于长期服用阿司匹林或非甾体药物的患者，术前7天停药。

（3）术前使用华法林抗凝的患者，只要国际标准化比值维持在接近正常的水平，小手术可安全实施；大手术前4～7天停用华法林，但是对血栓栓塞的高危患者在此期间应继续使用肝素。

（4）择期大手术患者在手术前12小时内不使用大剂量低分子量肝素，4小时内不使用大剂量普通肝素；心脏外科患者手术前24小时内不使用低分子量肝素。

（5）在抗凝治疗期间需急诊手术的患者，一般需停止抗凝治疗。用肝素抗凝者，可用鱼精蛋白拮抗；用华法林抗凝者，可用维生素K、血浆或凝血因子制剂拮抗。

【健康指导】

（1）告知患者与疾病相关的知识，使其理解手术的必要性。

（2）告知麻醉、手术的相关知识，使其掌握术前准备的具体内容。

（3）术前加强营养，注意休息和适当活动，提高抗感染能力。

（4）戒烟，早晚刷牙、饭后漱口，保持口腔卫生；注意保暖，预防上呼吸道感染。

（5）术前指导患者做各种训练，包括呼吸功能锻炼、床上活动、床上使用便盆等。

第二节　手术中患者的护理

手术中期是指从患者被送至手术台到患者手术后送入恢复室（观察室）或外科病房。手术室护理工作重点是保证患者安全、严格无菌操作和恰当术中配合，以确保麻醉和手术的顺利完成。

【术前准备】

（一）环境准备

评估手术室的环境，尽可能降低交叉感染风险，全过程控制污染因素。手术室只有建立健全各项规章制度，明确各类人员的职责，才能防止已经灭菌和消毒的物品、已行无菌准备的手术人员或手术区不再被污染。除参加手术及相关人员外，其他人员一律不准随便进入手术室。患有急性上呼吸道感染、急慢性皮肤感染性疾病者，不可进入手术室，更不能参加手术；凡进入手术室的人员，必须按规定更换手术室的清洁衣裤、口罩、帽子、鞋等。凡来参观者必须在指定的手术间内参观，参观人员不可随意走动；手术间内人数应根据手术间大小决定；手术开始后，应尽量减少开门次数、减少走动和不必要的活动，不可在无菌区内穿行，大声叫喊、咳嗽；无菌手术与有菌手术严格分开，若在同一手术间内接台，应先安排做无菌手术，后做污染或感染手术；所有工作人员应严格执行无菌操作技术，并相互监督。

（二）物品器械准备

评估手术物品及器械的准备及灭菌情况：手术时手术器械和用物直接穿过皮肤或黏膜接

触人体组织或器官,属于高危险性物品,所以手术器械和物品的灭菌是预防手术感染的重要环节。

(三)手术人员准备

避免手术患者伤口感染,手术人员的无菌准备是必要条件之一。评估手术人员的准备情况,手术进行前,手术人员应进行手臂洗刷消毒,穿无菌手术衣,戴无菌手套,防止细菌污染手术切口。

1.外科口罩佩戴方法

(1)方法:

1)将口罩罩住鼻、口及下巴,口罩下方带系于颈后,上方带系于头顶中部。

2)将双手指尖放在鼻夹上,从中间位置开始,用手指向内按压,并逐步向两侧移动,根据鼻梁形状塑造鼻夹。

3)调整系带的松紧度。

(2)注意事项:不应一只手捏鼻夹。医用外科口罩只能一次性使用。口罩潮湿、受到患者体液污染后,应及时更换。

2.外科手消毒(surgical hand antisepsis)

(1)定义:外科手术前医务人员用肥皂(皂液)和流动水洗手,再用手消毒剂清除或者杀灭手部暂居菌和减少常居菌的过程。使用的手消毒剂可具有持续抗菌活性。外科手消毒,监测的细菌菌落总数应≤5cfu/cm^2。

(2)外科手消毒应遵循以下原则:先洗手,后消毒。不同患者手术之间、手套破损或手被污染时,应重新进行外科手消毒。

(3)洗手方法与要求:

1)洗手之前应先摘除手部饰物,并修剪指甲,长度应不超过指尖。

2)取适量的清洁剂清洗双手、前臂和上臂下1/3,并认真揉搓。清洁双手时,应注意清洁指甲下的污垢和手部皮肤的皱褶处。

3)流动水冲洗双手、前臂和上臂下1/3。

4)使用干手物品擦干双手、前臂和上臂下1/3。

(4)外科手消毒方法

1)冲洗手消毒方法:取适量的手消毒剂涂抹至双手的每个部位、前臂和上臂下1/3,并认真揉搓2~6分钟,用流动水冲净双手、前臂和上臂下1/3,无菌巾彻底擦干。流动水应达到GB 5749的规定。特殊情况水质达不到要求时,手术医师在戴手套前,应用醇类手消毒剂再消毒双手后戴手套。手消毒剂的取液量、揉搓时间及使用方法遵循产品的使用说明。

2)免冲洗手消毒方法:取适量的免冲洗手消毒剂涂抹至双手的每个部位、前臂和上臂下1/3,并认真揉搓直至消毒剂干燥。手消毒剂的取液量、揉搓时间及使用方法遵循产品的使用说明。

(5)注意事项:不应戴假指甲,保持指甲和指甲周围组织的清洁。在整个手消毒过程中应保持双手位于胸前并高于肘部,使水由手部流向肘部。洗手与消毒可使用海绵、其他揉搓用品或双手相互揉搓。术后摘除外科手套后,应用肥皂(皂液)清洁双手。用后的清洁指甲用具、揉搓用品如海绵、手刷等,应放到指定的容器中;揉搓用品每次使用后消毒或者一次性使用;清洁指甲用品应每日清洁与消毒。

3.穿无菌手术衣

许多医院目前已使用全遮盖式手术衣(又称遮背式手术衣),它有三对系带:领口一对系带;左页背部与右页内侧腋下各一系带组成一对;右页宽大,能包裹术者背部,其上一系带与左腰部前方的腰带组成一对。

穿戴方法为:①同传统方法穿上无菌手术衣,双手向前伸出袖口外,巡回护士协助提拉并系好领口的一对系带及左页背部与右页内侧腋下的一对系带。②按常规戴好无菌手套。③术者解开腰间活结(由左腰带与右包围页上的带子结成)。④由洗手护士直接或巡回护士用持物钳夹取右页上的带子,自术者后面绕到前面,使手术衣右页遮盖左页,将带子交术者与腰带一起系结于左腰部前。

4.戴无菌手套

戴无菌手套有闭合式和开放式两种方法。目前临床提倡采用闭合式戴手套方法。

(1)闭合式:穿上手术衣时双手不出袖口,右手隔衣袖取左手套,将手套指端朝向手臂,拇指相对,放于左手衣袖上,两手拇指隔衣袖分别插入手套反折部并将之翻转包裹于袖口上,手迅速深入手套内;同法戴右手套。

(2)开放式:掀开手套袋,捏住手套口向外翻折部分(即手套内面);取出手套,分清左右侧;左手捏住并显露右侧手套口,将右手插入手套内,戴好手套,注意未戴手套的手不可接触手套外面(无菌面);用已戴好手套的右手指插入左手手套口翻折部的内面(即手套的外面),帮助左手插入手套并戴好;分别将左右手套的翻折部翻回,并盖住手术衣的袖口,注意已戴手套的手只能接触手套的外面(无菌面);用无菌生理盐水冲洗手套上的滑石粉。

(3)协助他人戴手套:被戴者的手自然下垂,由洗手护士用双手撑开其中一只手套,拇指对准被戴者,协助其将手伸入手套并包裹于袖口上。

(四)手术患者准备

手术时需将患者置于一定的体位,才能充分显露手术野,使手术顺利进行。一般由巡回护士协助医生根据患者的手术部位安置合适的手术体位。利用手术床的转动和附件的支持,应用枕垫、沙袋及固定带物件保持患者的体位,必要时由手术医生和麻醉师核实或配合,共同完成患者手术体位的安置。

1.基本要求

①最大限度地保证患者的安全与舒适。②充分暴露手术区域,同时减少不必要的裸露。③肢体及关节托垫须稳妥,不能悬空。④保证呼吸和血液循环通畅,不影响麻醉医师的观察和监测。⑤妥善固定,避免血管、神经受压、肌肉扭伤及褥疮等并发症的发生。

2.常用的手术体位

①仰卧位:是最常见的体位,适用于腹部、颌面部、颈部、骨盆及下肢手术等。②侧卧位:适用于胸、腰部及肾手术。③俯卧位:用于脊柱及其他背部手术。④膀胱截石位:适用于会阴部、尿道和肛门部手术。⑤半坐卧位:适用于鼻咽部手术。

(五)评估手术术野皮肤消毒情况

安置好手术体位后,评估手术切口及周围皮肤的清洁程度、有无破损及感染。若皮肤表面有较多油脂或胶布粘贴的残迹,先用汽油或松节油拭去,用浸有碘附消毒液的无菌纱球用力均匀地涂擦消毒手术区皮肤,局部擦拭 2 遍。消毒范围应在手术野及其外扩展≥15cm,由内向外擦拭。已接触消毒范围边缘或污染部位的消毒纱球,不能再返擦清洁处。每遍范围逐渐缩小,不可超出上一次涂擦范围。若为污染、感染切口及会阴、肛门区手术时,消毒的顺序由外向内,由上向下,由手术区外周清洁部向感染伤口或肛门、会阴部涂擦。

【护理措施】

(一)手术中严格执行无菌操作原则

1.明确无菌区域

树立无菌观念,手术人员一经洗手,手臂即不准接触未经消毒的物品。穿无菌手术衣及戴好无菌手套后,背部、腰部以下和肩部以上均应视为有菌区,不能再用手触摸。手术人员的手臂应肘部内收,靠近身体,既不可高举过肩,也不可下垂过腰或交叉放于腋下,手术床边缘以下的布单不可接触。凡下坠超过手术床边缘以下的器械、敷料、皮管及缝线等一概不可再取回使用。无菌桌仅桌缘平面以上属无菌,参加手术人员不得扶持无菌桌的边缘。器械护士和巡回护士都不能接触无菌桌桌缘平面以下的桌布。

2.保持无菌物品的无菌状态

无菌区内所有物品都必须是灭菌的,若灭菌包破损、潮湿或可疑污染时均应视为有菌。手术中若手套破损或接触到有菌物品,应立即更换无菌手套,前臂或肘部若受污染应立即更换手术衣或加套无菌袖套。无菌区的布单若被水或血浸湿即失去无菌隔离作用,应加盖干的无菌巾或更换新的无菌单。巡回护士取用无菌物品时需用无菌持物钳夹取,并与无菌区域保持一定距离。任何无菌包及容器的边缘均视为有菌,取用无菌物品时不可触及。

3.保护皮肤切口

皮肤虽经消毒,但残存在毛囊中的细菌对开放的切口仍有一定潜在威胁,因此,切开皮肤前,一般先用无菌聚乙烯薄膜覆盖,再经薄膜切开皮肤,以保护切口不被污染。切开皮肤和皮下脂肪层后,边缘应以大纱布垫或手术巾遮盖并固定,仅显露手术野。凡与皮肤接触的刀片和器械不应再用,延长切口或缝合前再消毒皮肤一次。手术中途因故暂停时,切口应用无菌巾覆盖。

4.正确传递物品和调换位置

手术时不可在手术人员背后或头顶方向传递器械及手术用品,手术者或助手需要器械时应由器械护士从器械升降台侧方或正面方向递给。手术过程中,手术人员需面向无菌区,并在规定区域内活动,同侧手术人员如需调换位置时,应先退后一步,转过身背对背地转至另一位置,以防触及对方背部不洁区。

5.污染手术的隔离技术

进行胃肠道、呼吸道或宫颈等污染手术时,切开空腔脏器前,先用纱布垫保护周围组织,并随时吸除外流的内容物,被污染的器械和其他物品应放在污染器械专用盘内,避免与其他器械接触,污染的缝针及持针器应在等渗盐水中刷洗。完成全部污染步骤后,手术人员应用灭菌用水冲洗或更换无菌手套,尽量减少污染的机会。

6.减少空气污染、保持洁净效果

手术进行时门窗应关闭,尽量减少人员走动。不用电扇,室内空调机风口也不能吹向手术床,以免扬起尘埃污染手术室内空气。手术过程中保持安静,不高声说话嬉笑,避免不必要的谈话。尽量避免咳嗽、打喷嚏,不得已时须将头转离无菌区。请他人擦汗时,头应转向一侧。口罩若潮湿,应更换。若有参观手术者,每个手术间参观人数不宜超过 2 人,参观手术人员不可过于靠近手术人员或站得过高,也不可在室内频繁走动。

（二）严格执行手术安全核查制度

对手术患者进行安全核查,分别在麻醉实施前、手术开始前、患者离开手术室前由具有执业资质的手术医师、麻醉医师和手术室护士三方依次核对患者身份(科室、姓名、性别、年龄、住院号)、手术方式、知情同意、手术部位与标识、麻醉安全检查、皮肤是否完整、术野皮肤准备、静脉通道建立、患者过敏史、抗生素皮试结果、感染性疾病筛查结果、术前备血情况、假体、体内植入物、影像学资料等其他内容,由核查三方共同核查确认。

（三）严格执行手术室物品清点查对制度

器械护士和巡回护士在手术开始前、关闭体腔前、关闭体腔后、术毕(缝完皮肤后)共同准确清点各种器械、敷料和缝针等数目,核对后并登记;在一些腔隙部位如膈肌、子宫、心包、后腹膜等部位的关闭前、后,器械护士与巡回护士亦应共同清点物品;术中临时添加的器械、敷料,器械护士与巡回护士必须在器械台上及时清点数目至少两次,并检查其完整性,及时准确记录无误后方可使用;手术切口涉及两个或两个以上部位或腔隙,关闭每个部位或腔隙时均需清点。

【不同麻醉方式护理措施】

（一）全身麻醉患者护理措施

1.全麻诱导期的护理措施

患者接受全身麻醉药后,由清醒状态到神志消失,并进入全麻状态后进行气管内插管的阶段称为全麻诱导期。此期为麻醉过程中的危险阶段,机体各器官功能因麻醉药的作用可表现出亢进或抑制,引起一系列的并发症而威胁患者生命。实施麻醉诱导前,应备好麻醉机、气管插管用具和吸引器,建立静脉通路,并测定血压和心率的基础值,监测心电图和血氧饱和度。巡回护士在麻醉诱导期应陪伴在患者身边,保持手术间安静,提供患者心理支持,协助麻醉医生完成全麻诱导及气管插管;出现意外情况时积极协助抢救,如准备抢救药物、提供抢救设备、寻求其他医务人员的帮助等。

2.全麻维持期的护理措施

(1)呼吸功能的监护:主要监测指标为呼吸的频率、节律、幅度及呼吸类型;皮肤、口唇、指(趾)甲的颜色;血氧饱和度;潮气量、每分通气量;呼吸末二氧化碳。

(2)循环功能的监护:主要监测指标为脉搏、血压、中心静脉压、心电图、尿量、失血量。

(3)预防患者低体温的发生:

1)手术中低体温的危害:增加伤口感染率、影响凝血功能、影响机体代谢、增加心血管并发症、延缓术后恢复、延长住院时间。

2)引起围术期低体温的原因主要有:麻醉剂扩张血管,对体温调节有抑制作用。麻醉时采用机械通气吸入干冷气体,也会引起体温下降;手术过程中为患者输入大量没有加温的液体、血液及冲洗液;手术室的温度低于 22℃;手术中体腔开放,手术中切口暴露时间过长,使手术切口水分蒸发带走热量。

3)手术中低体温的预防措施:加强体温监测,维持核心温度在 36℃ 以上;保持温暖环境,应将手术室的温度控制在 22～25℃;术中保暖,加强覆盖,避免不必要的暴露以及用温暖毛毯遮盖皮肤;体腔冲洗时,将冲洗液加温至 37℃,有利于体温恢复。

3.全麻恢复期的护理措施

见本章第三节"手术后患者的护理"。

(二)局部麻醉患者护理措施

局麻药依其分子结构中间链的不同分为酯类和酰胺类,酯类包括普鲁卡因、丁卡因等,酰胺类包括利多卡因、丁哌卡因等。常用局部麻醉方法包括表面麻醉、局部浸润麻醉、区域阻滞和神经及神经丛阻滞。

1.局部麻醉患者毒性反应的观察与护理

(1)常见原因:①用量过大。②不慎将药液注入血管。③注射部位血液供应丰富或局麻药中未加入血管收缩药。④患者全身情况差,对局麻药耐受力低。

(2)表现:

1)中枢毒性:舌或口唇麻木、头痛头晕、耳鸣、视物模糊、言语不清、肌肉抽搐、意识不清、惊厥、昏迷、呼吸停止。

2)心血管毒性:心律失常、心肌收缩力减弱、心排血量减少、血压下降,甚至心脏停搏。

(3)护理措施:立即停用局麻药、尽早给氧、加强通气。遵医嘱予以地西泮 5～10mg 静脉或肌内注射;有抽搐、惊厥者可加用 2.5% 硫喷妥钠缓慢静脉注射。必要时行气管插管控制呼吸。有呼吸抑制或停止、严重低血压、心律失常或心搏骤停时,加用升压药、输血输液、行心肺脑复苏。

(4)预防措施:一次用药量不超过限量;注药前回抽无回血方可注射;根据患者具体情况及用药部位酌减剂量;如无禁忌,局麻药内加入适量肾上腺素;麻醉前给予巴比妥类或苯二氮类药物,以提高毒性阈值。

2.过敏反应

(1)表现:使用少量局麻药后,出现荨麻疹、咽喉水肿、支气管痉挛、低血压及血管神经性水肿等,严重时可危及生命。

(2)护理措施:一旦发生,立即停药,保持呼吸道通畅、给氧;遵医嘱注射肾上腺素,同时给予糖皮质激素和抗组胺药。

(3)预防措施:因局麻药皮肤试验的假阳性率高达 50%,故不必常规行局麻药皮试,若患者有过敏史,可选用酰胺类局麻药。

(三)椎管内麻醉患者护理措施

1.蛛网膜下隙阻滞患者手术中并发症观察与护理

(1)血压下降或心率减慢:

1)病因:血压下降是因为脊神经被阻滞后,麻醉区域血管扩张,回心血流量减少,心排血量降低所致。若麻醉平面超过 T_4，心脏加速神经被阻滞，迷走神经相对亢进，引起心率过缓。

2)护理措施：血压下降者，先加快输液速度，增加血容量；必要时用麻黄碱 15～20mg 静脉注射，以收缩血管、维持血压；心率过缓者可静脉注射阿托品。

（2）恶心、呕吐：

1)病因：低血压、迷走神经功能亢进、手术牵拉内脏等因素所致。

2)护理措施：针对病因进行处理，给氧、升高血压，暂停手术牵拉以减少迷走神经刺激，必要时用氟哌利多 2.5mg 止吐。

（3）呼吸抑制

1)病因与表现：呼吸抑制由胸段脊神经阻滞引起，表现为肋间肌麻痹、胸式呼吸减弱、潮气量减少、咳嗽无力，甚至发绀。

2)护理措施：应谨慎用药，给氧。一旦呼吸停止立即行气管插管，给予人工呼吸或机械通气。

2.硬脊膜外阻滞患者手术中并发症的观察与护理

（1）全脊椎麻醉：

1)病因：局麻药全部或大部分注入蛛网膜下隙而产生脊神经阻滞所致。

2)表现：呼吸困难、血压下降、意识模糊或消失，甚至呼吸、心跳停止。

3)护理措施：一旦发生，立即停药，行面罩正压通气，必要时行气管插管维持呼吸；加快输液速度，遵医嘱给予升压药，维持循环功能。

（2）血压下降：

1)病因：交感神经被阻滞，阻力血管和容量血管扩张。尤其上腹部手术时，因胸腰段交感神经阻滞范围较广，并可阻滞心交感神经引起心动过缓，更易发生低血压。

2)护理措施：一旦发生，加快输液速度，必要时静脉注射麻黄碱 10～15mg，以提升血压。

（3）呼吸抑制：

1)病因：因肋间肌及膈肌运动抑制所致。

2)护理措施：为减轻对呼吸的抑制，采用小剂量、低浓度局麻药，以减轻运动神经阻滞。同时在麻醉期间，严密观察患者的呼吸，常规面罩给氧，并做好相关急救准备。

第三节　手术后患者的护理

手术后期是指从患者被送到恢复室或外科病房至患者出院或继续追踪的时期。手术创伤导致患者防御能力下降，术后禁食、切口疼痛和应激反应等加重了患者的生理、心理负担，不仅影响创伤愈合和康复过程，而且可导致多种并发症的发生。手术后护理的重点是防治并发症，减轻患者的痛苦和不适，促进患者康复。

【术后评估】

（一）术中情况

了解手术方式和麻醉情况，手术进程及术中出血、输血和补液情况以及留置的引流管情况等,以判断手术创伤大小及对机体的影响。

(二)身体状况

1.生命体征

评估患者回到病室时的神志、血压、脉搏、呼吸、血氧。

2.切口状况

了解切口部位及敷料包扎情况。

3.引流管

了解所置引流管的种类、数目和引流部位,注意引流液的量和性状、导尿管引流尿液的量和色泽。

4.肢体功能

了解术后肢体感知觉恢复情况和四肢活动度、皮肤的温度和色泽。

5.体液

评估术后患者尿量、各种引流的丢失量、失血量及术后补液量和种类。

6.营养状态

评估术后患者每日摄入营养素的种类、量和途径,了解术后体重变化。

7.术后不适及并发症

了解有无切口疼痛、恶心呕吐、腹胀、呃逆、尿潴留等不适,观察和评估不适的种类和程度;评估有无术后出血、感染、切口裂开、深静脉血栓形成等并发症及危险因素。

8.辅助检查

了解术后血、尿常规、生化检查、血气分析等结果,尤其注意尿比重、血清电解质水平、血清蛋白及血清转铁蛋白的变化。

(三)心理和社会支持状况

评估术后患者和家属对手术的认识和看法,了解患者术后的心理感受,有无紧张、焦虑不安、恐惧、悲观、猜疑或敏感等心理反应。

进一步评估有无引起术后心理变化的原因:①手术致正常生理结构和功能改变,担忧手术对今后生活、工作及社交带来不利影响,如截肢、乳房切除或结肠造口等。②术后出现的各种不适如切口疼痛、尿潴留或呃逆等。③术后身体恢复缓慢及发生并发症。④担心不良的病理检查结果、预后差或危及生命。⑤担忧住院费用昂贵和难以维持后续治疗。

(四)判断预后

了解术后患者的治疗原则和治疗措施的落实情况。评估其机体修复情况,包括切口愈合、肠功能恢复,精神和体力恢复程度,休息和睡眠状况、食欲及饮食种类等。根据手术情况、术后病理检查结果和患者术后康复情况,判断其预后。

【护理措施】

(一)全麻恢复期的护理

1.生命体征和病情的观察

苏醒前设专人护理,常规监测心电图、血压、呼吸频率和血氧饱和度,每15～30分钟测量1次,直至患者完全清醒,呼吸循环功能稳定。

2.维持呼吸功能稳定

呕吐和误吸是引起全麻患者呼吸道阻塞、窒息的常见原因。为防止呕吐物误吸,术后应将患者去枕平卧,头偏向一侧,准备好吸引器及时清除口咽部分泌物。密切观察患者的病情变化,保持呼吸道通畅,常规给予患者吸氧,出现并发症时及时通知医生并协助处理。全麻后患者容易发生舌后坠阻塞咽喉部,这也是常见的呼吸道梗阻的原因,此外气管插管拔除后,因麻醉药、肌松药的残留肌力尚未恢复者,口咽部组织松弛的老年人及颈部短的肥胖者也容易发生呼吸道梗阻,表现为不完全呼吸道梗阻,此时可见呼吸时发出强弱不等的鼾声,有时带有哨音,而血氧饱和度呈进行性下降。出现舌后坠时用手托起下颌,放入口咽通气管,清除咽喉部分泌物和异物。

3.维持循环功能稳定

在麻醉恢复期,血压容易波动,体位变化也可影响循环功能。低血压的主要原因包括低血容量、静脉回流障碍、血管张力降低等;高血压常见原因有术后疼痛、尿潴留、低氧血症、高碳酸血症、颅内压升高等。

4.其他

手术结束后,除意识障碍患者需带气管插管回病房外,一般应待患者意识恢复、拔除导管后再送回病房。此阶段工作可在手术间或麻醉苏醒室进行。全麻未清醒前,患者处于意识丧失阶段,必须守护在患者旁边适当防护、加以约束,防止患者发生坠床及引流管意外脱管等,保持引流管通畅,严密观察有无术后出血。维持体温正常,多数麻醉大手术术后患者体温过低,应注意保暖。少数患者,特别是婴幼儿,全麻后可出现高热、惊厥,与全麻药物引起中枢性体温调节失调有关,一旦发现体温升高,应积极进行物理降温,特别是头部降温,以防脑水肿。

5.明确麻醉苏醒进展情况

达到以下标准,可转回病房:①神志清醒,有定向力,回答问题准确;②呼吸平稳,能深呼吸及咳嗽,血氧饱和度大于95%;③血压及脉搏稳定30分钟以上,心电图无严重的心律失常和心肌缺血改变。

6.苏醒延迟

若全身麻醉后超过2小时意识仍未恢复,在排除昏迷后,即可认为是麻醉苏醒延迟。与麻醉药物过量,麻醉药物应用不当,麻醉中低血压和低氧血症,代谢功能紊乱等原因有关。引起的苏醒延迟首先严密观察生命体征,维持呼吸道通畅,及时寻找患者苏醒延迟原因,进行针对性处理。

7.患者的转运

在转运前应补足容量,轻柔、缓慢地搬动患者。转送过程中妥善固定各管道,防止脱出。如有呕吐者,将其头偏向一侧;全麻状态未醒者,在人工呼吸状态下转运;心脏及大手术、危重患者,在吸入纯氧及监测循环、呼吸等生命体征下转运。

(二)一般护理

1.安置患者

(1)与麻醉师和手术室护士做好床旁交接。

(2)搬运患者时动作轻稳,注意保护头部、手术部位及各引流管和输液管道。

（3）正确连接各引流装置。

（4）检查输液是否通畅。

（5）遵医嘱给氧。

（6）注意保暖，但避免贴身放置热水袋，以免烫伤。

2.合适体位

根据麻醉方式、术式安置患者的卧位。

（1）全身麻醉：尚未清醒的患者应平卧，头偏向一侧，使口腔分泌物或呕吐物易于流出，避免误吸入气管；全身麻醉清醒后根据需要调整卧位。

（2）蛛网膜下隙麻醉：患者应去枕平卧或头低卧位6～8小时，防止脑脊液外渗致头痛。

（3）硬脊膜外隙麻醉：患者一般取平卧位6小时，随后可根据手术部位安置成需要的卧位。

（4）休克：患者取中凹体位或平卧位。下肢抬高15°～20°，头部和躯干抬高20°～30°。

（5）颅脑手术：术后无休克或昏迷的患者可取15°～30°头高脚低斜坡卧位。

（6）颈、胸手术：术后患者多采用高半卧位，便于呼吸和有效引流。

（7）腹部手术：术后多采用低半卧位或斜坡卧位，以减少腹壁张力，便于引流，并可使腹腔渗血渗液流入盆腔，避免形成膈下脓肿。

（8）脊柱或臀部手术后患者可取俯卧或仰卧位。

（9）腹腔内有污染者，在病情许可的情况下，尽早改为半坐位或头高脚低位。

（10）肥胖患者可取侧卧位，以利呼吸和引流。

3.病情观察

（1）生命体征：手术当日每15～30分钟测量1次脉搏、呼吸、血压，监测6～8小时至生命体征平稳。对危重患者，还必须密切观察瞳孔和神志，直至病情稳定，随后可改为每小时测量1次或遵医嘱定时测量，并做好记录。有条件者可使用床旁心电监护仪连续监测。

（2）体液平衡：手术后详细记录24小时出入量；对于病情复杂的危重患者，留置尿管，观察并记录每小时尿量。

（3）中心静脉压：如果手术中有大量血液、体液丢失，在术后早期应监测中心静脉压。呼吸功能或心脏功能不全者可采用Swan-Ganz导管以监测肺动脉压、肺动脉楔压及混合静脉血氧分压等。

（4）其他：特殊监测项目需根据原发病及手术情况而定，如胰岛素瘤患者术后需定时监测血糖、尿糖；颅脑手术后的患者监测颅内压及苏醒程度；血管疾病患者术后定时监测指（趾）端末梢循环状况等。

4.静脉补液

由于手术野的不显性液体丢失、手术创伤及术后禁食等原因，术后患者多需接受静脉输液直至恢复进食。术后输液的量、成分和输注速度，取决于手术的大小、器官功能状态和疾病严重程度。必要时遵医嘱输血浆、红细胞等，以维持有效循环血量。

5.饮食护理

（1）消化道手术：需禁食，待肠道功能恢复、肛门排气后，开始进少量流质饮食，逐步递增至全量流质饮食，第5～6天进食半流质饮食，第7～9天可过渡到软食，术后10～12天开始普食。术后留置有空肠营养管者,可在术后第 2 日自营养管滴入营养液。

(2)非消化道手术:视手术大小、麻醉方法及患者的全身反应而定。体表或肢体的手术,全身反应较轻者,术后即可进食;手术范围较大,全身反应明显者,待反应消失后方可进食。局部麻醉者,无任何不适,术后即可按需进食。蛛网膜下隙麻醉和硬脊膜外隙麻醉者,若无恶心、呕吐,术后 3～6 小时可根据需要适当进食;全身麻醉者,应待完全清醒、无恶心呕吐后方可进食,先给予流质饮食,以后视情况逐步过渡到半流质饮食或普食。

6.引流管护理

区分各引流管放置的部位和作用,做好标记并妥善固定。保持引流通畅,若引流液黏稠,可通过负压吸引防止堵塞;术后经常检查引流管道有无堵塞或扭曲。观察并记录引流液的量、性状和颜色,如有异常及时通知医生。如使用引流瓶,更换连接管及引流瓶时要注意无菌操作技术。熟悉各类引流管的拔管指征,并进行宣教。

(1)置于皮下等浅表部位的乳胶片一般术后 1～2 日拔除。

(2)烟卷引流一般术后 3 日拔除。

(3)腹腔引流管若引流液甚少,可于术后 1～2 日拔除;如作为观察胃肠道吻合口渗漏情况,则需保留至所预防的并发症可能发生的时间后再拔除,一般为术后 5～7 天。

(4)胸腔引流管:见本篇第四章"心胸外科疾病患者的护理"。

(5)胃肠减压管:在肠功能恢复、肛门排气后拔除,其他引流管则视具体情况而定。

7.休息与活动

(1)休息:保持病室安静,减少对患者的干扰,保证其安静休息及充足的睡眠。

(2)活动:早期活动有助于增加肺活量、减少肺部并发症、改善全身血液循环、促进切口愈合、预防深静脉血栓形成、促进肠功能恢复和减少尿潴留的发生。原则上,大部分患者术后24～48小时内可试行下床活动。病情稳定后鼓励患者早期床上活动,争取在短期内起床活动,除非有治疗方面的禁忌。鼓励并协助患者在床上进行深呼吸运动、四肢主动活动与被动活动、自行翻身等。活动时固定好各种导管,防跌倒,并给予协助。

8.手术切口护理

观察切口有无渗血、渗液,切口及周围皮肤有无发红及切口愈合情况,及时发现切口感染、切口裂开等异常。保持切口敷料清洁干燥,并注意观察术后切口包扎是否限制了胸部、腹部呼吸运动或指(趾)端血液循环。对烦躁、昏迷患者及不合作患儿,可适当使用约束带,防止敷料脱落。

(1)外科手术切口的分类:

1)清洁切口:手术未进入感染炎症区,未进入呼吸道、消化道、泌尿生殖道及口咽部位。

2)清洁-污染切口:手术进入呼吸道、消化道、泌尿生殖道及口咽部位,但不伴有明显污染。

3)污染切口:手术进入急性炎症但未化脓区域;开放性创伤手术;胃肠道、尿路、胆道内容物及体液有大量溢出污染;术中有明显污染(如开胸心脏按压)。

4)感染切口:有失活组织的陈旧创伤手术;已有临床感染或脏器穿孔的手术。

(2)切口愈合等级:

1)甲级愈合:指愈合良好,无不良反应。

2)乙级愈合:指愈合处有炎症反应,如红肿、硬结、血肿、积液等,但未化脓。

3)丙级愈合:指切口已化脓,需要做切开引流等处理。

(3)缝线拆除时间:根据切口部位、局部血液供应情况、患者年龄及全身营养状况决定。一般而言,头、面及颈部切口在术后 4~5 日拆线,下腹部和会阴部切口为术后 6~7 日拆线,胸部、上腹部、背部和臀部术后 7~9 日拆线,四肢术后 10~12 日拆线,减张缝线于术后 14 日拆除。青少年患者拆线时间可适当缩短,年老体弱、营养不良或糖尿病患者拆线时间需适当延迟;切口较长者先间隔拆线,1~2 日后再将剩余缝线拆除。用可吸收缝线者可不拆线。

(三)术后不适的护理

1.切口疼痛

(1)常见原因:麻醉作用消失后,患者开始感觉切口疼痛。切口疼痛在术后 24 小时内最剧烈,2~3 日后逐渐减轻。剧烈疼痛可影响各器官的正常生理功能和休息,故需关心患者,并给予相应的处理和护理。

(2)护理措施:

1)评估和了解疼痛的程度,可采用口述疼痛分级评分法、数字疼痛评分法、视觉模拟疼痛评分法等。

2)观察患者疼痛的时间、部位、性质和规律。

3)鼓励患者表达疼痛的感受,并简单解释切口疼痛的规律。

4)手术后,可遵医嘱给予患者镇静、镇痛类药物,如地西泮、布桂嗪、哌替啶等。

5)大手术后 1~2 日内,可持续使用患者自控镇痛泵进行镇痛。患者自控镇痛泵(patient controlledanalgesia,PCA)是指患者感觉疼痛时,通过按压计算机控制的微量泵按钮,向体内注射医生事先设定的药物剂量进行镇痛;给药途径以经静脉、硬膜外最为常用。常用药物为吗啡、芬太尼、曲马朵或合用非甾体消炎药等。

6)尽可能满足患者对舒适的需要,如协助变换体位,减少压迫等。

7)指导患者运用正确的非药物方法减轻疼痛,减轻对疼痛的敏感性,如分散患者注意力、按摩、放松或听音乐等。

2.发热

是术后患者最常见的症状。由于手术创伤的反应,术后患者的体温可略升高,变化幅度在 0.1~1℃,一般不超过 38℃,称之为外科手术热或吸收热,于术后 1~2 日体温逐渐恢复正常。

(1)常见原因:术后 24 小时内的体温过高(>39℃),常为代谢性或内分泌异常、低血压、肺不张和输血反应等;术后 3~6 日的发热或体温降至正常后再度发热,则要警惕继发感染的可能,如手术切口、肺部及尿路感染。如果发热持续不退,要密切注意是否因更为严重的并发症所引起,如体腔术后残余脓肿等。

(2)护理措施:

1)监测体温及伴随症状。

2)及时检查切口部位有无红、肿、热、痛或波动感。

3)遵医嘱应用药物降温或物理降温。

4)结合病史进行如 X 线胸片、B 超、CT、切口分泌物涂片和培养、血培养、尿液检查等,寻找原因并有针对性治疗。

3.腹胀

(1)常见原因:术后早期腹胀常是由于胃肠道蠕动受抑制,肠腔内积气无法排出所致。随着肠胃功能恢复、肛门排气后症状可缓解。若手术后数日仍无肛门排气,腹胀明显或伴有肠梗阻症状,可能是腹膜炎或其他原因所致的肠麻痹。若腹胀伴有阵发性绞痛、肠鸣音亢进,可能是早期肠粘连或其他原因所引起的机械性肠梗阻,应做进一步检查。

(2)护理措施:

1)胃肠减压、肛管排气或高渗溶液低压灌肠等。

2)协助患者勤翻身,下床活动。

3)遵医嘱使用促进肠蠕动的药物如新斯的明肌内注射。

4)若是因腹腔内感染或机械性肠梗阻导致的腹胀,非手术治疗不能改善者,需做好再次手术的准备。

4.恶心、呕吐

(1)常见原因:

1)术后早期的恶心、呕吐常常是麻醉反应所致,待麻醉作用消失后,即可自然停止。

2)开腹手术对胃肠道的刺激或引起幽门痉挛。

3)药物影响,常见的如环丙沙星类抗生素、单独静脉使用复方氨基酸、脂肪乳剂等。

4)严重腹胀。

5)水、电解质及酸碱平衡失调等。

(2)护理措施:

1)患者呕吐时,将其头偏向一侧,并及时清除呕吐物。

2)行针灸治疗或遵医嘱给予镇静、止吐药物及解痉药物。

3)若持续性呕吐,应查明原因,进行相应处理。

5.尿潴留

(1)常见原因:

1)合并有前列腺增生的老年患者。

2)蛛网膜下隙麻醉后或全身麻醉后,排尿反射受抑制。

3)切口疼痛引起后尿道括约肌和膀胱反射性痉挛,尤其是骨盆及会阴部手术后。

4)手术对膀胱神经的刺激。

5)患者不习惯于床上排尿。

6)镇静药物用量过大或低血钾等。对术后6～8小时尚未排尿或虽排尿但尿量少、次数频繁者,应在耻骨上区叩诊检查,明确有无尿潴留。

(2)护理措施:

1)稳定患者情绪,采用诱导排尿,如变换体位、下腹部热敷或听流水声等。

2)遵医嘱采用药物、针灸治疗。

3)上述措施无效时则应考虑在严格无菌技术下导尿,一次放尿液不超过1000ml。尿潴留时间过长或导尿时尿液量超过500ml者,应留置导尿管1～2天。

6.呃逆

(1)常见原因:术后呃逆可能是神经中枢或膈肌直接受刺激引起。

(2)护理措施:

1)术后早期发生者,可压迫眶上缘,抽吸胃内积气、积液。

2)遵医嘱给予镇静或解痉药物。

3)上腹部术后患者若出现顽固性呃逆,要警惕吻合口漏或十二指肠残端漏、膈下积液或感染的可能,做超声检查可明确病因。一旦明确,配合医生处理。

4)未查明原因且一般治疗无效时,协助医生行颈部膈神经封闭治疗。

(四)术后并发症的观察与护理

1.出血

(1)常见原因:术后出血的可能原因有术中止血不完善或创面渗血、痉挛的小动脉断端舒张,结扎线脱落或凝血机制障碍等。可发生于手术切口、空腔脏器及体腔内。

(2)护理措施:

1)严密观察患者生命体征、手术切口,若覆盖切口的敷料被血液渗湿、可怀疑为手术切口出血,应打开敷料检查切口以明确出血情况和原因。

2)了解各引流管内引流液的性状、量和颜色变化。如胸腔手术后,若胸腔引流血性液体持续超过 200ml/h,提示进行性出血。

3)未放置引流管者,可通过密切的临床观察,评估有无低血容量性休克的早期表现,如烦躁、心率增快、尿量少、中心静脉压低于 5cmH_2O 等,特别是在输入足够的液体和血液后,休克征象未改善或加重,或好转后又恶化,都提示有术后出血。

4)腹部手术后腹腔内出血,早期临床表现不明显,只有通过密切的临床观察,必要时行腹腔穿刺,才能明确诊断。

5)少量出血时,一般经过更换切口敷料、加压包扎或全身使用止血剂即可止血;出血量大时,应加快输液,遵医嘱输血或血浆,扩充血容量,并做好再次手术止血的术前准备。

2.褥疮是术后常见的皮肤并发症

(1)常见原因:术后患者由于切口疼痛、手术特殊要求需长期卧床,局部皮肤组织长期受压,同时受到汗液、尿液、各种引流液等的刺激以及营养不良、水肿等原因,易导致褥疮发生。

(2)护理措施:

1)积极采取预防措施:每 2 小时翻身 1 次;正确使用石膏、绷带及夹板;保持患者皮肤及床单清洁干燥,使用便盆时协助患者抬高臀部;协助并鼓励患者坚持每日进行主动或被动运动,鼓励早期下床;增加营养。

2)去除致病原因。

3)小水疱未破裂可自行吸收;大水疱在无菌操作下用注射器抽出疱内液体,再用无菌敷料包扎。

4)浅度溃疡用透气性好的保湿敷料覆盖;坏死溃疡者,清洁创面、去除坏死组织、保持引流通畅。

3.切口感染

(1)常见原因:切口内留有无效腔、血肿、异物或局部组织供血不良,合并有贫血、糖尿病、营养不良或肥胖等。

(2)护理措施:

1)术中严格遵守无菌技术原则、严密止血,防止残留无效腔、血肿或异物等。

2)保持伤口清洁、敷料干燥。

3)加强营养支持,增强患者抗感染能力。

4)遵医嘱合理预防性使用抗生素。手术患者皮肤切开前30分钟至2小时内或麻醉诱导期给予合理种类和合理剂量的抗生素。需要做肠道准备的患者,还需术前1天分次、足剂量给予非吸收性口服抗生素。若手术时间超过3小时,或者手术时间长于所用抗生素半衰期,或者失血量大于1500ml者,手术中应当对患者追加合理剂量的抗生素。

5)术后密切观察手术切口情况。若术后3~4日,切口疼痛加重,切口局部有红、肿、热、压痛或波动感等,伴有体温升高、脉率加速和白细胞计数升高,可怀疑为切口感染。感染早期予局部理疗,使用有效抗生素;化脓切口需拆除部分缝线,充分敞开切口,清理切口后,放置凡士林油纱条引流脓液,定期更换敷料,争取二期愈合;若需行二期缝合,做好术前准备。

4.深静脉血栓形成

多见于下肢。开始时患者自感腓肠肌疼痛和紧束,或腹股沟区出现疼痛和压痛,随之下肢出现凹陷性水肿,沿静脉走行有触痛,可扪及索状变硬的静脉。一旦血栓脱落可引起肺动脉栓塞,导致死亡。

(1)常见原因:

1)术后腹胀、长时间制动、卧床等引起下肢及髂静脉回流受阻(特别是老年及肥胖患者)、血流缓慢。

2)手术、外伤、反复穿刺置管或输注高渗性液体、刺激性药物等致血管壁和血管内膜损伤。

3)手术导致组织破坏、癌细胞的分解及体液的大量丢失致血液凝集性增加等。

(2)护理措施:

1)加强预防:鼓励患者术后早期下床活动;卧床期间进行肢体的主动和被动运动;术后穿弹力袜以促进下肢静脉回流;对于血液处于高凝状态的患者,可预防性口服小剂量阿司匹林或复方丹参片。

2)正确处理:严禁经患肢静脉输液,严禁局部按摩,以防血栓脱落;抬高患肢、制动,局部50%硫酸镁湿热敷,配合理疗和全身性抗生素治疗;遵医嘱静脉输入低分子右旋糖酐和复方丹参溶液,以降低血液黏滞度,改善微循环;血栓形成3日内,遵医嘱使用溶栓剂(首选尿激酶)及抗凝剂(肝素、华法林)进行治疗。

5.切口裂开

多见于腹部及肢体邻近关节部位。常发生于术后1周左右或拆除皮肤缝线后24小时内。往往发生在患者一次突然腹部用力或有切口的关节伸屈幅度较大时,通常自觉切口疼痛和突然松开,随即有淡红色液体自切口溢出,浸湿敷料。切口裂开分为全层裂开和深层裂开但皮肤缝线完整的部分裂开。腹部切口全层裂开者可见有内脏脱出。

（1）常见原因：营养不良、组织愈合能力差、切口张力大、缝合不当、切口感染及腹内压突然升高，如剧烈咳嗽、打喷嚏或严重腹胀等。

（2）护理措施：

1）对年老体弱、营养状况差，估计切口愈合不良的患者，术前加强营养支持。

2）对评估发生此并发症可能性大的患者，在逐层缝合腹壁切口的基础上，加用全层腹壁减张缝线，术后用腹带适当加压包扎伤口，减轻局部张力，延迟拆线时间。

3）及时处理和消除慢性腹内压升高的因素。

4）手术切口位于肢体关节活动部位者，拆线后应避免大幅度动作。

5）一旦发生大出血，立即平卧，稳定患者情绪，避免惊慌，告知患者勿咳嗽和进食进饮；用无菌生理盐水纱布覆盖切口，用腹带轻轻包扎，与医生联系，立即送往手术室重新缝合；有肠管脱出者，切勿将其直接回纳腹腔，以免引起腹腔感染。

6.尿路感染

尿路感染常起自膀胱，若上行感染可引起肾盂肾炎。急性膀胱炎的主要表现为尿频、尿急、尿痛，伴或不伴排尿困难，一般无全身症状。急性肾盂肾炎多见于女性，主要表现为畏寒、发热、肾区疼痛等。

（1）常见原因：尿潴留、长期留置导尿管或反复多次导尿是术后尿路感染的常见原因。

（2）护理措施：

1）术前训练床上排尿。

2）指导患者术后自主排尿。

3）出现尿潴留及时处理，若残余尿量超过 500ml 时，应严格按照无菌操作原则留置导尿管作持续引流。

4）鼓励患者多饮水，保持尿量在 1500ml/d 以上。

5）收集尿液并及时送检，根据尿培养及药物敏感试验结果选用有效抗生素控制感染。

7.肺部感染

常发生在胸、腹部大手术后，特别是老年患者、长期吸烟、术前合并急、慢性呼吸道感染者。

（1）常见原因：术后呼吸运动受限、呼吸道分泌物积聚及排出不畅是引起术后肺部感染的主要原因。

（2）护理措施：

1）保持病室适宜温度（18～22℃）、湿度（50％～60％），维持每日液体摄入量 2000～3000ml。

2）术后卧床期间鼓励患者每小时重复做深呼吸 5～10 次，帮助其翻身、叩背，促进气道内分泌物排出。

3）教会患者保护切口和进行有效咳嗽、咳痰的方法，用双手按住患者季肋部或切口两侧，限制胸部或腹部活动的幅度以保护切口，在深吸气后用力咳痰，并作间断深呼吸。

4）协助患者取半卧位，病情允许尽早下床活动。

5）痰液黏稠不易咳出者，予雾化吸入。

6）遵医嘱应用抗生素及祛痰药物。

8.消化道并发症

常见急性胃扩张、肠梗阻等。腹腔手术后胃肠道功能的恢复往往需要一定时间。一般肠道功能的恢复从术后 12～24 小时开始,此时可闻及肠鸣音;术后 48～72 小时整个肠道蠕动可恢复正常,肛门排气、排便。

预防措施:①胃肠道手术前灌肠、留置胃管。②维持水、电解质和酸碱平衡,及早纠正低血钾、酸中毒等。③术后禁食、胃肠减压。④取半卧位,按摩腹部。⑤及早下床活动。

(五)心理护理

加强巡视,建立相互信任的护患关系,鼓励患者说出自身想法,明确其所处的心理状态,给予适当的解释和安慰;满足其合理需要,提供有关术后康复、疾病恢复方面的知识,帮助患者缓解术后不适;告知其配合治疗与护理的要点,帮助患者建立疾病康复的信心,正确面对疾病及预后;鼓励患者提升生活自理能力。

(六)健康教育

1.休息与活动

保证充足的睡眠,活动量从小到大,一般出院后 2～4 周可从事一般性工作和活动。

2.康复锻炼

告知患者康复锻炼的知识,指导术后康复锻炼的具体方法。

3.饮食与营养

恢复期患者合理摄入均衡饮食,避免辛辣刺激食物。

4.用药指导

需继续治疗者,遵医嘱按时、按量服药,定期复查肝、肾功能。

5.切口处理

切口拆线后用无菌纱布覆盖 1～2 日,以保护局部皮肤。若开放性伤口出院者,向患者及家属交代门诊换药时间及次数。

6.复诊

告知患者恢复期可能出现的症状,有异常立即返院检查。一般手术后 1～3 个月门诊随访 1 次,以评估和了解康复过程及切口愈合情况。

第二章 普通外科疾病患者的护理

第一节 甲状腺肿瘤患者的护理

一、甲状腺腺瘤

甲状腺腺瘤(thyroid adenoma,TA)是最常见的甲状腺良性肿瘤,多见于40岁以下女性。病理学分为滤泡状腺瘤和乳头状囊性腺瘤两种。以前者常见,占甲状腺腺瘤的70%~80%,周围有完整的包膜;后者相对较少见,应与乳头状癌鉴别。

【临床表现】

多数患者无任何症状,常在无意中或体检时发现颈部有圆形或椭圆形结节,多为单发,表面光滑,边界清楚,包膜完整,无压痛,随吞咽上下移动;瘤体性质决定结节质地,腺瘤质地较软,囊性腺瘤质地较韧;腺瘤生长缓慢,如乳头状囊性腺瘤因囊壁血管破裂而致囊内出血时,瘤体能在短期内迅速增大并伴有局部胀痛。

【辅助检查】

1.B超检查

可发现甲状腺肿块;伴有囊内出血,提示囊性病变。

2.放射性^{131}I 或^{99m}Tc 扫描

多呈温结节,若伴囊内出血则可呈冷结节或凉结节,一般边缘较清晰。

【治疗要点】

因20%甲状腺腺瘤可引起甲状腺功能亢进,10%病例有恶变的可能,原则上应早期行包括腺瘤的患侧甲状腺大部分或部分(腺瘤小)切除术,且术中切除标本须立即行病理学检查,以明确肿块的性质。

二、甲状腺癌

甲状腺癌(thyroid carcinoma)是最常见的甲状腺恶性肿瘤,占全身恶性肿瘤的1%左右,女性发病率高于男性。除髓样癌外,大多数甲状腺癌起源于滤泡上皮细胞。

【病因与发病机制】

甲状腺癌的发病机制尚不明确,但是其相关因素包括许多方面,主要有以下几类:①原癌基因序列的过度表达、突变或缺失;②电离辐射;③遗传因素:部分甲状腺髓样癌是常染色体显性遗传病,常可询及家族史;④缺碘;⑤雌激素可影响甲状腺的生长,主要是通过促使垂体释放促甲状腺激素(TSH)而作用于甲状腺,因为当血浆中雌激素水平升高时,TSH水平也升高。

【病理分型】

1.乳头状癌

约占成人甲状腺癌的 70% 和儿童甲状腺癌的全部。多见于 21～40 岁女性,低度恶性,生长缓慢,较早出现颈部淋巴结转移,预后较好。

2.滤泡状癌

约占 15%。常见于中年人,中度恶性,生长较快,有侵犯血管倾向,主要经血运转移至肺、肝、骨及中枢神经系统,预后较乳头状癌差。

3.未分化癌

占 5%～10%。常见于老年人,高度恶性,生长迅速,早期出现颈部淋巴结转移,易经血运转移至肺、骨等脏器,预后很差。

4.髓样癌

仅占 7%,常有家族史。恶性程度中等,较早出现淋巴结转移和血运转移,预后较乳头状癌及滤泡状癌差,但好于未分化癌。

【临床表现】

乳头状癌和滤泡状癌初期多无明显症状。仅在颈部发现单个、质硬、固定、表面不光滑、随吞咽上下移动的肿块。随着肿块的逐渐增大,肿块随吞咽上下移动度降低。未分化癌上述症状发展迅速,并侵犯周围组织。晚期常因肿块压迫喉返神经、气管或食管而出现声音嘶哑、呼吸困难和吞咽困难。若压迫颈交感神经节,可产生 Homner 综合征;若侵及颈丛浅支,可有耳、枕、颈和肩等部位的疼痛。可出现颈淋巴结转移及远处脏器转移,甲状腺远处转移多见于扁骨(颅骨、椎骨、胸骨、盆骨等)和肺。髓样癌组织可产生激素样活性物质,如 5-羟色胺和降钙素,患者可出现腹泻、心悸、颜面潮红和血钙降低等症状,还可伴有其他内分泌腺体的增生。

【辅助检查】

1.B 超检查

测定甲状腺大小,结节的位置、大小、数目以及与周围组织的关系。如果结节是实质性、呈不规则反射,提示恶性的可能性较大。

2.X 线检查

颈部正侧位 X 线摄片,能了解有无气管移位、狭窄、肿块钙化和上纵隔增宽。如果呈细小、絮状钙化影,提示有恶性可能。胸部和骨骼摄片能了解有无肺和骨的转移。

3.放射性^{131}I 或 ^{99m}Tc 扫描

甲状腺癌呈冷结节,一般边缘较模糊。

4.组织学检查

用细针从不同方向穿刺结节并抽吸、涂片检查,是明确甲状腺结节性质的有效方法,诊断的正确率高达 80% 以上。

5.血清降钙素测定

有助于髓样癌的诊断。

【治疗要点】

手术切除是治疗甲状腺癌(除未分化癌)的基本治疗方法。

1.手术治疗

包括甲状腺本身的切除及颈淋巴结的清扫。疗效与肿瘤的病理类型有关,同时根据病情及病理类型决定是否加行颈部淋巴结清扫或放射性碘治疗等。

2.内分泌治疗

甲状腺癌做次全或全切除者终身服用甲状腺片,以预防甲状腺功能减退及抑制 TSH。使用剂量以保持 TSH 低水平但不引起甲亢为原则。

3.放射性核素治疗

术后^{131}I 治疗适用于 45 岁以上乳头状腺癌、滤泡状腺癌、多发性病灶、局部浸润性肿瘤及存在远处转移者。

4.放射外照射治疗

主要用于未分化甲状腺癌。

【护理措施】

(一)术前护理

1.配合医生

完成术前检查及准备。

2.手术体位的练习

指导患者进行术时体位练习,即平卧,肩部垫软枕,保持头低颈过伸位,充分暴露手术部位。

3.皮肤准备

根据手术术式和范围,进行手术区域的皮肤清洁,必要时剔除耳后毛发,以便行颈淋巴结清扫。

4.心理护理

了解患者对所患疾病的认识程度,告知疾病相关的知识,说明手术的必要性和术前准备的意义。对于精神过度紧张或失眠者,术前晚遵医嘱应用镇静药或安眠类药物,保证患者身心处于最佳状态。

(二)术后护理

1.体位

患者回病室后,取平卧位;待生命体征平稳或麻醉清醒后取半坐卧位,以利于呼吸和引流。

2.保持呼吸道通畅

遵医嘱给予止咳化痰药物,预防肺部并发症。

3.病情观察

严密监测生命体征,注意有无并发症发生。观察呼吸、发音和吞咽状况,判断有无呼吸困难、声音嘶哑、音调降低、误咽、呛咳等。保持切口敷料整洁,及时发现创面渗血情况,估计渗血量,更换敷料。

4.引流管的护理

妥善固定引流管,勿扭曲、打折、受压,保持负压状态;观察并记录引流液的量、颜色及性状。

5.疼痛护理

头颈部保持舒适卧位;指导患者在更换卧位、起身或咳嗽时以手固定颈部,减少震动;遵医嘱及时应用镇痛药物,尤其对手术创伤大、颈淋巴结清扫的患者,以保证其休息和缓解疼痛。

6.饮食

病情平稳或麻醉清醒后,可少量饮水。若无不适,可进食或经吸管吸入少量温凉流食,克服吞咽困难,逐步过渡为半流质饮食及软食。禁忌过热饮食,以免诱发血管扩张,加重切口渗血。

7.并发症的观察与护理

甲状腺术后常见的并发症包括呼吸困难和窒息、喉返神经损伤、喉上神经损伤及手足抽搐。

(1)呼吸困难和窒息:是最危急的并发症,多发生于术后 48 小时内。常见原因包括:①切口内出血压迫气管;②喉头水肿;③气管塌陷;④双侧喉返神经损伤。表现为进行性呼吸困难、烦躁、发绀,甚至窒息;颈部肿胀,切口渗出鲜血等。若出现上述情况,应立即给氧并报告医生,行床旁抢救。对于血肿压迫所致呼吸困难和窒息,应迅速剪开缝线,敞开切口,除去血肿,结扎出血的血管;如呼吸仍无改善,则行气管切开,待病情好转,再送手术室做进一步检查、止血和其他处理。喉头水肿者应立即给予大剂量激素,呼吸困难无好转时,行环甲膜穿刺或气管切开。

(2)喉返神经损伤:多数因术中处理甲状腺下极时,导致喉返神经切断、缝扎、挫夹或牵拉而致永久性或暂时性损伤;少数因血肿或瘢痕组织压迫或牵拉所致。其损伤程度与损伤的性质(永久性或暂时性)和范围(单侧或双侧)密切相关。单侧喉返神经损伤常引起声音嘶哑,但随着健侧声带向患侧过渡内收而逐渐功能代偿;双侧喉返神经损伤导致双侧声带麻痹,造成失声、呼吸困难,甚至窒息,应立即行气管切开。若术中直接损伤喉返神经,患者即刻出现相应症状;若因血肿压迫、瘢痕组织牵拉而致,多数于术后数日出现相应症状。若为暂时性的损伤,经理疗等处理后,一般可在 3~6 个月内逐渐恢复。

(3)喉上神经损伤:常因术中处理甲状腺上极时不慎损伤喉上神经。若损伤喉上神经外支,可导致环甲肌瘫痪,引起声带松弛、声调降低;若损伤内支可使喉部黏膜感觉丧失而致进食特别是饮水时,发生误咽、呛咳,一般经理疗后可自行恢复。

(4)手足抽搐:常因术中不慎导致甲状旁腺被误切、挫伤或其血液供应受累而引起甲状旁腺功能低下、血钙浓度下降、神经肌肉应激性显著提高,引起手足抽搐。多数患者仅为面部、唇部或手足部的针刺样麻木感或强直感,一般经 2~3 周后,未受损伤的甲状旁腺增生、代偿,症状可消失。严重者可出现面肌及手足部伴有疼痛的持续性痉挛,每日发作多次,每次持续10~20分钟或更长,甚至发生喉和膈肌痉挛,引起窒息死亡。因此在甲状腺切除时,应注意保留腺体背面的甲状旁腺。一旦发生上述症状,应限制高磷食物的摄入,因含磷高的食物影响钙的吸收。如发生抽搐,应立即遵医嘱静脉注射10%葡萄糖酸钙或氯化钙10~20ml。对于症状轻者,可口服葡萄糖酸钙或乳酸钙 2~4g,每日 3 次;症状重或长期不恢复者,应加服维生素 D_3,每日 5 万~10 万 U,以促进钙在肠道内的吸收。

8.健康教育

(1)康复锻炼:术后初期头颈部制动,之后逐渐指导患者进行颈部的功能锻炼,直至出院后 3 个月。对于行颈淋巴结清扫的患者,斜方肌常有不同程度受损,故切口愈合后应开始进行肩关节和颈部的功能锻炼,并保持患侧肢体高于健侧,以避免肩下垂。

(2)心理指导:由于不同病理类型甲状腺癌的预后有明显差异,因此应针对个体预后情况和心理状况,指导患者调整心态,面对现实,积极配合后续治疗。

(3)术后用药与治疗:指导甲状腺全切的患者严格遵照医嘱服用甲状腺素制剂,以抑制 TSH 的分泌,预防肿瘤复发。对于术后需放射性治疗的患者,应指导患者遵医嘱按时治疗。

(4)告知患者出院后定期复诊,教会患者颈部自检的方法,如发现结节、肿块,及时就诊。

第二节　乳腺癌患者的护理

乳腺癌(breast cancer)是女性发病率最高的恶性肿瘤之一,也是女性最常见的癌症死亡原因。

【病因与发病机制】

乳腺癌的病因尚不清楚。目前认为与下列因素有关:①激素因素:乳腺是多种内分泌激素的靶器官,尤其雌酮和雌二醇与乳腺癌的发病有直接关系。因此,在 20 岁前发病较少,20 岁后发病率迅速上升,45~50 岁较高,绝经后发病率继续上升,可能与年老者雌酮含量升高有关。②月经婚育史:月经初潮年龄早、绝经年龄晚、不孕、未哺乳及初次足月产年龄较大者与乳腺癌发病均有关系。③家族史:一级亲属中有乳腺癌病史者,发病率高于普通人群 2~3 倍。④乳腺良性疾病:多数认为乳腺小叶上皮高度增生或不典型增生可能与乳腺癌发病有关。⑤营养过剩、肥胖、高脂肪饮食可增加乳腺癌的发病机会。⑥环境因素和生活方式也有一定关系。

【病理生理】

1.病理分型

目前国内多采用以下病理分型:

(1)非浸润性癌:属于早期,预后较好。包括导管内癌(癌细胞未突破导管壁基底膜)、小叶原位癌(癌细胞未突破末梢乳管或腺泡基底膜)、乳头湿疹样乳腺癌。

(2)早期浸润性癌:仍属于早期,预后较好。包括早期浸润性导管癌(癌细胞突破管壁基底膜,向间质浸润)、早期浸润小叶癌(癌细胞突破末梢乳管或腺泡基底膜,向间质浸润,但局限于小叶内)。

(3)浸润性特殊癌:此型分化一般较高,预后尚好。包括乳头状癌、髓样癌(伴大量淋巴细胞浸润)、小管癌(高分化腺癌)、腺样囊性癌、黏液腺癌、大汗腺样癌、鳞状细胞癌等。

（4）浸润性非特殊癌：此型一般分化低，预后较上述类型差，是乳腺癌中最常见的类型，约占80％。包括浸润性小叶癌、浸润性导管癌、硬癌、髓样癌（无大量淋巴细胞浸润）、单纯癌、腺癌等。

（5）其他罕见癌：如炎性乳腺癌。

2.转移途径

（1）局部扩散：癌细胞沿导管或筋膜间隙蔓延，继而侵及 Cooper 韧带和皮肤。

（2）淋巴转移：为主要转移途径，其中以腋窝淋巴结转移最多。

（3）血行转移：癌细胞经淋巴途径进入静脉，也可直接侵入血液循环而致远处转移，最常见的远处转移部位依次为肺、骨、肝。

【临床表现】

（一）常见类型乳腺癌的临床表现

1.乳房肿块

常位于乳房外上象限。

（1）早期：表现为患侧乳房无痛、单发的小肿块，常在无意中发现。肿块质硬、表面不光滑、与周围组织分界不清楚，尚可推动。

（2）晚期：肿块固定于胸壁而不易推动；当癌肿广泛侵及乳房皮肤，可出现大量小结节，甚至彼此融合；癌肿处皮肤可破溃而形成溃疡，常有恶臭，容易出血。

2.乳房皮肤和外形改变

肿瘤增大而致乳房局部隆起。如果癌肿侵及乳房 Cooper 韧带，使其缩短而导致肿瘤表面皮肤凹陷，即所谓"酒窝征"；邻近乳头或乳晕的癌肿因侵及乳管而使之缩短，导致乳头被牵向癌肿侧，进而乳头扁平、回缩、凹陷，即乳头内陷；如果癌细胞堵塞皮下淋巴管，可导致淋巴回流障碍而出现真皮水肿，乳房皮肤呈"橘皮样"改变。

3.转移表现

（1）淋巴转移：最初多见于患侧腋窝。初起为少数散在、肿大的淋巴结，质硬、无痛、可被推动，继而数目逐渐增多并融合成团，甚至与皮肤或深部组织粘连。

（2）血行转移：癌肿转移至肺、骨、肝时，可出现相应受累器官的症状。如肺转移出现胸痛、气急；骨转移出现局部骨疼痛；肝转移出现肝大或黄疸等。

（二）特殊类型乳腺癌的临床表现

1.炎性乳腺癌

发病率低，多见于年轻女性，发展迅速，转移早，预后极差。表现为患侧乳房增大，皮肤红、肿、热、痛，类似急性炎症表现，触诊整个乳房肿大、发硬，无明显局限性肿块。

2.乳头湿疹样乳腺癌

较少见，恶性程度低，发展慢，腋窝淋巴结转移晚。发生于乳头区大乳管内，继之发展到乳头，乳头刺痒、灼痛，之后乳头、乳晕粗糙糜烂、脱屑，如湿疹样改变，进而形成溃疡。患侧乳头内陷、破损。

【辅助检查】

(一)影像学检查

1.X 线检查

常用方法为钼靶 X 线摄片和干板照相。前者可作为普查方法,是早期发现乳腺癌的最有效方法,表现为密度增加的肿块影,边界不规则,或呈毛刺状,或见细小钙化灶;后者对钙化点的分辨率较高,但 X 线剂量较大。

2.B 超

能清晰显示乳房各层次软组织结构及肿块的形态和质地,主要用来鉴别囊性或实性病灶。

3.磁共振

软组织分辨率高,敏感性高于 X 线检查;能三维立体观察病变,不仅能够提供病灶形态学特征,而且运用动态增强还能提供病灶的血流动力学情况。

(二)活组织病理检查

目前常用细针穿刺细胞学检查,多数病例可获得较肯定的细胞学诊断,但有一定局限性。对可疑乳腺癌者,可将肿块连同周围乳腺组织一并切除,做快速病理检查。乳头溢液未触及肿块者,可行乳腺导管内镜检查或乳管照影,亦可行乳头溢液涂片细胞学检查。乳头糜烂疑为湿疹样乳腺癌时,可做乳头糜烂部刮片或印片细胞学检查。

【治疗要点】

手术治疗为主,辅以化学药物、内分泌治疗、放射治疗及生物治疗等方法。

(一)手术治疗

对病灶仍局限于局部及区域淋巴结的患者手术治疗是首选。适应证为 TNM 分期的 0、Ⅰ、Ⅱ和部分Ⅲ期患者。禁忌证为已有远处转移、全身情况差、主要脏器有严重疾病、年老体弱不能耐受手术者。手术方式包括:乳腺癌根治术、乳腺癌扩大根治术、乳腺癌改良根治术、全乳房切除术、保留乳房的乳腺癌切除术。关于手术方式的选择目前尚无定论,应根据病理分型、疾病分期及辅助治疗的条件综合确定。对病灶可切除者,手术应最大程度清除局部及区域淋巴结,以提高生存率,其次考虑外观及功能。对Ⅰ～Ⅱ期乳腺癌可采用改良根治术及保留乳房的乳腺癌切除术。

(二)化学治疗

乳腺癌是实体瘤中应用化疗最有效的肿瘤之一。常用的药物有环磷酰胺(C)、氨甲蝶呤(M)、氟尿嘧啶(F)、阿霉素(A)、表柔比星(E)、紫杉醇(T)。传统联合化疗方案有 CMF 和 CAF。术前化疗多用于Ⅲ期病例,可探测肿瘤对药物的敏感性,并使肿瘤缩小,减轻与周围组织的粘连,可采用 CMF 或 CEF 方案,一般用 2～3 疗程。辅助化疗一般于术后早期应用,联合化疗的效果优于单药化疗,用药应达到一定剂量,治疗期以 6 个月左右为宜,能达到杀灭亚临床型转移灶的目的。浸润性乳腺癌伴腋淋巴结转移者是应用辅助化疗的指征,可以提高生存率。

(三)内分泌治疗

激素依赖性肿瘤对内分泌治疗有效。肿瘤细胞中雌激素受体(Estrogen Response,ER)含量高者,称为激素依赖性肿瘤;ER 含量低者,称激素非依赖性肿瘤,对内分泌治疗效果差。因此,手术切除的标本还应测定 ER 和孕激素受体。ER 阳性者优先应用内分泌治疗,阴性者优先应用化疗。常用药物为他莫昔芬和芳香化酶抑制剂。

(四)放射治疗

放射治疗主要用于保留乳房的乳腺癌手术后,应在肿块局部广泛切除后给予较高剂量放射治疗。

(五)生物治疗

近年临床上已推广使用的曲妥珠单抗注射液,是通过转基因技术制备,对人类表皮生长因子受体 2 过度表达的乳腺癌患者有一定效果。

【护理措施】

(一)术前护理

1.心理护理

恶性肿瘤和乳房切除双重打击使患者术前心理变化非常复杂,因此应多了解和关心患者,加强心理疏导,介绍疾病和手术相关知识,帮助患者度过心理调适期,逐渐树立起战胜疾病的信心,以良好心态面对疾病和治疗。

2.终止妊娠或停止哺乳

因为妊娠或哺乳期间激素作用活跃,能促进乳腺癌生长,所以应立即终止。

3.术前准备

做好术前常规检查和准备。皮肤准备应视切除范围而定,对手术范围较大、需要植皮的患者,除做好术区备皮外,应同时做好供皮区的皮肤准备。乳房皮肤溃疡者,术前每日换药至创面好转。乳头凹陷者应清洁局部。

(二)术后护理

1.体位

麻醉清醒、生命体征平稳后取半卧位,以利于呼吸和引流。

2.病情观察

观察血压、脉搏及呼吸变化;观察并记录切口敷料渗血、渗液情况。乳腺癌扩大根治术有损伤胸膜的可能,如出现胸闷、呼吸困难等症状,应及时报告医生,以便早期发现和协助处理。

3.伤口护理

(1)有效包扎:手术部位用弹性绷带加压包扎,使皮瓣贴紧胸壁,防止积液积气,一般维持7～10 日。包扎松紧度以容纳一手指、维持正常血运、不影响患者呼吸为宜。包扎期间,应告知患者包扎目的,不能擅自松解绷带,如果绷带松脱,应重新加压包扎;如果瘙痒,不能用手抓搔。观察患侧上肢远端血液循环情况,如果出现手指麻木、皮肤发绀、皮温下降、动脉搏动扪不清,提示腋窝血管受压,应及时调整绷带的松紧度。

(2)观察皮瓣颜色和创面愈合情况:正常皮瓣的温度较健侧略低,颜色红润,紧贴胸壁。如果皮瓣颜色暗红,提示血液循环不佳,有可能坏死,应报告医师及时处理。

4.引流管护理

乳腺癌根治术后,皮瓣下常规放置引流管并接负压引流,以便及时、有效地吸出残腔内的

积液、积血,使皮肤与胸壁紧贴,有利于皮瓣愈合。护理上应注意:

(1)妥善固定引流管,保持通畅,避免受压、打折、扭曲等。

(2)保持有效负压吸引状态:负压吸引的压力大小应适宜,观察连接是否紧密,压力是否适当。若负压过高可导致引流管瘪陷,引流不畅;过低则不能有效引流,易致皮下积液、积血。

(3)观察并记录引流液的颜色、性状和量:一般术后 1~2 日,每日引流血性液体 50~200ml,以后颜色逐渐变淡、量逐渐减少。

(4)拔除引流管:术后 4~5 日,引流液转为淡黄色,每日量少于 10~15ml,创面与皮肤紧密相贴,按压切口周围皮肤无空虚感,即可考虑拔除。若拔管后出现积血积液,应在无菌操作下,穿刺抽液,之后加压包扎。

5.患侧上肢肿胀的护理

常因患侧腋窝淋巴结切除、头静脉被结扎、腋静脉栓塞、局部积液或感染等因素导致上肢淋巴回流不畅、静脉回流障碍而引起。护理上应注意:

(1)保护患侧上肢:平卧时,患肢肘关节轻度屈曲,下方垫枕抬高 10°~15°;半卧位时,屈肘 90°放于胸腹部;下床活动时,使用吊带托或用健侧手将患肢抬高于胸前,避免患肢过久下垂,需要他人扶持时只能扶健侧,以防腋窝皮瓣滑动而影响愈合。

(2)避免损伤:避免患肢过度负重和外伤,不要在患侧上肢测血压、抽血、静脉或皮下注射等。

(3)促进肿胀消退:可按摩患侧上肢;指导患者进行握拳,屈、伸肘运动;对于肿胀严重者,可弹性绷带包扎或戴弹力袖,以促进淋巴回流。

6.患侧上肢功能锻炼

术后加强肩关节活动可增强肌肉力量,松解和预防粘连,最大限度地恢复肩关节活动范围。具体方法是:

(1)术后 24 小时内:活动手指和腕部,可作伸指、握拳、屈腕等锻炼。

(2)术后 1~3 日:进行上肢肌肉等长收缩;也可用健侧上肢或他人协助,进行患侧上肢屈肘、伸臂等锻炼,逐渐过渡到肩关节的前屈、后伸运动(前屈小于 30°,后伸小于 15°)。

(3)术后 4~7 日:鼓励患者用患侧手进食、刷牙、洗脸等,并逐渐进行患侧手触摸对侧肩部和同侧耳朵的锻炼。

(4)术后 1~2 周:皮瓣基本愈合后,开始进行肩关节活动,以肩部为中心,前后摆臂。术后 10 日左右皮瓣与胸壁紧密贴附,循序渐进地进行抬高患侧上肢(将患侧肘关节伸屈、手掌置于对侧肩部,直至患侧肘关节与肩平)、手指爬墙(每日标记高度,逐渐递增幅度,直至患侧手指能高举过头)、梳头(以患侧手越过头顶梳对侧头发、扪对侧耳朵)等的锻炼。患侧肢体功能锻炼内容和活动量应根据患者的实际情况而定,一般以每日 3~4 次,每次 20~30 分钟为宜;循序渐进,逐渐增加功能锻炼的内容。原则是:上肢活动在术后 7 日以后,7 日内不上举,10 日内不外展肩关节;不要以患肢支撑身体,以防皮瓣移动而影响创面愈合。

(三)健康指导

1.活动

近期避免患侧上肢搬动或提拉过重物品,继续进行功能锻炼。

2.避孕

术后 5 年内避免妊娠,防止乳腺癌复发。

3.坚持放疗、化疗

放疗期间应注意保护皮肤,出现放射性皮炎时及时就诊。化疗期间定期检查血常规、肝功能、肾功能,注意白细胞计数的变化,白细胞计数<3×10^9/L,需及时就诊。放疗、化疗期间抵抗力低,应少到公共场所,以减少感染机会;加强营养,多进食高蛋白、高维生素、高热量、低脂肪的食物。

4.乳房定期检查

20 岁以上的妇女,特别是高危人群应每月进行 1 次乳房自我检查,术后患者也应每月自查 1 次,以便早期发现复发征象。检查时间最好选在月经周期的第 7~10 日,或月经结束后 2~3 日,已经绝经的妇女应选择每个月固定的 1 日检查。乳房自我检查方法如下:

(1)视诊:站在镜前取各种姿势(两臂放松垂于身体两侧、向前弯腰或双手上举置于头后),观察双侧乳房的大小和外形是否对称;有无局限性隆起、凹陷或皮肤橘皮样改变;有无乳头回缩或抬高。

(2)触诊:乳房较小者平卧,乳房较大者侧卧,肩下垫软薄枕或将手臂置于头下进行触诊。一侧手的示指、中指、无名指并拢,用指腹在对侧乳房上进行环形触摸,要有一定的压力。从乳房外上象限开始检查,依次为外上、外下、内下、内上象限,然后检查乳头、乳晕,最后检查腋窝有无肿块,乳头有无溢液。若发现肿块和乳头溢液,应及时到医院做进一步检查。

第三节　胃癌患者的护理

胃癌(gastric carcinoma)是我国最常见的恶性肿瘤之一,好发年龄在 50 岁以上,男性发病率明显高于女性,男女比例约为 2:1。

【病因】

胃癌的病因尚未完全清楚,目前认为与下列因素有关。

1.地域环境与饮食生活因素

胃癌发病有明显的地域差别,我国西北与东部一些沿海地区的胃癌发病率明显高于南方地区。长期食用腌制、熏、烤食品者胃癌发病率高,可能与这些食品中亚硝酸盐、真菌毒素、多环芳烃化合物等致癌物的含量高有关。

2.癌前病变和癌前疾病

胃癌的癌前病变是指容易发生癌变的病理组织学变化,而其本身尚不具备恶性改变,如胃黏膜上皮细胞的不典型增生,可分为轻、中和重度,75%~80%重度患者可能发展成胃癌。胃癌的癌前疾病是指一些使胃癌发病危险性增加的良性胃疾病,如慢性萎缩性胃炎、胃息肉、胃溃疡及残胃炎等。

3.幽门螺杆菌(Helicobacter Pylori,HP)

感染是胃癌发生的主要因素之一。胃癌高发区人群中 HP 感染率高。HP 感染可引起胃黏膜慢性炎症并通过黏膜上皮细胞过度增殖而导致畸变致癌;HP能促使硝酸盐转化为亚硝酸盐和亚硝胺而致癌;HP的毒性产物可能具有促癌作用。

4.遗传因素

胃癌有明显的家族聚集倾向,研究发现有胃癌家族史者的发病率高于普通人群4倍。

【病理生理与分型】

大约50%胃癌发生在胃窦部,其次为贲门部,发生在胃体者较少。

(一)大体分型

胃癌的大体形态随病情发展而不同,分早期胃癌和进展期胃癌。

1.早期胃癌

是指病变仅局限于黏膜和黏膜下层,不论病灶大小或有无淋巴结转移。病灶局限于黏膜内,称为原位癌;癌灶直径小于5mm,称为微小胃癌;癌灶直径在6~10mm之间,称为小胃癌;癌灶更小仅在胃镜黏膜活检时诊断为胃癌,但切除后的胃标本虽经全黏膜取材未见癌组织,称为"一点癌"。早期胃癌按形态可分为3型:①Ⅰ型(隆起型):癌灶突向胃腔。②Ⅱ型(浅表型):癌灶比较平坦,无明显隆起或低陷5mm以内,又分3个亚型:Ⅱa(浅表隆起型),Ⅱb(浅表平坦型),Ⅱc(浅表凹陷型)。③Ⅲ型(凹陷型):低陷深度超过5mm。

2.进展期胃癌

病变超过黏膜下层侵入胃壁肌层为中期胃癌;病变达浆膜下层或超出浆膜向外浸润至邻近脏器或有转移者为晚期胃癌。按照Borrmann分型法可分为4型。

(1)Ⅰ型(息肉型):为边界清楚突入胃腔的块状癌灶。

(2)Ⅱ型(无浸润溃疡型):为边界清楚、略隆起的溃疡状癌灶。

(3)Ⅲ型(浸润溃疡型):为边界不清的溃疡状癌灶,癌组织向周围浸润。

(4)Ⅳ型(弥漫浸润型):癌组织沿胃壁各层向四周弥漫浸润生长,可累及部分胃或全胃,致胃壁变厚、僵硬,胃腔缩小,呈革袋状,故又称皮革胃。恶性程度最高,转移较早,预后最差。

(二)组织学分型

世界卫生组织2000年将胃癌分为:①腺癌(肠型和弥漫型);②乳头状腺癌;③管状腺癌;④黏液腺癌;⑤印戒细胞癌;⑥腺鳞癌;⑦鳞状细胞癌;⑧小细胞癌;⑨未分化癌;⑩其他。

(三)转移扩散途径

1.直接浸润

是胃癌的主要扩散方式之一。胃癌可由原发部位向纵深浸润生长,穿破浆膜后,扩散到大网膜、肝脏、结肠、胰腺、脾脏、横膈等邻近器官。

2.淋巴转移

是胃癌的主要转移途径,早期胃癌可有淋巴转移,进展期胃癌的淋巴转移率高达70%左右。胃癌的淋巴结转移率与肿瘤浸润深度呈正相关。

3.血行转移

最常见于晚期胃癌,癌细胞经门静脉或体循环转移至肝、肺、脑、肾、骨骼,以肝转移为多见。

4.腹腔种植转移

当癌肿浸润穿透浆膜层,癌细胞可脱落种植于腹膜、大网膜或其他脏器表面形成转移结节。癌细胞广泛播散时,可形成大量癌性腹腔积液。

【临床表现】

1.症状

早期胃癌多数无明显症状,部分患者可有上腹不适,伴嗳气、反酸、食欲缺乏等消化道症状。随着病情发展,症状日益加重,常有上腹部疼痛、食欲缺乏、呕吐、乏力、消瘦等症状。不同部位的胃癌表现不同:①贲门胃底癌可有胸骨后疼痛和进行性哽噎感;②幽门部胃癌可有呕吐宿食的表现;③癌肿溃破血管后,可有呕血和黑粪。

2.体征

早期没有明显体征,可仅有上腹部深压不适或疼痛;晚期,可扪及上腹部肿块,多呈结节状、质硬,略有压痛。发生远处转移时,可有肝大、腹腔积液、锁骨上淋巴结肿大等。

【辅助检查】

1.纤维胃镜检查

是诊断早期胃癌的有效方法。可直接观察病变部位和范围,也可直接取病变组织进行病理学检查。

2.影像学检查

(1)X线钡餐检查:X线气钡双重造影能发现较小而表浅的病变。肿块型胃癌表现为突向腔内的充盈缺损;溃疡型胃癌表现为胃壁内龛影,黏膜集中、中断、紊乱和局部蠕动波难以通过;浸润型胃癌表现为胃壁僵硬、蠕动波消失,呈狭窄的“革袋状胃”。

(2)腹部超声:用于观察胃邻近脏器受浸润和淋巴结转移情况。

(3)螺旋CT:有助于胃癌的诊断和术前临床分期。

3.实验室检查

粪便潜血试验常呈持续阳性。胃液游离酸测定常显示游离酸缺乏或减少。

【治疗要点】

早期发现、早期诊断和早期治疗是提高胃癌疗效的关键。外科手术仍是治疗的首选方法。对于中、晚期胃癌,应辅以化疗、放疗及免疫治疗等综合治疗以提高疗效。

(一)手术治疗

1.根治性手术

切除原则为:癌肿整块切除包括癌肿和可能受浸润胃壁在内的全部或大部,以及大、小网膜和局域淋巴结,并进行消化道重建。切除范围:胃壁切线应距癌肿边缘5cm以上,食管或十二指肠侧切缘应距离贲门或幽门3～4cm。

早期胃癌因病变局限且较少淋巴结转移,可行内镜下胃黏膜切除术、腹腔镜或开腹胃部分切除术。

扩大胃癌根治术适用于胃癌侵及邻近组织或脏器,是指包括胰体、尾及脾的根治性胃大部切除术或全胃切除术;有肝、结肠等邻近脏器浸润可行联合脏器切除术。

2.姑息性切除术

对于癌肿广泛浸润并转移,不能完全切除者,应以切除肿瘤、解除症状、延长生存期为主,包括姑息性胃切除术、胃空肠吻合术、空肠造口术等。

(二)化学治疗

化学治疗是最主要的辅助治疗方法,目的在于杀灭残留的亚临床癌灶或术中脱落的癌细胞,以提高综合治疗效果。常用的化疗给药途径有口服、静脉、腹膜腔、动脉插管区域灌注给药等。

(三)其他治疗

包括放射治疗、热疗、生物免疫治疗、中医中药治疗等。目前尚在探索阶段的还有基因治疗。

【护理措施】

(一)术前护理

1.改善营养状况

应根据患者的饮食和生活习惯,制订合理食谱,少量多餐,以高蛋白、高热量、富含维生素、低脂肪、易消化、少渣、无刺激的食物为宜。对不能进食或营养状态差的患者,应遵医嘱予以静脉输液,补充足够的热量,必要时输血浆或全血,以改善患者的营养状况,提高手术的耐受性。

2.胃肠道准备

对有幽门梗阻的患者,应禁食水,术前 3 日起每晚用温生理盐水洗胃,以减轻胃黏膜的水肿;术前 3 日给患者口服肠道不吸收的抗菌药物,必要时清洁肠道。

3.心理护理

耐心解释患者的各种疑问,根据患者及家属对胃癌诊断和治疗的了解程度,进行针对性的指导,使其明确手术的必要性;鼓励患者学会自我放松的方法,积极表达自身感受,还要鼓励患者家属多给予关心和支持,使患者能够积极配合治疗和护理工作,树立战胜疾病的信心。

(二)术后护理

1.病情观察

术后应严密观察患者的生命体征、意识状态、尿量、切口敷料、引流液等情况。

2.体位

全麻清醒前取去枕平卧位,头偏向一侧。麻醉清醒且生命体征平稳后取低半卧位,以减少腹部切口张力,减轻疼痛,有利于呼吸和引流。

3.有效控制疼痛

让患者掌握自我放松的方法;遵医嘱适当应用镇痛药物;对于应用自控镇痛泵者,护士应掌握给药剂量,预防尿潴留、恶心、呕吐等并发症的发生。

4.维持有效胃肠减压

术后早期禁食水、胃肠减压,以减少胃内积气、积液,有利于吻合口的愈合。

(1)妥善固定胃管及胃肠减压装置,保持呈持续负压状态,防止松动和脱出。告知患者及家属胃管及有效胃肠减压的重要性,勿脱出或拔出,若胃管不慎脱出,应及时报告医生,不能自行插回。

（2）观察胃液的颜色、性质及量：一般术后 24 小时内，胃管引流出少量血液或咖啡样液体 100～300ml，以后胃液逐渐转清。如果短时间内从胃管引流出大量鲜红色血液，持续不止，应警惕出血，及时报告医师处理。

5.保持腹腔引流通畅

（1）妥善固定引流管，保持通畅，避免受压、扭曲和折叠。

（2）观察并记录引流液的颜色、性状及量。若术后持续引流出大量新鲜血性液体，可能有腹腔内出血，应及时报告医生。若术后数日引流液变混浊，带有异味，同时出现腹痛和体温下降后又上升，可能有腹腔内感染。

（3）严格无菌操作，定期更换引流袋，防止感染。

6.早期活动

早期活动可促进肠蠕动恢复，预防术后肠粘连和下肢深静脉血栓形成等并发症的发生。除年老体弱或病情较重者，应鼓励并协助患者术后第 1 日坐起轻微活动，第 2 日于床边活动，第 3 日可在室内活动，患者活动量应根据个体差异而定。还应鼓励患者定时做深呼吸、有效咳嗽和咳痰。

7.营养支持

（1）肠外营养支持：因术后禁食水，且胃肠减压期间引流出大量含有各种电解质的胃肠液，容易造成水、电解质和酸碱失衡与营养缺乏。因此，术后需及时输液补充患者所需的水、电解质和营养素，必要时输血浆清蛋白或全血，以改善患者的营养状况。护士应详细记录 24 小时出入液量，为合理输液提供依据。

（2）肠内营养支持：术中放置空肠营养管的胃癌根治术患者，可在术后早期经喂养管输注肠内营养液。需根据患者的个体状况，合理制订营养支持方案。护理时应注意：①喂养管的护理：妥善固定喂养管，防止滑脱、移动、扭曲和受压；保持喂养管通畅，每次输注营养液前后用生理盐水或温开水 20～30ml 冲管，输注营养液的过程中每 4 小时冲管 1 次，以防止营养液沉积堵塞导管；②控制输入营养液的温度、浓度和速度；③观察有无恶心、呕吐、腹痛、腹胀、腹泻和水电解质紊乱等并发症的发生。

（3）饮食护理：肠蠕动恢复后可拔除胃管，逐渐恢复饮食。注意少食牛奶、豆类等产气食物，忌生、冷、硬和刺激性食物。应少食多餐，开始时每日 5～6 餐，以后逐渐减少每日餐次并增加每餐量，逐步恢复至正常饮食。全胃切除术后，肠管代胃容量较小，开始全流质饮食时宜少量、清淡；每次饮食后需观察患者有无腹部不适。

8.并发症的观察和护理

（1）术后胃出血：术后短期内从胃管不断引流出大量新鲜血液，24 小时后仍未停止，甚至出现呕血和黑粪，提示术后出血。术后 24 小时内的出血，多属术中止血不确切；术后 4～6 日发生的出血，常为吻合口黏膜坏死脱落所致；术后 10～20 日发生的出血，与吻合口缝线处感染或黏膜下脓肿腐蚀血管有关。非手术治疗方法包括禁食水、应用止血药物、补液、输新鲜血等，或用冰生理盐水洗胃。如果经非手术治疗不能有效止血或出血量大于 500ml/h 时，应行手术止血。

（2）十二指肠残端破裂：为毕Ⅱ式胃大部切除术后近期的严重并发症。常因十二指肠残端处理不当或空肠输入襻梗阻致十二指肠内张力过高所致。多发生于术后 24～48 小时,表现为上腹部突发剧痛、腹膜刺激征伴发热,腹腔穿刺可抽出胆汁样液体。一旦发现,应立即行手术治疗。术后积极纠正水、电解质紊乱和酸碱失衡,经静脉或空肠造瘘管提供营养支持,全身应用广谱抗生素,涂氧化锌软膏保护引流管周围皮肤。

(3)胃肠吻合口破裂或吻合口瘘:是胃大部切除术后的早期严重并发症之一。与缝合不当、吻合口张力过大、组织供血不足有关。多发生在术后 1 周内,临床表现为高热、脉速等全身中毒症状,腹膜炎以及腹腔引流管引出含肠内容物的浑浊液体。如较晚发生,多形成局部脓肿或外瘘。出现弥漫性腹膜炎者需立即手术,做好急诊手术准备。形成局部脓肿或外瘘而无弥漫性腹膜炎的患者,处理包括:①禁食水、胃肠减压;②进行局部引流,注意及时清洁瘘口周围皮肤并保持干燥,局部涂以氧化锌软膏、皮肤保护粉或皮肤保护膜加以保护,以免皮肤破损继发感染;③合理应用抗生素;④给予肠外营养支持,纠正水、电解质紊乱和维持酸碱平衡;⑤经上述处理后多数患者吻合口瘘可在 4～6 周自愈,若经久不愈,需再次手术。

(4)胃排空障碍:发病原因:①含胆汁的十二指肠液进入胃,干扰残胃功能;②输出段空肠麻痹而致功能紊乱;③变态反应。多发生在术后 4～10 日,表现为进食后突然出现上腹胀满、钝痛、继而呕吐含胆汁的胃内容物。处理包括:①禁食水、胃肠减压;②肠外营养支持,纠正低蛋白,维持水、电解质和酸碱平衡;③应用促进胃动力药物,也可用 3% 温盐水洗胃。

(5)术后梗阻:根据梗阻部位分为输入襻梗阻、输出襻梗阻和吻合口梗阻,前两者常见于毕Ⅱ式胃大部切除术后。

1)输入襻梗阻:可分为急、慢性两类:①急性完全性输入襻梗阻常见原因为输出襻系膜悬吊过紧压迫输入襻,或输入襻过长穿入输出襻与横结肠系膜的间隙孔形成内疝所致,易发生肠绞窄。临床表现为突发上腹部剧痛、频繁呕吐,呕吐量少、不含胆汁,呕吐后症状不缓解,且上腹有压痛性肿块。病情进展快,不久即出现烦躁、脉速、血压下降等休克症状。一旦发生应紧急手术治疗。②慢性不完全性输入襻梗阻常见原因为输入襻过长扭曲或输入襻过短在吻合口处形成锐角,使输入襻内胆汁、胰液和十二指肠液排空不畅而滞留。因消化液滞留在输入襻内,进食后消化液分泌明显增加,输入襻内压力升高,刺激肠管发生强烈的收缩,引起喷射状呕吐,也称"输入襻综合征"。表现为进食后出现上腹胀痛或绞痛,随即喷射状呕吐出大量含胆汁液体,呕吐后症状缓解。处理措施包括禁食水、胃肠减压、营养支持等,若症状在数周或数月内不能缓解,应手术治疗。

2)输出襻梗阻:常因胃肠吻合口下方输出襻粘连、大网膜水肿、炎性肿块压迫等所致。临床表现为上腹饱胀,呕吐食物和胆汁。如果保守治疗无效,应手术解除梗阻。

3)吻合口梗阻:常因吻合口过小或吻合口的胃肠壁内翻过多所致,也可为术后吻合口炎症水肿所致的暂时性梗阻。临床表现为进食后上腹饱胀和溢出性呕吐,呕吐物为食物,含或不含胆汁,X 线钡餐检查显示造影剂完全停留在胃内。若经非手术治疗仍无改善,应行手术解除梗阻。

(6)倾倒综合征:由于胃大部切除术后,失去对胃排空的控制,导致胃排空过快所产生的一系列综合征。根据进食后症状出现的时间可分为早期和晚期两种。

早期倾倒综合征:多发生于餐后半小时内,与胃排空过快有关。因胃容积减少和幽门缺失,食物和液体快速进入十二指肠或空肠,导致胃肠功能和血管舒张功能紊乱而致。临床上以胃肠道症状和循环系统症状为主要表现。胃肠道症状为上腹饱胀不适,恶心和呕吐、肠鸣音频繁,可有绞痛,继而腹泻;循环系统症状为全身无力、头晕、晕厥、面色潮红或苍白、大汗淋漓、心悸、心动过速等。护理措施包括:指导患者少食多餐;以低碳水化合物、高蛋白饮食为宜;避免进食过甜、过咸、过浓的流质食物;进餐时限制饮水、喝汤;进餐后平卧20分钟。多数患者经调整饮食后,症状可减轻或消失,术后半年到1年内能逐渐自愈。极少数症状严重而持久患者需手术治疗。

晚期倾倒综合征又称低血糖综合征:主要因进食后胃排空过快,含糖食物迅速进入空肠后被快速吸收而致血糖迅速升高,高血糖促使胰岛素大量释放,继而发生反应性低血糖。表现为餐后2～4小时,出现心慌、无力、眩晕、出汗、手颤、嗜睡,甚至虚脱。出现上述症状后稍进饮食,即可缓解。饮食中减少碳水化合物含量,增加蛋白质比例,少量多餐即可防止发生。

9.健康指导

(1)饮食指导:术后1年内胃容量受限,宜少量多餐、定时定量,少食腌、熏食物,忌食生、冷、硬、油炸、辛辣等刺激性食物。

(2)心理指导:教会患者自我调节情绪的方法,保持乐观的心态,注意劳逸结合。

(3)定期复查:定期门诊随访,检查血常规、肝功能等,术后3年内每3～6个月复查1次;3～5年每半年复查1次;5年后每年复查1次。内镜检查每年1次。如果出现腹部不适、腹胀、腹痛、肝区肿胀、锁骨上淋巴结肿大等症状,应及时就诊。

第四节　大肠癌患者的护理

大肠癌包括结肠癌(carcinoma of colon)和直肠癌(carcinoma of rectum),是消化道常见的恶性肿瘤之一。

【病因】

大肠癌发病原因尚未完全明确,根据流行病学调查结果和临床观察发现,可能与下述因素有关。

1.饮食习惯

高脂肪、高蛋白、低纤维饮食与大肠癌的发生有一定相关性。此外,过多食用腌制食品能增加肠道内致癌物质,诱发大肠癌。

2.遗传因素

大肠癌与遗传因素有关。家族性多发性息肉病及无息肉结直肠癌综合征者的发病率明显高于普通人群。

3.癌前病变

多数大肠癌由腺瘤癌变而致,其中以家族性腺瘤和绒毛状腺瘤癌变率最高。某些慢性炎性病变,如溃疡性结肠炎、克罗恩病及血吸虫性肉芽肿等,也被列入癌前病变。

【病理生理和分型】

(一)大体分型

1.隆起型

肿块向肠腔内生长,呈菜花状、结节状、息肉状隆起,大的肿块表面易溃烂。生长较慢、转移较晚、恶性程度低,预后较好。

2.溃疡型

肿瘤向肠壁深层浸润生长。此型早期可发生溃疡,边缘隆起,中央凹陷;表面糜烂、易出血、感染,甚至穿透肠壁。此型分化程度低,转移较早,恶性程度高,是结肠癌最常见的类型。

3.浸润型

肿瘤沿肠壁各层环状浸润,极易引起肠腔狭窄或梗阻。此型转移较早,分化程度低,预后差。

(二)组织学分类

1.腺癌

结、直肠腺癌细胞主要是柱状细胞、黏液分泌细胞和未分化细胞,进一步分类主要为管状腺癌和乳头状腺癌,占 75%~85%,其次为黏液腺癌,占 10%~20%。

2.腺鳞癌

亦称腺棘细胞癌,肿瘤由腺癌细胞和鳞癌细胞构成。其分化多为中分化至低分化。腺鳞癌和鳞癌主要见于直肠下段和肛管,较少见。

3.未分化癌

癌细胞弥漫成片状或团块状,预后最差。

(三)恶性程度

按 Broder 分级,视癌细胞分化情况分四级,有助于判断疾病的预后。

Ⅰ级:2/3 以上癌细胞分化良好,为高分化,恶性度低。

Ⅱ级:1/2~2/3 的癌细胞分化良好,为中等分化,恶性度一般。

Ⅲ级:少于 1/4 的癌细胞分化良好,为低分化,恶性度高。

Ⅳ级:未分化癌。

(四)临床分期

目前常用的是国际抗癌联盟(UICC)提出的 TNM 分期法和我国提出的 Dukes 改良分期(1984 年),后者更简化,应用方便。

1.TNM 分期法

T 代表原发肿瘤,T_X 为原发肿瘤无法评价。无原发肿瘤证据为 T_0;原位癌为 T_{is};肿瘤侵及黏膜下层为 T_1;侵及黏膜肌层为 T_2;穿透肌层至浆膜下或侵犯无腹膜覆盖的结直肠旁组织为 T_3;穿透脏腹膜或侵及其他脏器或组织为 T_4。N 为区域淋巴结,N_X 代表区域淋巴结无法评价;无区域淋巴结转移为 N_2;1~3 个区域淋巴结转移为 N_1;4 个及 4 个以上区域淋巴结转移为 N_2。M 为远处转移,无法估计远处转移为 M_X;无远处转移为 M_0;凡有远处转移为 M1。

2.Dukes 改良分期

A 期:癌肿局限于肠壁,又可分为 3 期:①A_1:癌肿侵及黏膜或黏膜下层;②A_2:癌肿侵及肠壁浅肌层；③A_3：癌肿侵及肠壁深肌层。

B 期：癌肿穿透肠壁或侵及肠壁外组织、器官，尚能整块切除，但无淋巴结转移。

C 期：癌肿侵及肠壁任何一层，但有淋巴结转移。又可分 2 期：①C_1 期：淋巴转移仅局限于肿瘤附近；②C_2 期：淋巴转移至系膜及其淋巴结。

D 期：发生远处转移或腹腔转移或广泛浸润，侵及邻近脏器。

（五）扩散和转移方式

1.直接浸润

癌细胞向肠管周围及肠壁深层浸润性生长，穿透肠壁后可侵入邻近器官，如膀胱、子宫、输尿管、前列腺等，甚至形成内瘘。

2.淋巴转移

为大肠癌最常见的转移方式。

（1）结肠癌：一般先累及邻近病变部位的淋巴结，再侵及所属的动脉旁淋巴结，之后沿肠系膜上、下动脉根部淋巴结到腹主动脉旁的淋巴结并向上转移；晚期患者可向左锁骨上淋巴结转移。

（2）直肠癌：上段直肠癌向上沿直肠上动脉、肠系膜下动脉根部及腹主动脉旁淋巴结向上转移；下段直肠癌以上方和侧方转移为主，可沿侧韧带内淋巴管转移至髂内淋巴结，亦可向下穿过肛管括约肌转移至双侧腹股沟淋巴结。

3.血行转移

癌细胞侵入静脉后，经门静脉系统移至肝，甚至进入体循环向远处转移至肺，少数也可转移至脑或骨骼。

4.种植播散

癌细胞直接穿透肠壁，脱落、种植于腹膜或其他器官表面。直肠癌发生种植转移较少。

【临床表现】

（一）结肠癌

早期多无明显症状或特异性表现，易被忽视。随病程发展与病灶增大，出现一系列症状。

1.排便习惯和粪便形状改变

常为最早出现的症状。表现为大便次数增多、大便不成形或稀便，伴腹泻、便秘，或腹泻与便秘交替出现，粪便带血、脓或黏液。

2.腹痛

也是较早出现的症状。表现为定位不确切的持续性隐痛，或仅为腹部不适或腹胀感；若发生肠梗阻，腹痛加剧，甚至阵发性绞痛。

3.肠梗阻

属晚期症状。一般呈慢性、低位、不完全性肠梗阻，表现为腹胀、便秘，有时伴腹部胀痛或阵发性绞痛。若发生完全性肠梗阻，症状加剧。

4.全身症状

由于慢性失血、癌肿溃烂、感染、毒素吸收等原因，患者可出现贫血、消瘦、乏力、低热等全身症状。晚期可出现恶病质。

结肠癌因位置不同而有不同临床表现：①右半结肠肠腔较大，肿瘤多向肠腔突出生长，呈菜花状；粪便稀薄，可出现腹泻、便秘交替；便血与大便混合。特点为贫血、腹部肿块和消瘦乏力，肠梗阻较少见。②左半结肠肠腔较小，肿瘤多呈浸润生长而引起环状狭窄，加之肠内粪便多已成形，以肠梗阻症状多见。若肿瘤破溃，粪便表面亦可有鲜血或黏液。

（二）直肠癌

早期多无明显症状，易被忽视。当病情发展并伴感染时，症状才明显。

1.直肠刺激症状

癌肿刺激直肠产生频繁便意而致排便习惯改变，便前常感肛门下坠、里急后重和排便不尽感；晚期出现下腹痛。

2.黏液血便

若癌肿破溃，大便表面带血和黏液。血便是直肠癌患者最常见的症状，85%患者早期出现便血，出血量由少至多。若伴感染，可出现脓血便。

3.粪便变细和排便困难

随肿瘤增大，肠腔变窄，粪便逐渐变细。表现为腹胀、腹痛或阵发性绞痛，肠鸣音亢进，粪便变细及排便困难等慢性肠梗阻症状。

4.转移症状

肿瘤晚期，癌肿侵犯前列腺、膀胱，可出现尿频、尿痛；若侵犯骶前神经则出现持续性剧烈疼痛；若转移至肝脏，出现腹腔积液、肝大、黄疸、贫血、水肿等，甚至恶病质表现。

【辅助检查】

1.直肠指检

为诊断直肠癌最直接和主要的方法。约75%以上的直肠癌为低位，可通过直肠指检触及其部位、大小、范围和周围组织的关系。

2.实验室检查

(1)大便潜血试验：可作为大规模普查手段和高危人群初筛检查，持续阳性者需进一步检查。

(2)血液检查：癌胚抗原(CEA)测定对结肠癌诊断特异性不高，但对判断患者预后、疗效和复发有一定作用。

3.影像学检查

(1)X线钡剂灌肠或气钡双重对比造影检查：是诊断结肠癌的重要检查手段，可观察结肠运动，显示结肠内异常形态。

(2)B超和CT检查：有助于了解直肠癌的浸润深度及局部淋巴结转移情况，可提示有无腹部肿块、腹腔内肿大淋巴结及有无肝内转移等。

4.内镜检查

包括直肠镜、乙状结肠镜和纤维结肠镜检查。内镜检查可在直视下取活组织作病理学检查，是诊断大肠癌最有效、可靠的方法。

【治疗要点】

手术切除是治疗大肠癌的主要方法,并辅以化疗、放疗等综合治疗。

(一)手术治疗

手术方式的选择应综合考虑肿瘤的部位、大小、范围、活动度及细胞分化程度等因素。

1.根治性手术

(1)结肠癌根治性手术:切除范围包括肿瘤所在的肠袢及其系膜和区域淋巴结。根据肿瘤部位的不同,可分为右半结肠切除术、横结肠切除术、左半结肠切除术和乙状结肠切除术。

(2)直肠癌根治术:切除范围包括肿瘤及其两端足够肠段、全部或部分受累器官、周围被浸润组织和全直肠系膜、淋巴结。包括局部切除术、腹会阴联合直肠癌根治术(Miles 手术)、经腹腔直肠癌切除术、经腹直肠癌切除、近端造口、远端封闭术和全盆腔清扫术等。

2.姑息性手术

适用于有远处转移的晚期癌症患者,但局部癌肿尚能切除者,仅切除癌肿所在的局部肠段。对于局部癌肿不能切除的晚期癌患者,为解除梗阻,可行梗阻近端肠管与远端肠管端-侧或侧-侧吻合术,或梗阻近端作结肠造口术。

3.结肠癌并发急性肠梗阻

应行紧急手术以解除梗阻。若患者全身情况差,可先行肿瘤切除、肠道造瘘或短路手术,待病情稳定后,再行二期手术。

(二)非手术治疗

1.放疗

术前放疗可提高手术切除率和生存率。术后放疗仅适用于晚期癌症、无法根治或局部复发的患者,降低局部复发率。

2.化疗

化疗配合根治性切除术,以提高 5 年生存率。给药途径有区域动脉灌注、门静脉给药、静脉给药、术后腹腔置管灌注给药等。

3.中医药治疗

以中药补气益血、调理腑脏,清肠解毒,扶正的作用。

4.其他

如基因治疗、导向治疗、免疫治疗等,但尚处于探索阶段。

【护理措施】

(一)术前护理

1.心理护理

患者一旦诊断癌症,将面临疾病本身、治疗及经济负担等多重打击,由此产生不良心理反应。行人工肛门者尚需承受自我形象受损的打击。因此,护士需根据患者具体情况,做好安慰、解释工作,真实且技巧性地回答患者的疑问。指导患者和家属通过各种途径获得疾病相关知识,寻求社会支持,以树立战胜疾病的信心,消除焦虑和恐惧的心理,提高适应能力。

2.营养支持

术前以高蛋白、高热量、高维生素、易消化的少渣饮食为主,保证足够能量需求。必要时,遵医嘱少量多次输血,以纠正贫血和低蛋白血症。若患者消瘦、脱水明显或急性肠梗阻,应注意纠正水、电解质及酸碱平衡紊乱,以提高手术耐受力。

3.肠道准备

术前充分的肠道准备可减少或避免术中污染,防止术后腹胀和切口感染,利于吻合口愈合。

(1)传统肠道准备法:①术前3日进食少渣半流质饮食,术前2日起进食流质饮食,术前12小时禁食,4小时禁水。②术前3日番泻叶6g泡茶饮用或术前2日口服泻剂,如硫酸镁15~20g或蓖麻油30ml,每日上午1次。手术前2日晚行1%~2%肥皂水灌肠,手术前1日晚行清洁灌肠;灌肠过程中若患者出现剧烈腹痛、面色苍白、出冷汗等症状,应立即停止灌肠并处理。③口服抗菌药物以抑制肠道细菌,如新霉素、甲硝唑、庆大霉素等。④因控制饮食和服用肠道杀菌剂导致维生素K的合成和吸收减少。因此,遵医嘱适当补充维生素K。

(2)全肠道灌洗法:患者于术前12~14小时开始口服37℃左右等渗平衡电解质液(由氯化钠、碳酸氢钠及氯化钾配制),引起容量性腹泻,以达到彻底清洗肠道的目的。灌洗液中可加入抗菌药物,量不少于6000ml。灌洗全程3~4小时。对于年迈体弱、心肾等脏器功能障碍和肠梗阻患者不宜选用此方法。

(3)甘露醇口服肠道准备法:术前1日午餐后0.5~2小时内,口服5%~10%甘露醇1500ml。甘露醇为高渗性溶液,口服后因吸收肠壁水分而促进肠蠕动,引起腹泻,从而达到清洁肠道的目的。此法患者无需作饮食准备。但因甘露醇在肠道内被细菌酵解而产生大量气体,术中使用电刀易引起爆炸,应予注意;对于年老体迈、心肾功能不全者禁止使用此法。

(4)其他:若患者有肠梗阻症状,术前准备时间应延长;对于直肠癌肠腔狭窄患者,灌肠应选择粗细合适的肛管,并在直肠指诊引导下(或直肠镜直视下),轻轻通过狭窄口至狭窄病变以上肠腔行灌肠。对于高位直肠癌患者,禁用高压灌肠,以防癌细胞扩散。

4.其他

对于肿瘤侵及阴道后壁的女患者,术前3日每晚阴道冲洗。

(二)术后护理

1.病情观察

(1)监测生命体征变化,根据病情设定监测时间。

(2)严密观察患者有无腹痛、腹膜炎等吻合口瘘的症状和体征,一旦发现,及时报告医生并协助处理。

2.体位

全麻清醒后,血压平稳者,应取半卧位。

3.饮食护理

留置胃肠减压期间,经静脉补充液体和营养液,并准确记录24小时出入水量,预防水和电解质失衡;术后48~72小时后,肛门排气或结肠造口开放后,拔除胃肠减压,喂食少量温开水,观察有无腹胀、恶心、呕吐等不良反应。若无不良反应,可进流质饮食,如米粥、菜肉汤等;术后

1周逐渐过渡为少渣半流质饮食,术后2周左右可进少渣普食,食物以高热量、高蛋白、高维生素、低渣为主,如豆制品、鱼或蛋类等。

4.引流管护理

妥善固定;保持引流管通畅,避免受压、扭曲、堵塞;观察并记录引流液的颜色、性状及量;保持引流管周围皮肤清洁、干燥,及时更换污染、渗湿的敷料。一般骶前引流管留置5～7天。

5.留置导尿管护理

Miles术后患者导尿管放置2周左右,留置尿管期间应保持其通畅,防止扭曲、受压;观察并记录尿液情况。拔尿管前,先试行夹闭尿管,每4～6小时或患者有尿意时开放尿管,以训练膀胱舒缩功能,防止排尿功能障碍。

6.结肠造口的护理

(1)造口开放前的护理:造口周围用凡士林或生理盐水纱布保护;及时更换污染的外敷纱布,防止感染。注意观察有无张力过大、缝合不严、血运障碍等原因导致肠段回缩、出血、坏死等现象。

(2)保护腹壁切口:结肠造口一般于术后2～3天开放。开放后取偏离腹壁切口的侧卧位,并用塑料薄膜将腹壁切口与造口隔开,以防流出的稀薄粪便污染腹壁切口,导致感染。

(3)造口的观察与护理:造口开放后,注意观察造口肠黏膜的色泽,造口肠段有无回缩、出血及坏死等症状;及时清洁造口分泌物及渗液,保持造口周围皮肤清洁、干燥,避免感染。

(4)正确使用造口袋,保护造口周围皮肤:①选择合适袋口。②造口袋内充满1/3排泄泄物,应及时予以更换。③观察造口周围皮肤有无红、肿、破溃等现象。于每次更换造口袋后用中性皂液或0.5%氯己定溶液清洁造口周围皮肤,涂氧化锌软膏或防漏膏,防止皮炎和皮肤糜烂。④除使用一次性造口袋外,还可备用3～4个造口袋用于更换。将使用过的造口袋用中性洗涤剂和清水洗净,或用1:1000氯己定溶液浸泡30分钟,擦净、晾干备用。

(5)饮食指导:①注意饮食卫生,避免腹泻。②避免进食胀气性或有刺激性气味的食物。③避免食用引起便秘的食物。

(6)造口并发症的观察与护理:①造口处拆线愈合后,每日扩肛1次,防止造口狭窄。注意观察有无腹痛、腹胀、恶心、呕吐、停止排气和排便等肠梗阻症状。②若患者进食3～4天仍未排便,选择粗导尿管行造口灌肠。常用液状石蜡或肥皂水,插入深度不超过10cm。注意压力不可过大,以防肠道穿孔。

7.健康指导

(1)鼓励患者参加适量活动和锻炼,保持心情舒畅和生活规律,逐渐恢复正常社交活动。

(2)教会患者结肠造口的护理:出院后每1～2周扩张造口一次,持续2～3个月。若发现造口狭窄、排便困难等情况,及时到医院就诊。

(3)饮食指导:鼓励患者多吃新鲜蔬菜、水果,多饮水,避免高脂肪、辛辣及刺激性食物;对于结肠造口患者,应控制过多粗纤维食物、过稀及胀气的食物。

(4)教会患者正确使用造口袋,养成定时排便的习惯。

(5)定期复查:每3～6个月复查1次。化疗患者需定期检查血常规,尤其白细胞和血小板计数。

第五节　急性阑尾炎患者的护理

急性阑尾炎（acute appendiclitis）是最常见的外科急腹症之一，多发生于青壮年，男性发病率高于女性。

【病因与转归】

（一）病因

1.阑尾管腔阻塞

是急性阑尾炎最常见的病因。导致阑尾管腔阻塞的原因为：①淋巴小结明显增生，约占60%，多见于青年人。②粪石，约占35%；③异物、炎性狭窄、食物残渣、蛔虫、肿瘤等，较少见。④阑尾的管腔细长、开口狭小、系膜短致阑尾卷曲。

2.细菌入侵

致病菌多为肠道内的革兰氏阴性杆菌和厌氧菌。阑尾管腔阻塞后，细菌繁殖并分泌内毒素和外毒素，损伤黏膜上皮，产生溃疡，细菌经溃疡面向肌层扩散；也可因肠道炎性疾病蔓延至阑尾。

3.饮食因素

长期进食高脂肪、高糖和缺乏纤维的食物，因肠蠕动减弱、菌群改变、粪便黏稠而易形成粪石，阻塞管腔造成炎症。

（二）急性阑尾炎的转归

1.炎症消退

部分单纯性阑尾炎经及时治疗后炎症消退，无解剖学上的改变；化脓性阑尾炎药物治疗后，即使炎症消退，仍遗留管腔狭窄、管壁增厚和周围粘连，转为慢性阑尾炎。

2.炎症局限

部分化脓、坏疽或穿孔性阑尾炎被大网膜包裹后，炎症可局限化，形成阑尾周围脓肿，如脓液较少，经药物治疗后可被逐渐吸收。

3.炎症扩散

炎症重、发展快、又未得到及时治疗时，可发展为弥漫性腹膜炎、化脓性门静脉炎、细菌性肝脓肿甚至感染性休克等。

【临床表现】

（一）症状

1.转移性右下腹痛

发生率为70%～80%，即疼痛多开始于上腹部或脐周，位置不固定，在6～8小时后转移并固定于右下腹。少部分患者在发病初时即表现为右下腹痛。特殊位置阑尾的腹痛部位也不相同，如盲肠后位阑尾炎的腹痛在右侧腰部，盆位阑尾炎者的腹痛位于耻骨上区，肝下区阑尾炎表现为右上腹痛，极少数内脏反位者呈左下腹痛。

2.胃肠道反应

早期可出现畏食、恶心和呕吐,有些患者可发生腹泻或便秘。

3.全身表现

早期有乏力、低热。炎症加重可出现脉速、发热等,体温多在 38℃ 以下。阑尾穿孔形成腹膜炎时,出现寒战、体温明显升高,若发生门静脉炎还可引起轻度黄疸。.

(二)体征

1.右下腹固定压痛

压痛点通常位于麦氏点,虽然压痛点随阑尾解剖位置变异会有改变,但始终固定在一个位置。阑尾炎症扩散至周围组织时,压痛范围也相应扩大,但仍以阑尾所在位置最明显。

2.腹膜刺激征

包括压痛、反跳痛(Blumberg 征)、腹肌紧张、肠鸣音减弱或消失等。是壁腹膜受炎症刺激的一种防御性反应,常表示阑尾炎症加重。但小儿、老人、孕妇、肥胖、虚弱者或盲肠后位阑尾炎的腹膜刺激征不明显。

3.右下腹包块

右下腹可扪及压痛性包块,位置固定、边界不清,阑尾穿孔和阑尾周围形成脓肿者多见。

【辅助检查】

1.实验室检查

多数患者的血常规检查可见白细胞计数和中性粒细胞比例升高。但新生儿、老年人及 HIV 感染者的白细胞计数不升高或升高不明显。部分单纯性阑尾炎患者白细胞可无明显升高,可查血清淀粉酶、脂肪酶除外胰腺炎,β-HCG 测定以除外异位妊娠。

2.影像学检查

(1)腹部 X 线检查:立位腹平片可见盲肠扩张和液气平;钡剂灌肠 X 线检查可见阑尾不充盈或充盈不全,阑尾腔不规则,72 小时后复查仍有钡剂残留,即可诊断慢性阑尾炎。

(2)B 超检查:可显示阑尾肿大或脓肿。

【治疗要点】

大部分患者应早期手术治疗,部分成人急性单纯性阑尾炎患者可经非手术治疗而痊愈。

(一)非手术治疗

仅适用于诊断不很明确或症状比较轻的单纯性阑尾炎。主要治疗措施为:应用抗生素控制感染、禁食、补液或中药治疗等。在非手术治疗期间,应密切观察病情,若病情有发展趋势,应及时行手术治疗。

(二)手术治疗

可用传统的开腹手术方法切除阑尾,也可采用腹腔镜进行手术。根据阑尾炎不同病理类型选择不同手术方式,具体方法如下。

1.急性单纯性阑尾炎

行阑尾切除术,切口 I 期缝合。

2.急性化脓性或坏疽性阑尾炎

行阑尾切除术,若腹腔内有脓液,应彻底清除脓液,可根据病情放置引流。注意保护切口,可Ⅰ期缝合。

3.穿孔性阑尾炎

手术切除阑尾后,清除腹腔脓液并清洗腹腔,根据病情放置腹腔引流管。术中注意保护切口,冲洗腹腔,Ⅰ期缝合。

4.阑尾周围脓肿

全身应用抗生素治疗或同时联合局部外敷药物,以促进脓肿吸收消退;待肿块缩小局限、体温正常3个月后再手术切除阑尾。若在非手术治疗过程中,病情有发展趋势,则应行脓肿切开引流手术,待3个月后再行阑尾切除术。

【护理措施】

(一)术前护理

1.心理护理

在与患者及家属建立良好沟通的基础上,做好解释安慰工作,稳定患者情绪,减轻焦虑。

2.减轻或控制疼痛

(1)采取合适卧位:协助患者采取半卧位或斜坡卧位,以减轻腹壁张力。指导患者进行有节律的深呼吸,起到放松和减轻疼痛的作用。

(2)避免增加肠腔内压力:疾病观察期间,患者禁食,必要时遵医嘱给予胃肠减压,以减轻腹胀和腹痛;解除禁食后,应在严密的病情观察下,指导患者进清淡饮食,防止腹胀而引起疼痛。

(3)药物镇痛:对诊断明确或已决定手术的剧烈疼痛患者,可遵医嘱给予解痉或镇痛药,以缓解疼痛。

(4)控制感染:遵医嘱应用足量有效抗生素,以有效控制感染,达到减轻疼痛的目的。

3.病情观察

定时测量生命体征;加强巡视,观察患者腹部症状和体征,尤其注意腹痛的变化;禁用镇静镇痛药,以免掩盖病情。

(二)术后护理

1.密切监测生命体征及病情变化

2.体位

患者全麻术后清醒或硬膜外麻醉术后6小时,血压、脉搏平稳者改为半卧位。

3.切口和引流管的护理

保持切口敷料清洁、干燥,观察切口愈合情况,及时发现切口出血及感染征象。妥善固定引流管,防止扭曲、打折、受压,观察并记录引流液的颜色、性状及量。

4.饮食

患者术后禁食、胃肠减压,并经静脉补液。待肠蠕动恢复,肛门排气后,逐步恢复经口进食。

5.应用

应用有效抗生素,控制感染,防止并发症发生。

6.活动

鼓励患者术后床上翻身、活动肢体,早期下床活动,以促进肠蠕动恢复,减少肠粘连的发生。

(三)并发症的预防和护理

1.切口感染的预防和护理

(1)按时更换切口敷料,及时更换被渗液污染的敷料,保持切口敷料清洁和干燥。

(2)合理应用抗生素:对化脓、坏疽或穿孔的阑尾炎患者,应根据脓液或渗液细菌培养和药物敏感试验结果应用敏感抗菌药物。

(3)加强观察:注意观察手术切口情况,若术后2～3天,切口部位出现红肿、压痛、波动感,且伴体温升高,应考虑切口感染。

(4)及时处理:发现切口感染后,应配合医师做好穿刺抽出脓液,或拆除缝线放出脓液及放置引流等,定期伤口换药,及时更换被渗液浸湿的敷料,保持敷料清洁、干燥。

2.腹腔脓肿的预防和护理

(1)术后患者血压平稳后给予半坐卧位,以利于腹腔内渗液积聚于盆腔或引流,避免形成腹腔脓肿。

(2)保持引流管通畅:妥善固定引流管,防止受压、扭曲、堵塞等,确保有效引流,防止因引流不畅而致积液或脓肿。

(3)遵医嘱应用足量、敏感的抗菌药物。

(4)病情观察:术后密切观察患者的体温变化,若术后5～7天患者体温下降后又升高,且伴腹痛、腹胀、腹肌紧张或腹部包块等,则提示腹腔感染或脓肿。

(5)及时处理:一经确诊,应配合医师做好超声引导下穿刺抽脓、冲洗或置管引流,必要时遵医嘱做好手术切开引流的准备。

(四)健康指导

(1)对非手术治疗的患者,应向其解释禁食的目的,教会患者自我观察腹部症状和体征变化的方法。

(2)保持良好的饮食、卫生及生活习惯,餐后不做剧烈运动,尤其跳跃、奔跑等;术后鼓励患者摄入营养丰富齐全的食物,以利于切口愈合。

(3)指导患者术后早期下床活动,防止发生肠粘连甚至粘连性肠梗阻。

(4)阑尾周围脓肿者,出院时应告知患者3个月后再次住院行阑尾切除术。

(5)患者出院后,发现腹痛、腹胀等不适时及时就诊。

第六节 原发性肝癌患者的护理

原发性肝癌(primary liver cancer)是我国常见恶性肿瘤之一,年死亡率占肿瘤死亡率的第 2 位。患者的年龄多为 40～50 岁,男女比例约为 2∶1。近年来,对原发性肝癌的早期诊断和治疗效果均有较大提高。

【病因和病理】

原发性肝癌的发病原因和病理尚未确定。目前认为与肝硬化、病毒性肝炎、黄曲霉素等某些化学致癌物质和水土因素有关。

原发性肝癌的大体病理形态可分为 3 型,即巨块型、结节型和弥漫型。按肿瘤大小可分为微小肝癌(直径≤2cm)、小肝癌(直径＞2cm,≤5cm)、大肝癌(直径＞5cm,≤10cm)和巨大肝癌(直径＞10cm)。从病理组织上可分为 3 类,即肝细胞型肝癌、胆管细胞型肝癌和混合型肝癌。我国 91.5％的原发性肝癌是肝细胞型肝癌。

原发性肝癌极易侵犯门静脉分支,癌栓经门静脉系统形成肝内播散,甚至阻塞门静脉主干引起门静脉高压的临床表现;肝外血行转移最多见于肺,其次为骨、脑等。淋巴转移以肝门淋巴结最多,其次为胰周、腹膜后、主动脉旁及锁骨上淋巴结。此外,向横膈及附近脏器直接蔓延和腹腔种植性转移也不少见。

【临床表现】

原发性肝癌的早期症状较为隐匿,表现无特征性。常见临床表现为:

1.肝区疼痛

半数以上患者以此为首发症状,多为持续性钝痛、刺痛或胀痛。因肿瘤迅速生长,肝包膜被牵拉引起。若肿瘤生长缓慢,则可完全无痛或仅有轻微钝痛。当病变侵犯横膈,可有右肩牵涉痛。当肝癌结节坏死破裂,坏死的癌组织及血液流入腹腔可引起剧烈腹痛,从肝区开始迅速蔓延至全腹,产生急腹症表现。出血量大还可引起晕厥和休克。

2.肝大

为中晚期肝癌最常见的主要体征。肝大呈进行性,质地坚硬,边缘不规则,表面凹凸不平呈大小结节或巨块。癌肿位于肝右叶顶部者可使膈肌抬高,肝浊音界上移。由患者自己偶然扣及肝大或肝区肿块常成为肝癌首发症状。肝大显著者可充满整个右上腹或上腹,右季肋部明显隆起。

3.全身和消化道症状

早期常不易引起注意,主要表现为乏力、消瘦、食欲缺乏、腹胀等。部分患者可伴恶心、呕吐、发热、腹泻等症状。晚期则出现贫血、黄疸、腹腔积液、下肢水肿、皮下出血及恶病质等。

4.其他症状

发生肺、骨、脑等处转移可产生相应症状。少数患者还可有低血糖症、红细胞增多症、高血钙和高胆固醇血症等特殊表现。

5.并发症

主要有肝性脑病、上消化道出血、癌肿破裂出血及继发性感染。

【辅助检查】

1.甲胎蛋白(AFP)测定

为目前诊断肝细胞癌特异性最高的方法之一,对诊断肝细胞肝癌具有相对专一性。对无肝癌其他证据,AFP放射免疫电泳法≥400μg/ml持续1个月以上,并能排除妊娠、活动性肝病、生殖腺胚胎性肿瘤等即可诊断为肝细胞癌。

2.血液酶学检查

肝癌患者血清中γ-谷氨酰转肽酶、碱性磷酸酶和乳酸脱氢酶的同工酶等可高于正常,但因缺乏特异性,多作为辅助诊断。

3.影像学检查

超声检查是目前有较好的定位非侵入性检查方法,能发现直径1.0cm或更小的病变,其诊断符合率可达90%;CT检查可检出直径约1.0cm左右的早期肝癌;选择性腹腔动脉或肝动脉造影检查可确定病变的部位、大小和分布,特别对小肝癌的定位诊断有重要意义。

此外,肝穿刺行针吸细胞学检查有确定诊断意义,经各种检查仍不能明确诊断,但又高度怀疑或已定性诊断为肝癌的患者,必要时可行剖腹探查。

【治疗要点】

早期发现、早期诊断和早期治疗,以及根据不同病情发展阶段进行综合治疗是提高疗效的关键。早期施行手术切除是最有效的治疗方法。对无法手术的中、晚期肝癌,可根据病情采用中医中药治疗、化疗、冷冻治疗、肝动脉栓塞化疗等方法。

1.手术疗法

直径小于5cm的"小肝癌"以及估计病变局限于一叶或半肝,无严重肝硬化,临床上无明显黄疸、腹腔积液或远处转移,肝功能代偿好,全身情况及心、肺、肾功能正常者可进行手术探查或施行肝切除术。肝切除术式的选择应据患者的全身情况、肝硬化程度、肿瘤大小和部位以及肝脏代偿功能等而定。

2.介入治疗

指在影像学方法直视或引导下的非手术局部治疗,包括放射介入和超声介入。前者指在X线电视监视下经皮穿刺插管肝动脉栓塞或化疗栓塞,以及肝胆管减压引流术或内支架置入术;后者指超声引导下经皮穿刺瘤内局部治疗。其中,肝动脉栓塞化疗具有可以反复多次施行的特点,可使肿瘤缩小,部分患者可因此获得二期手术切除的机会。

3.肝移植

肝移植已日趋成为治疗终末期肝病的有效方法。适当放宽肝癌肝移植适应证是当前研究的热点及未来发展的趋势。

【护理措施】

1.减轻焦虑

评估患者焦虑的程度,给患者提供适当的环境,让患者能够表达自己的焦虑;加强患者对疾病知识,尤其是疾病治疗方法及预后的了解。

2.减轻或有效缓解疼痛

术后全麻清醒生命体征平稳后,患者采取半卧位以减轻切口疼痛。若疼痛剧烈遵医嘱给予镇痛药物。对使用镇痛泵的患者,需指导患者正确使用,并注意观察药物的不良反应。

3.改善患者的营养状况

术前监测肝脏功能及水、电解质情况,保持水、电解质、酸碱平衡;术后患者排气之后可逐步恢复至正常饮食。若术后患者进食不好,可给予肠内、肠外营养支持,并注意监测肝功能及电解质情况。

4.潜在并发症的预防和护理

(1)出血:术前如原发性肝癌的患者合并脾功能亢进和食管、胃底静脉曲张时需预防食管、胃底静脉曲张破裂引起的上消化道出血,并注意观察患者的腹部体征及生命体征,早期发现癌肿破裂出血的征兆。肝切除术后24小时之内注意观察患者的生命体征、腹部体征及引流液的量、颜色、性状;若患者出现心率增快、腹膜刺激症状、短时间内血性引流液增加,且患者有口渴、烦躁等自觉症状时,应警惕术后腹腔出血的可能,及时通知医生,做好救治的准备工作。

(2)肝性脑病:术前检查患者血氨浓度,血氨较高者应限制蛋白的摄入,给予弱酸性溶液洗肠;术前做好肠道准备工作,于术前晚及术晨行清洁洗肠,以减少氨的来源和消除术后引发肝性脑病的因素。术后观察患者有无肝性脑病的早期症状(如欣快感、表情淡漠等性格行为变化、扑翼样震颤);术后注意保护肝功能,因肝脏对氧敏感,故术后需间歇吸氧3~4天。

(3)膈下积液或脓肿:因术后引流不畅或引流管拔除过早所致,多发生于术后1周左右。护理上应妥善固定,保持引流管通畅,并注意观察引流液的颜色、量及性状。如患者术后体温正常后再度升高或术后体温持续不降,同时伴有上腹部或右季肋部胀痛、呃逆、脉快、白细胞增多等症状时,应怀疑有膈下积液或膈下脓肿。

5.介入治疗的护理

(1)术前护理:做好治疗前准备工作,为患者讲解治疗相关知识。

(2)术后护理:

1)预防出血:术后24小时绝对卧床休息,穿刺点用绷带加压包扎,观察生命体征及穿刺点局部敷料有无渗血。

2)预防血栓形成:观察插管肢体皮肤的颜色和温度变化,与健侧比较;观察足背部动脉搏动情况。指导患者进行早期主动及被动肢体活动。

3)预防感染:因化疗药物对骨髓的抑制作用导致患者白细胞降低,机体免疫力下降,故化疗后易发生感染。术后3天需常规应用抗生素;操作时严格遵守无菌技术原则;做好口腔护理及皮肤护理,预防口腔炎及压疮的发生。

4)化疗不良反应护理:应用化疗药物致肿瘤组织坏死,术后可出现发热、肝区胀痛、恶心、呕吐等不良反应,一般持续2~4天,轻者无须处理,症状明显者需对症治疗。

5)饮食护理:术后6小时鼓励患者多饮水,以利于造影剂的排出。术后12小时内禁食有渣、油腻食物,可进食清淡、高热量、高维生素的半流质饮食。因化疗药物导致食欲缺乏、畏食时,需注意饮食的调节和搭配,促进食欲,增强机体抵抗力。

【健康指导】

1.服药

审慎服用药物,肝脏是代谢大多数药物的器官,而药物代谢过程中常会产生一些有毒物质,容易伤害肝脏导致药物性肝炎,更容易加重肝脏病情,所以服用任何药物前,要经过医生的允许。

2.饮食

以新鲜天然、均衡饮食为最重要,避免摄取不新鲜、发霉、油炸、腌熏、腌渍、罐头等加工食物,除此之外还要拒绝酒精的诱惑,因为肝脏是酒精主要代谢场所,而酒精和其代谢物会伤害肝细胞,形成酒精性肝病,甚者进展成肝硬化,增加肝癌的发病率,所以肝炎患者应尽量减少酒精摄取,最好远离酒精,拒绝饮酒。

3.穿衣

肝炎或肝硬化患者,容易出现皮肤瘙痒,所以穿着的服装建议选择棉质衣物,可以减少衣物与皮肤摩擦所产生的瘙痒感。肝硬化合并严重腹腔积液的患者,建议准备比平时大上 1～2 号尺寸的衣服较为舒适。

4.休息

充分的休息与睡眠是肝炎患者基本保健之道,只要平常觉得精神饱满,或是活动后不觉得累,就达到充分休息的状态。如果始终有睡不够的感觉或入睡困难等情形,则应该与医师讨论,并做适当处理。

5.排泄

平时应注意观察小便的颜色,若呈浓茶状,表示可能有肝功能异常或合并有胆道的问题,应向医师求教。而肝硬化患者若大便在体内囤积过久,会产生较多的"氨",容易引起肝性脑病症状。此外,应随时观察大便颜色,若大便颜色呈黑色或柏油状,应怀疑是否有出血迹象,此时要尽快就医。

6.养成良好卫生习惯

乙型或丙型肝炎,日常生活中饮食、餐具及洗衣服等接触并不会造成感染,不需要分开处理。但应该避免与他人共享刮胡刀、牙刷;文眉或针灸时,宜使用丢弃式器具;受伤或出血时,若需由他人协助,须提醒戴手套,避免直接接触到血液。乙型肝炎患者的配偶只要具有乙型肝炎表面抗体,可以享受正常的性生活;如果配偶体内没有乙肝病毒表面抗原,也没有表面抗体,就应该接受完整的乙型肝炎疫苗注射。

7.运动

肝炎患者可采取适度、缓和、有氧的运动,如走路、骑脚踏车、游泳、打球等,每天运动时间以不引起过度疲劳为宜,可以增加免疫力及身体的耐受力,保持轻松的心情。

第三章　泌尿外科疾病患者的护理

第一节　尿石症患者的护理

一、概述

泌尿系统结石,是泌尿系统常见的疾病之一,又称之为尿石症、尿路结石(urolithiasis),包括肾结石(renal calculi)、输尿管结石(ureteral calculi)、膀胱结石(vesical calculi)和尿道结石(urethral calculi)。根据解剖位置泌尿系统结石分为上尿路结石(肾和输尿管结石)和下尿路结石(膀胱和尿道结石)。

【病因】

泌尿系统结石的病因比较复杂,形成机制尚不完全清楚,有各种学说。大量研究表明结石的形成是多种因素影响的结果。具体包括:

(一)流行病学因素

1.性别和年龄

男女发病比例为 3:1,上尿路结石男女发病比例相近,下尿路结石男性多于女性。结石的好发年龄为 25～40 岁。女性患者易患感染性结石,老年男性患者发生的膀胱结石与前列腺增生导致的尿路梗阻有关。

2.种族

有色人种比白种人患病率低。我国肾结石的新发病例随着生活水平的提高、饮食的不合理搭配、蛋白质和糖分摄入过多也呈增加的趋势。

3.职业

高温作业、飞行员、海员、外科医生、办公室人员等发病率高。

4.地理环境和气候

泌尿系统结石的发病有明显的地区性差异,山区、沙漠和热带、亚热带等地区气候湿热、干旱,结石的发病率较高。

5.饮食和营养

饮食的成分和结构对尿路结石的形成有着重要的影响,大量摄入动物蛋白、精制糖可增加上尿路结石形成的危险性。其他成分如脂肪、尿酸、草酸、钙、维生素等对结石的形成也有一定的影响。

6.水分的摄入

水分摄入量与损失量失衡有利于结石的形成。

7.疾病

胱氨酸尿症和原发性高尿酸尿症、家族性黄嘌呤尿等属常染色体隐性遗传性疾病,先天性畸形(如马蹄肾、肾盂输尿管连接部狭窄等)、代谢性疾病(如甲状腺功能亢进症等)等也与结石的形成有关。

(二)尿液因素

1.形成结石的物质排出增加

如钙、草酸、尿酸等。见于长期卧床、甲状腺功能亢进症、痛风等疾病;或服用维生素 D、维生素 C、皮质激素等药物。

2.尿 pH 改变

尿液呈碱性时易形成磷酸镁铵及磷酸盐结石,尿液呈酸性时易形成尿酸和胱氨酸结石。

3.尿量减少

4.其他

尿中抑制晶体形成和聚集的物质如枸橼酸、酸性黏多糖等减少。

5.尿路感染

易形成磷酸镁铵结石。

(三)泌尿系统解剖结构异常

泌尿系统任何部位的梗阻、狭窄和憩室等都易形成结石。此外,各种异物滞留于尿路内也可形成结石,如长期留置的导尿管、进入尿路的各种异物等。

【病理生理】

尿路结石的基本病理改变是直接损伤、梗阻、感染、恶性变,这些病理改变与结石的部位、大小、数目、继发炎症和梗阻程度等有关。结石常停留或嵌顿的部位是输尿管的 3 个生理狭窄处,以输尿管下 1/3 处最多见。感染可加速结石的增长和肾实质的损害,因此结石与感染互为因果关系。

二、上尿路结石

肾和输尿管结石称为上尿路结石,男性比女性多见。

【临床表现】

1.症状

尿路结石主要症状是与活动有关的疼痛和血尿,较大的鹿角型结石一般无明显症状。

(1)疼痛:肾结石可引起肾区的疼痛,部分患者平时无明显症状,在活动后出现腰部钝痛;较小的肾结石活动范围较大,症状明显,刺激输尿管的剧烈蠕动诱发肾绞痛(renal colic),患者表现为活动后突然出现腰部或上腹部阵发性疼痛,剧烈难忍、大汗,还可伴有恶心和呕吐。此外输尿管结石也可引起肾绞痛,并沿输尿管走行放射至同侧腹股沟、大腿内侧,乃至同侧睾丸或阴唇。若结石位于输尿管膀胱壁段或输尿管口,可伴有膀胱刺激症状以及尿道和阴茎头部放射痛。

(2)血尿:表现为肉眼或镜下血尿,一般于活动后出现,与结石对尿路黏膜的损伤有关。若结石固定不动时也可无血尿。

（3）恶心、呕吐：肾绞痛时，输尿管管腔压力升高，管壁局部扩张、痉挛和缺血，由于输尿管与肠有共同的神经支配因而可引起恶心与呕吐的症状。

（4）膀胱刺激征：当结石伴有感染，或结石位于输尿管膀胱壁段时，可出现尿频、尿急和尿痛的膀胱刺激征。

（5）并发症表现：结石继发感染时可有急性肾盂肾炎或肾积脓，患者表现为发热、寒战等全身症状。结石引起一侧或双侧尿路梗阻时，可导致一侧肾脏功能受损、无尿或尿毒症。

2.体征

肾结石患者肾区可有明显的叩击痛。

【辅助检查】

1.实验室检查

可见到肉眼或镜下血尿，伴有尿路感染时可为脓尿、细菌培养阳性。

2.影像学检查

泌尿系统平片能发现 95％以上的结石，纯尿酸结石不显影；B 超可以显示结石的大小、位置，以及肾积水、囊性病等病变；排泄性尿路造影还可了解肾盂、肾盏的形态及肾脏功能的改变，有助于判定有无尿路异常结构改变。纯尿酸结石和胱氨酸结石在 X 线下不显影，可以使用 CT。放射性核素肾成像，可以了解肾脏功能受损害的程度及评价治疗后肾功能恢复情况。

3.内镜检查

对于不能确定的结石进行肾镜、输尿管镜和膀胱镜检查以确定有无结石存在，同时还可进行治疗。

【治疗要点】

上尿路结石治疗根据结石的性质、形态、大小、部位、患者个体差异等因素的不同而选择不同的治疗方案。有基础疾病形成的结石应针对病因治疗，直径＜0.6cm，光滑，无尿路梗阻、感染的纯尿酸结石和胱氨酸结石可行保守治疗。直径≤2cm 的肾、输尿管上段结石，肾功能好，结石下段无狭窄，无感染可以选择体外冲击波碎石（extracorporeal shock wavelithotripsy，ESWL），直径＞2cm 的所有需开放手术的肾结石均可采取经皮肾镜取石或碎石术（percutaneous nephro-Iithotomy，PCNL）。对于中下段输尿管结石可选择输尿管肾镜取石或碎石术（ureteropyeloscopic lithotripsy，URL），输尿管软镜可用于＜2cm 的肾结石。开放性手术对患者的损伤较大，由于内镜技术及 ESWL 技术的广泛普及，开放性手术已越来越少地采用。

【护理措施】

（一）保守治疗的护理

1.饮食

根据结石的成分有针对性地指导患者调整饮食，注意向患者讲明饮食疗法的重要性，以增强其依从性。高钙饮食的患者需减少钙的摄入；草酸钙结石患者宜低钙、低草酸、低脂肪饮食，多食含纤维素丰富的食物，避免大量服用维生素 C，增加维生素 B_6 的摄取量；尿酸结石的患者宜低嘌呤饮食，限制肝、脑、肾等动物内脏的摄入。

2.饮水

指导患者每日保证足够的饮水量,每天液体摄入最好在3000~4000ml,维持每日尿量在2000ml以上最佳。需将全日饮水量平均分配,分别于晨起、餐间和睡前给予。大量饮水可促使小的结石排出,稀释尿液,防止尿石结晶形成,减少晶体沉积,延缓结石增长速度。若合并感染,大量的尿液可促进引流,利于含有细菌的尿液及时排出体外,促进感染的控制。

3.活动

活动可以促进结石的排出,如患者没有尿路梗阻,在指导患者大量饮水的同时,可让患者在身体允许的情况下进行一些跳跃活动或其他体育运动,以促进结石的排出。

4.肾绞痛的护理

遵医嘱联合应用解痉与镇痛剂。肾区局部热敷以减轻疼痛。患者若伴有严重的恶心、呕吐时,需禁食水、遵医嘱从静脉补充液体和电解质。

5.血尿的护理

有血尿的患者,护士应指导患者放松,不必紧张,多饮水,一般可减轻。

(二)体外冲击波碎石患者的护理

术前不需特殊准备,应做好结石定位。术后护理包括:

1.饮食

术后即可进食水,应指导患者多饮水以促进结石的排出。若患者出现头晕、恶心、呕吐等症状,可指导患者卧床休息,适当禁食,从静脉补充营养和水分。

2.观察碎石排出情况

每次排尿后用滤过网或纱布滤过,以观察碎石的排出情况。

3.活动

碎石后应经常变换体位,适当活动以促进碎石排出。

4.并发症的观察及护理

ESWL术并发症包括肾绞痛、尿路梗阻、血尿、发热、皮肤损伤等。

(1)过多细碎的结石迅速大量涌入输尿管,积聚形成"石街"引起尿路梗阻,也可合并继发感染等,严重者可引起肾功能改变,常见于巨大肾结石碎石后,患者可出现腰部的疼痛或不适,因此碎石后48小时指导患者卧床休息,多饮水,使结石随尿液缓慢、逐渐地排出。

(2)血尿的患者指导其不必紧张,主要是由于结石在移动过程中对黏膜损伤所致,一般多饮水即可缓解,不需特殊处理。

(3)部分患者术后会出现发热,主要是由于感染性结石内的细菌播散、术后出现梗阻合并感染所致,因此术后注意监测患者体温变化,超过38.5℃可采用物理降温,若患者出现寒战、高热应急查血常规和血培养,并遵医嘱给予药物降温。

(4)碎石术后患者局部皮肤会出现发红、发热等皮肤损伤,指导患者不要用手抓挠,1~2天即可恢复。

(三)输尿管镜取石或碎石术患者的护理

术前准备同外科一般手术,进入手术室需要携带患者影像学资料,以利于术中结石的定位。术后护理内容包括:

1.饮食护理

术后 4~6 小时可进食水,指导患者多饮水"自然冲洗"尿路,防止泌尿系统感染,促进结石的排出。

2.尿管护理

术后留置导尿管,1~2 天即可拔除。留置导尿管期间保持会阴部清洁,遵医嘱应用抗生素,预防感染。

3.双 J 形输尿管支架引流管护理

(1)留置导尿管的护理:为防止膀胱压力增加后使尿液通过双 J 形输尿管支架引流管逆流引起感染而留置导尿管,按尿管的常规进行护理,需注意观察引出尿液的颜色、性状与尿量情况。一般术后 3 天血尿应逐渐减轻,活动后可稍加重,不需特殊处理。指导患者多饮水,保证每天尿量在 1500ml 以上,可减轻血尿的颜色,同时还可防止结石的形成。出血严重者可遵医嘱应用止血药。出院前拔除尿管。

(2)并发症护理:

1)膀胱输尿管反流:双 J 形输尿管支架引流管放置后,肾盂输尿管圆锥失去充盈刺激,致使输尿管蠕动明显减弱或消失,膀胱输尿管抗反流机制被解除,长期留置可致输尿管末端被动扩张。在排尿状态下,膀胱内压力升高,膀胱内尿液除大部分通过尿道排出体外,另有少量尿液通过双 J 形输尿管支架引流管腔反流至肾盂,引起逆行感染,导致腰腹部疼痛不适、肾盂肾炎,远期可致肾功能受损。因此术后要减少增加腹压的任何因素,预防大便干燥,避免用力咳嗽和排便以及腹压排尿等造成膀胱压突然升高的动作,增加排尿次数并及时排空膀胱,缓慢地增加膀胱压,不可憋尿,避免尿液反流。

2)尿路刺激征:由于双 J 形输尿管支架引流管放置位置不当或移动致使膀胱内导管过长刺激膀胱三角区或后尿道。若症状明显者应给予解痉治疗,严重者需通过膀胱镜调整双 J 形输尿管支架引流管的位置。

3)疼痛:由于双 J 形输尿管支架引流管刺激引起输尿管平滑肌痉挛可导致肾绞痛,应嘱患者注意休息,运用放松技巧,分散注意力,适当应用解痉镇痛药物治疗。

4)感染:是常见的并发症,可引起膀胱刺激症状,严重者可出现发热、菌尿、脓尿等。应用抗生素、缩短置管时间、及时拔除,是防止感染的有效措施。

5)输尿管穿孔:患者可出现尿液外渗,表现为腰部不适或疼痛,伴有感染时体温升高。应及时发现给予对症处理。

(四)经皮肾镜取石或碎石术患者的护理

1.术前护理

重点内容是帮助患者建立战胜疾病的信心,使其恢复正常心态,以提高对手术的耐受力。

(1)心理准备:向患者详细讲解 PCNL 的优越性,介绍成功病例,鼓励患者积极配合,以利于术后康复。对于存在心理顾虑的患者应多做解释与疏导工作,以增强自信心。

(2)手术体位的训练:患者在手术过程中分别需要采取截石位和俯卧位,患侧抬高 20°~25°。术前护士应指导患者进行手术体位的训练,尤其是俯卧位,一般患者难以耐受,且复杂的结石手术时间长,体位的改变对患者呼吸及循环系统的影响较大,因此应指导患者从俯卧位

30 分钟开始练习,逐渐延长至 45 分钟、1 小时、2 小时等。通过训练使患者能耐受体位的改变,同时使呼吸及循环系统得到一定的适应,减少术中、术后心血管意外的发生。

(3)控制疼痛与感染:患者存在肾绞痛时应及时采取镇痛、对症处理。术前感染的控制是手术及术后患者安全的保证,术前需应用广谱抗生素药物治疗。对于伴有感染的患者,如高热达 39℃以上应及时进行血培养及药敏试验,选择敏感的抗生素,同时配合物理及药物降温,直至体温平稳、血常规白细胞数量正常 3 天以上方可手术。

(4)术前准备同一般手术常规。

2.术后护理

术后重点是做好病情观察,协助患者顺利康复,及时发现并治疗并发症。

(1)监测患者生命体征:术后给予患者去枕平卧位 6 小时,根据患者手术时间与胃肠功能适当禁食水,心电监护 24 小时。如果患者出现血压下降、心率增快、呼吸加快,应高度怀疑有出血的可能,注意观察肾造瘘管及尿管引出尿液的性质与量,及时通知医生采取措施。注意观察患者体温变化,术中冲洗易导致尿路细菌或致热源通过肾血管吸收入血引起菌血症,患者术后出现体温升高,甚至可达 39.5℃以上,及时使用敏感抗生素治疗并配合物理或药物降温。尽管术前使用抗生素,尿培养无细菌生长,仍有部分患者经 PCNL 取出感染性结石后,出现菌尿、脓毒败血症,甚至休克,因此应注意观察患者有无感染性休克的表现,如体温超过 40℃,出现血压下降、心率加快、神志恍惚等休克症状。若有出血倾向不及时处理,会迅速导致病情恶化,甚至出现 DIC,危及患者生命。

(2)肾造瘘管及留置导尿管的管理:

1)严密观察肾造瘘管及尿管引流尿液的颜色、性状和量,准确做好记录。出血是经皮肾镜术最常见、最严重的并发症之一,若不及时处理,患者很快会出现休克。大部分患者术后出血量不多,逐渐减少,术后第 1 天转清,不需要特殊处理。若引流尿液颜色鲜红,量较大,则可能有肾血管出血,应立即通知医生夹闭肾造瘘管,使血液在肾、输尿管内压力升高,形成压力性止血,5～10 分钟后再次观察有无进行性出血情况,6 小时和 8 小时后打开,引流液的颜色逐渐减轻,24 小时后一般可转为淡红色。

2)保持尿管的通畅,保证有效的引流。如出现造瘘管周围有渗血或渗尿应考虑管道是否堵塞,可用手指向远端挤压造瘘管,或用注射器抽吸,或以无菌生理盐水少量、多次、低压反复冲洗。固定好肾造瘘管,严防脱落。

3)注意观察腹部症状和体征。定期询问患者有无腹胀、腹痛等症状,腹部查体有无腹部压痛、反跳痛等体征,警惕尿漏引起的腹膜炎发生。

4)执行留置导尿管的护理常规。

(3)留置双 J 形输尿管支架引流管的护理:详见本节"输尿管镜取石或碎石术患者的护理"。

(4)活动指导:根据患者肾造瘘管及尿管引流尿液的情况指导患者活动,术后需绝对卧床,给予患者肢体按摩,指导其双下肢被动和主动的活动,也可穿腿长形的弹力袜,防止下肢深静脉血栓形成,交接班时注意评估并记录患者双下肢有无肿胀、麻木与疼痛,皮肤温度有无升高,足背动脉搏动是否明显,一旦出现上述任何情况都应及时通知医生。如术后 5～7 天患者引流的尿液逐渐转清为淡粉色,甚至为黄色时可以指导患者床上活动,注意观察引流尿液的情况,如颜色未加深,可指导患者增加活动量,从床边到离床活动。重点在于指导患者活动量从小到大逐渐过渡,防止突然增加活动后出现虚脱或直立性低血压,严重者会由于血液循环加速导致栓子脱落诱发肺梗死、脑梗死以及诱发心梗发作。认真做好患者指导,使患者正确认知,增加依从性,顺利渡过康复期。若患者活动后尿液颜色加深,应通知医生,遵医嘱再卧床休息至尿液颜色转为正常。

(五)开放手术患者的护理

开放手术治疗包括肾盂切开取石、肾实质切开取石、肾部分切除术、肾切除术和输尿管切开取石术等。

1.尿管护理

术后患者需留置导尿管,除肾切除术外,肾盂切开取石术、输尿管切开取石术需要留置双J形输尿管支架引流管。尿管留置时间较长,一般7~10天,目的是充分引流膀胱尿液,减轻膀胱张力,防止尿液反流。按护理常规进行尿管护理,排气后指导患者多饮水冲洗尿路,尿管的拔除时间遵医嘱执行。

2.休息与活动

肾实质切开取石术后患者需要绝对卧床休息2~4周,以减少出血。护士应向患者讲明绝对卧床的重要性,使患者配合治疗。防止增加患者活动的因素,如剧烈咳嗽会经常震动胸壁,可给患者进行雾化吸入,以稀释痰液利于咳出。

3.引流管护理

开放性手术一般均留置引流管一枚,应保持引流管的通畅,充分引流渗出的液体。准确记录24小时引流量,若引流量较多,颜色较淡,则可能有尿液的漏出,保持尿管的通畅,通知医生,同时指导患者不必紧张,减少活动、多休息,可逐渐恢复。

(六)健康指导

1.饮水指导

指导患者大量饮水,若每日尿量少于1.2L时,发生尿石症的危险性显著增加,稀释的尿液可延缓结石增长的速度并防止手术后结石的复发。因此成人每日饮水量最好保证尿量在2000ml以上,夜间增加1次饮水,以保证尿液呈稀释状态,减少结晶形成。

2.饮食指导

平衡饮食最为重要,防止某一营养成分摄入过多。根据结石成分、患者体质、代谢状态等情况相应调节饮食构成。高钙尿症患者应低钙饮食;草酸盐结石的患者应限制菠菜等深绿色蔬菜的摄入,禁浓茶;尿酸结石患者应限制动物内脏等高嘌呤食物的摄入。结石患者的预防重于治疗,合理的饮食可以有效降低结石患者的复发率,因此护士应向患者讲明饮食的重要性与详细内容,提高患者的认识。

3.留置双J形输尿管支架引流管的指导

指导患者出院后不宜做四肢及腰部同时伸展动作,不做突然的下蹲动作及重体力劳动,预防便秘,减少引起腹压升高的任何因素,防止双J形输尿管支架引流管滑脱或上下移动。定时排空膀胱,不要憋尿,避免卧位排尿,防止尿液反流。指导患者注意观察尿色、尿量,有异常或排尿后腰痛不能缓解者及时就诊。提醒患者按医嘱规定的时间拔除双 J 形输尿管支架引流管,留置时间过长会因双 J 形输尿管支架引流管上附着结石而造成拔管困难。

4.用药指导

需要应用药物治疗的患者根据医嘱做好用药的指导。有基础疾病的患者应指导其出院后到相应门诊进行诊治。

5.复查

碎石后半个月复查腹平片,观察碎石排出情况。必要时,重复碎石,间隔不得少于 7 天。

三、下尿路结石

下尿路结石包括膀胱结石(vesical calculi)和尿道结石(urethral calculi)。

膀胱结石患者的护理

膀胱结石,以继发性膀胱结石多见,常见于膀胱出口梗阻、膀胱憩室、异物、神经源性膀胱或肾结石排入膀胱,男性多见。原发性膀胱结石多见于男孩,与营养不良和低蛋白饮食有关,随着我国经济的发展和生活水平的提高,已很少见。

【病因】

1.营养

在经济水平较低的国家,新生儿营养不良,蛋白质摄入较少,患儿尿量减少且浓缩,长期低蛋白饮食导致婴儿营养不良性酸中毒,尿呈强酸性,导致膀胱内尿酸盐结石形成。母乳或牛乳喂养可以预防膀胱结石的发生。

2.下尿路梗阻

见于尿道狭窄、前列腺增生、膀胱颈部梗阻、肿瘤等情况,膀胱内尿盐沉积而形成结石,老年人多见。

3.膀胱异物

膀胱内异物,如线头、导管、金属物等均可使尿盐沉积在其周围而形成结石。

4.感染

继发于下尿路梗阻或膀胱异物的感染,尿中 pH 升高,尿中磷酸钙、铵和镁盐沉积,形成膀胱结石。

5.其他

见于代谢性疾病、寄生虫等。

【临床表现】

1.症状

膀胱结石的典型症状为排尿突然中断,伴有排尿困难和膀胱刺激症状,改变体位后可缓解疼痛并继续排尿。排尿中断时可伴有疼痛并放射至远端尿道及阴茎头部,常伴有终末血尿。并发感染可有脓尿。

2.体征

患者排尿中断后须改变体位或摇晃身体才能继续排尿。

【辅助检查】

1.B超检查

可发现结石的大小及位置,同时还可发现膀胱憩室、前列腺增生等情况。

2.X线检查

大多数结石能被显影。

3.膀胱镜检查

能直接看到膀胱内结石,并同时可发现膀胱内其他病变。

4.直肠指检

较大膀胱结石可被扪及。

【治疗要点】

需手术治疗,采用经尿道膀胱镜取石或碎石术、耻骨上膀胱切开取石术。如存在前列腺增生、膀胱异物,尿道狭窄等形成结石的因素应在取石的同时一并处理。

【护理措施】

1.经尿道膀胱镜取石或碎石术

术后除按术后常规护理外,应注意保持尿管引流的通畅、观察尿管引流尿液的颜色,部分患者会出现尿液颜色较深,呈深红色,或伴有血块,应及时通知医生,必要时进行膀胱高压冲洗冲出血块或给予持续膀胱冲洗,待患者尿液颜色转为淡黄色即可停止冲洗。一般3～4天拔除尿管。

2.耻骨上膀胱切开取石术

术后患者留置导尿管、膀胱侧间隙引流管和(或)膀胱造瘘管。保持尿管与膀胱造瘘管的引流通畅,否则会由于尿液潴留膀胱压力升高导致尿液经造瘘管渗出至膀胱侧间隙,引流管内液体引流增多,且颜色为淡红色,影响切口的愈合。做好引流管与尿管的护理。根据患者病情的恢复及医嘱拔除引流管与尿管。最后拔除膀胱造瘘管,拔管前应先行闭管,如患者能自行经尿道排尿后方可拔除。

3.健康指导

①指导患者遵医嘱定期到门诊复查;②多喝水,勤排尿,不要憋尿,每天保持尿量最好在1500ml左右;③及时治疗泌尿系统感染;④根据结石形成的原因给予相应的指导。

尿道结石患者的护理

尿道结石绝大多数来自肾和膀胱,有尿道狭窄、憩室及异物时也可致尿道结石。主要见于男性,常位于前尿道。

【临床表现】

1.症状

典型症状为排尿困难,呈点滴状,同时伴有尿痛和会阴部疼痛,严重者可发生尿潴留。

2.体征

前尿道结石可沿尿道扪及,后尿道结石经直肠指检可触及。

【辅助检查】

B 超和 X 线检查可明确病变部位。

【治疗要点】

尿道结石应根据结石的大小、形状、所在部位及尿道情况决定治疗方式。小的结石可直接取出或轻轻向尿道远端推挤、钩出或钳出,注意操作温柔,避免损伤尿道。后尿道结石可用尿道探条将结石轻推入膀胱,再按膀胱结石进行处理。

【护理措施】

(1)执行一般手术前、后护理常规。

(2)健康指导指导患者出院后多饮水、勤排尿,尤其不要憋尿,尿道结石取出后可发生尿道狭窄,因此出院后应注意观察排尿情况,需要时定期到医院进行尿道扩张。

第二节　泌尿系统损伤患者的护理

泌尿系统损伤以男性尿道损伤最多见,其次为肾和膀胱,输尿管损伤最少见。由于泌尿系统受到周围组织和器官的较好保护,一般情况下不容易受到损伤,因此泌尿系统损伤多见于复合伤,如胸、腹、腰部或骨盆的严重损伤。

一、肾损伤

肾深藏于肾窝,上被膈肌所覆盖,前有腹壁和腹腔内脏器,后有肋骨、脊椎和背部的肌肉,受到较好的保护。正常肾脏有 1～2cm 的活动度,通常不易受到损伤。但肾脏是一个实质性器官,质地较脆,包膜薄,加之周围的骨质结构,一旦受到暴力打击也可引起肾损伤(renal injuries)。肾损伤多发生于成年男性,常是复合性损伤的一部分。

【病因】

1.开放性损伤

因刀、枪弹等锐器致伤,常伴有胸、腹等其他脏器的损伤,损伤严重且复杂。

2.闭合性损伤

因直接暴力(如撞击、跌打、挤压等)、间接暴力(如对冲伤、突然暴力扭转等)所致损伤。临床上闭合性肾损伤较多见。

3.自发性肾破裂(Wunderlich 综合征)

是指肾本身有病变后更容易发生损伤,如肾积水、肾肿瘤、肾结核或囊性肾疾病等,有时轻微的创伤也可造成严重的"自发性"肾破裂。

4.医源性损伤

肾穿刺、腔内泌尿外科检查或治疗、开放性手术等情况下可发生肾损伤。

【病理】

根据肾损伤的程度可分为 4 种病理类型。

1.肾挫伤

是肾损伤中较轻的病理改变,损伤仅局限于部分肾实质,形成肾包膜下血肿或肾瘀斑,肾包膜及肾盂黏膜完整。一般症状轻微,多可自愈,若损伤累及集合系统可见轻微血尿。大多数患者属此类损伤。

2.肾部分裂伤

肾实质部分裂伤并伴有肾包膜破裂,可有肾周血肿或明显血尿。通常不需手术,给予绝对卧床休息,止血、抗感染治疗,在密切观察患者生命体征的情况下多可自行愈合。

3.肾全层裂伤

肾实质深度裂伤,外及肾包膜,内达肾盂肾盏黏膜,有广泛的肾周血肿、尿外渗和明显血尿,肾横断或碎裂时可导致部分肾组织缺血,需要紧急手术治疗,否则后果严重。

4.肾蒂损伤

较少见,常容易被忽略,可因失血性休克而失去救治的机会导致死亡。多见于突然减速或加速运动时,如车祸、高处坠落伤等。肾的急剧移位,肾蒂部位血管受到突然的牵拉,内膜断裂,形成血栓,导致肾功能丧失,或直接导致血管断裂,造成大量失血。此类损伤多发生于右侧肾,需紧急施行手术治疗。

晚期病理改变包括长期尿外渗而形成的尿囊肿;血肿和尿外渗引起组织纤维化,压迫肾盂输尿管连接处可致肾积水;形成动静脉瘘或假性动脉瘤;部分肾实质缺血或肾蒂周围纤维化压迫肾动脉引起肾性高血压。

【临床表现】

1.症状

由于肾损伤程度的不同可表现不同的症状,轻者仅有血尿和疼痛,严重者可合并其他脏器损伤。

(1)血尿:为肾损伤最常见、最重要的症状,90%以上的患者可出现肉眼血尿。肾挫裂伤可出现少量血尿,严重肾裂伤则呈大量肉眼血尿,并有血块阻塞尿路。但血尿与损伤程度不成比例,肾挫伤或轻微肾裂伤会导致肉眼血尿,而严重的肾裂伤,如肾蒂损伤、肾动脉血栓形成等,也可仅有轻微血尿或无血尿。

(2)疼痛:患者患侧腰部、上腹部疼痛,可放射到同侧肩部、背部及下腹部。若腹膜破裂,大量尿液、血液流入腹腔,合并有腹腔脏器损伤时,可出现全腹压痛、肌紧张等腹膜刺激症状。当血块通过输尿管时可有剧烈的肾绞痛。

(3)并发症:

1)休克:休克是严重肾损伤后很重要的表现,常伴有其他脏器的损伤,可为创伤性和(或)失血性休克。若短时间内迅速发生休克或快速输血400ml后仍不能及时纠正休克时,常提示有严重的内出血,会危及生命,需要立即手术治疗。一般多见于开放性肾损伤。

2)发热:出血、尿外渗容易继发感染,甚至形成肾周脓肿或化脓性腹膜炎,患者出现发热、寒战等全身中毒症状。

2.体征

肾破裂时,血液、尿液渗入肾周围组织使局部肿胀,形成肿块,有明显的触痛和肌紧张。从肿块增长的大小可以推测肾损伤的严重程度。

【辅助检查】

1.实验室检查

（1）尿常规：可为镜下血尿或肉眼血尿。若尿液颜色由浓变浅提示出血在减轻或趋于停止,反之若血尿颜色逐渐加深则提示有活动性出血,需要采取进一步治疗措施。

（2）血常规：肾损伤24小时内需动态监测红细胞、血红蛋白与血细胞比容,若持续降低提示有活动性出血。白细胞升高提示有感染。

（3）血清碱性磷酸酶：肾创伤后8小时血中碱性磷酸酶开始上升,16～24小时上升最明显,24小时后下降,对早期肾损伤的诊断有意义。

（4）肾功能：需监测肾功能的改变,早期判断有无肾衰竭的发生。

2.影像学检查

（1）B超：通过超声显示肾周有无液性无回声区域、肾影有无扩大、肾实质有无回声不均匀、集合系统有无移位、肾被膜有无中断等特征性改变,有助于对肾损伤的部位、程度、有无包膜下和肾周血肿及尿外渗情况的判断,还可显示肾蒂、对侧肾、邻近其他脏器的损伤情况。

（2）CT：可清晰显示肾皮质裂伤、尿外渗、肾周血肿范围等,还可了解肾周围脏器情况,作为首选检查。

（3）排泄性尿路造影：可评价肾损伤的范围、程度和健侧肾功能。

（4）动脉造影：在排泄性尿路造影效果不佳时使用。选择性肾动脉造影显示肾动脉及肾实质损伤情况,针对存在肾动静脉瘘和创伤性动脉瘤者可针对损伤处进行超选择性血管栓塞,起到止血作用。因逆行肾盂造影易致感染,故不宜采用。

【治疗要点】

轻微的肾挫伤经绝对卧床休息即可康复。病情稳定的肾挫裂伤也可采用保守治疗。若有大出血、伴有休克的患者应立即实施抢救措施,同时做好手术的准备。

当闭合性肾损伤在以下情况时需手术治疗：①经积极抗休克治疗后生命体征仍未改善,提示有活动性出血。②血尿逐渐加重,血红蛋白与血细胞比容继续降低。③腰部肿块明显增大。④合并有腹腔其他脏器的损伤。手术方法根据肾脏损伤的程度行肾修补术或部分肾切除术、肾切除术、肾动脉栓塞术等。开放性肾损伤均需要手术,手术术式包括肾修补术、肾部分切除术、肾切除术等。

【护理措施】

（一）非手术治疗患者的护理

1.维持组织灌注

肾创伤大出血合并休克,应迅速配合医生开展抢救工作。建立静脉通路,按照医嘱给予输血、补液、止血、镇静、镇痛等措施。保持足够尿量,观察并记录每小时尿量及尿的性状,监测患者生命体征,同时做好急诊手术的术前准备。即使患者生命体征平稳,也应加以注意,保证输血和输液通畅,必要时可加压输血以维持患者的有效循环血容量。

2.休息与活动

指导患者绝对卧床2～4周,待患者病情稳定、血尿消失后方可离床活动。由于肾组织比较脆弱,若过早、过多离床活动可诱发再出血。肾挫伤需4～6周才趋于愈合,即使几天内尿色转清、局部症状减轻、尿液检查恢复正常,仍需继续卧床休息到规定时间。若到规定的时间后患者血尿仍未消失,则需延长绝对卧床的时间。做好健康指导,增强患者的依从性。

3.尿液的观察

定时留取尿标本,按顺序比色动态观察尿液颜色变化的趋势,以判断病情进展情况。记录24小时尿量。尿色逐渐加深或尿量减少时应立即通知医生。

4.腰部肿块的观察

观察患者腰部肿块肿胀的程度,可画出肿块的界线以便观察,若呈进行性增大的趋势,应及时通知医生采取措施。

5.疼痛的观察与护理

观察患者疼痛的部位与性质,必要时可遵医嘱给予镇痛和镇静药。单纯肾损伤如有腹膜刺激症状需高度警惕腹腔脏器损伤,应及时通知医生。

6.感染的观察与预防

遵医嘱应用广谱抗生素预防或控制感染,监测体温变化,超过38.5℃应采取降温措施。留置导尿管的患者严格无菌操作,并按照护理常规进行尿管护理。

(二)手术患者的护理

1.术前护理

(1)心理护理:患者受伤后情绪较焦虑,希望更多了解自己的病情,当医生通知其手术时更容易产生恐惧心理,因此护士应向患者耐心讲解手术方式与必要性,做好手术前的指导。

(2)术前准备:按照外科常规手术进行准备,同时注意密切观察生命体征,及时发现病情变化,根据医嘱及时给予输血、补液的抗休克治疗,减少搬动危重患者,以免加重损伤。

2.术后护理

(1)监测生命体征:闭合性肾损伤约40%合并休克,开放性肾损伤85%合并休克,加之手术创伤失血,患者更容易发生休克,因此手术后应严密监测患者血压、脉搏、呼吸、神志的变化,如患者出现血压下降、脉搏增快、呼吸浅快、神志模糊,应立即通知医生采取有效措施维持患者生命体征的平稳,遵医嘱给予输血、补液、维持水电解质平衡治疗。

(2)活动:肾修补术患者术后需绝对卧床2～4周,病情稳定,血尿消失后才可离床活动。肾切除术后生命体征平稳可给予半卧位,术后第1天开始逐渐增加活动,引流管拔除后可指导患者离床活动,活动以循序渐进、患者能耐受为宜,切忌突然增加活动量或不活动。

(3)监测尿量:尿量是观察患者有无休克及判断肾功能是否受损的重要指标,应准确记录24小时尿量,必要时监测每小时尿量,若患者尿量减少应及时通知医生采取措施。

(4)引流管的护理:观察引流的量、颜色及性状,并详细记录。有效固定,指导患者在翻身活动时加以注意,防止引流管脱落。保持引流通畅,每2小时挤压引流管1次。防止引流管打折、受压和堵塞,禁止将引流管提到超过引流平面的位置,防止逆行感染。

(5)有效镇痛:创伤及手术使患者感觉疼痛明显,遵医嘱应用镇痛药或使用患者自控镇痛泵(PCA),注意评估镇痛的效果,同时增加与患者的交流以转移其注意力、让患者听轻音乐等缓解疼痛的辅助方法,对加强镇痛效果有一定的帮助。应用镇痛药与 PCA 两种方法不可同时使用,除非有麻醉师医嘱,否则会造成麻醉性镇痛药的不良反应(呼吸抑制)增强,危及患者生命安全。

(6)观察患者术后有无感染的发生:注意监测患者体温的变化及引流液和尿液的情况,每日测 4 次体温;保持伤口敷料的清洁与干燥,有渗出及时更换。留置导尿管期间每日 2 次会阴护理。保持引流管及尿管不可高于引流平面,否则会造成逆行感染。

3.健康指导

指导患者注意休息,2～3 个月内不宜参加体力劳动或竞技运动,防止发生肾脏创伤面再度撕裂出血。多饮水,保持尿路通畅。注意观察尿液的颜色变化、伤侧腰部有无肿胀感觉,出现异常情况及时到医院诊治。肾切除患者注意保护健侧肾脏功能,减少应用对肾功能有损伤的药物。每年复查肾功能,及时发现并发症。

二、输尿管损伤

输尿管连接肾盂和膀胱,是管状向下方输送尿液的器官,位于腹膜后间隙内,较细,直径为 0.4mm,有周围组织的保护,且有一定的活动度,外伤中输尿管损伤(ureteral injuries)很少见,多数为医源性损伤。

【病因】

1.医源性损伤

(1)开放性手术损伤:常见于骨盆、后腹膜手术,术中较难发现,一般在术后出现漏尿或无尿时才被发现。

(2)腔内器械损伤:经膀胱镜逆行输尿管插管、输尿管镜检查、取石或碎石时,当输尿管存在狭窄、扭曲、粘连、炎症时易发生输尿管撕裂、穿孔或拉断。

(3)放射性损伤:见于宫颈癌、前列腺癌进行放射治疗后,输尿管出现水肿、出血、狭窄、坏死等。

2.外伤性损伤

较为少见,可见于枪击伤、锐器刺伤等情况,另外交通事故、高处坠落伤等也可引起输尿管的撕裂。一般都伴有大血管和腹腔脏器的损伤。

【病理】

根据损伤的类型和处理时间的不同,可分为挫伤、穿孔、结扎、钳夹、切断或切开、撕裂、扭曲、缺血、坏死等。

轻微输尿管挫伤可自愈,不会引起输尿管狭窄。一侧输尿管被结扎或切断,会引起该侧肾积水,长期会使肾功能损伤,最终造成肾萎缩。双侧均被结扎,则会出现无尿。

【临床表现】

1.症状

(1)血尿:常见于器械损伤输尿管黏膜,随着损伤的修复,血尿逐渐减轻和消失。当输尿管被结扎或完全切断时可无血尿出现,因此血尿的有无和轻重与损伤程度不一致。

（2）尿外渗：可发生于输尿管损伤时或几天以后，尿量减少，腰痛、腹痛、腹胀，继发感染时，患者可出现高热、寒战等全身症状。

（3）尿瘘：指尿液经瘘管从腹壁创口、阴道、肠道创口流出体外，长久不愈。

（4）梗阻症状：输尿管被缝扎或结扎后引起同侧输尿管的梗阻，造成肾积水，可伴有发热。输尿管损伤也可引起不全梗阻，出现上述症状。

2.体征

局部可扪及包块。若尿液渗入腹腔，则会产生腹膜刺激症状。肾区可有叩击痛。

【辅助检查】

（1）手术时怀疑输尿管损伤时，可静脉注射靛胭脂，由裂口可见蓝色的尿液从损伤处流出。术中或术后可选择膀胱镜检查，如输尿管被结扎或裂口较大甚至断裂，则伤侧输尿管口无蓝色尿液喷出。

（2）B超可见尿外渗、肾积水改变。

【治疗要点】

输尿管穿孔或黏膜损伤，留置输尿管支架管（即双J形输尿管支架引流管），待损伤愈合后于膀胱镜下拔除。若输尿管被结扎或缝扎，术中发现应立即解除结扎线，切除结扎端作对端吻合，同时留置双J形输尿管支架引流管即可。若损伤时间较长，引起输尿管完全梗阻，则需作肾造瘘，缓解对肾功能的继续损害，3个月后再进行输尿管修复。手术患者按照护理常规进行，输尿管检查或手术患者都需要留置双J形输尿管支架引流管，一般2～4周后在膀胱镜下拔除。

【护理措施】

手术患者的护理同一般护理常规，留置双J形输尿管支架引流管患者的护理见本章第一节"尿石症患者的护理"。

三、膀胱损伤

膀胱为囊性器官，位于腹膜外，当膀胱空虚时位于骨盆深处、耻骨联合后方，四周有骨盆的保护，很少发生膀胱损伤（bladder inj uries）；当膀胱充盈时高出耻骨联合至下腹部，且膀胱壁较薄，在外力作用下容易受到损伤，或当骨盆骨折时，骨折的断端可能刺破膀胱，发生膀胱破裂（bladder rupture）。

【病因】

1.开放性损伤

由子弹、锐器贯通所致，常合并其他脏器损伤。

2.闭合性损伤

膀胱充盈时遭到撞击、挤压等造成膀胱损伤。

3.医源性损伤

在膀胱镜检查或治疗时损伤到膀胱。

4.自发性损伤

有病变的膀胱（如膀胱结核）过度膨胀后发生的破裂称为"自发性膀胱破裂"。

【病理】

1.挫伤

膀胱黏膜或肌层损伤,可有血尿,无尿外渗。

2.膀胱破裂

(1)腹膜外形:较腹膜内型常见。多见于骨盆骨折时,常合并尿道损伤。腹膜完整未破裂,尿液外渗到膀胱周围组织及耻骨后间隙,并达骨盆底部,向上沿输尿管周围组织可蔓延至肾区。

(2)腹膜内形:较为少见,但后果较严重。膀胱壁破裂伴腹膜破裂,尿液进入腹腔引起腹膜炎。常合并其他器官的损伤。

【临床表现】

1.症状

(1)休克:骨盆骨折合并膀胱破裂时患者会出现休克,一般因骨盆骨折所致的剧烈疼痛、大出血、尿外渗引起的腹膜炎导致患者发生休克。

(2)腹痛:膀胱破裂时尿外渗引发腹痛及血肿。

(3)血尿与排尿困难:膀胱损伤时血尿呈终末加重,患者有尿意但不能排出或仅排出少量血尿,膀胱内有血块堵塞时或有尿外渗时则无尿液排出。

2.体征

腹膜外膀胱破裂时可引起下腹部疼痛、压痛及肌紧张,腹膜内破裂时尿液流入腹腔引起急性腹膜炎症状,并有移动性浊音。开放性损伤与体表伤口漏尿则形成尿瘘,如与直肠、阴道相通,经肛门、阴道漏尿。闭合性损伤长期感染后破溃亦可形成尿瘘。

【辅助检查】

1.导尿试验

在严格无菌操作下插入导尿管,膀胱损伤时,注入无菌生理盐水 200ml,片刻后吸出,液体外渗时吸出量会减少,若液体进出量差异很大时提示膀胱破裂,也称之为测漏试验。

2.X 线检查

腹部平片可以发现骨盆或其他部位的骨折。膀胱损伤时行膀胱造影,可发现造影剂漏至膀胱外;腹膜内膀胱破裂时显示造影剂衬托的肠袢;注入空气造影见膈下游离气体提示腹膜内膀胱破裂。

3.B 超

可显示损伤处的尿外渗、尿漏情况。

【治疗要点】

损伤较小的膀胱破裂可留置导尿管引流尿液 10 天左右,同时应用抗生素预防感染,待伤口愈合后拔除导尿管。较大的膀胱破裂病情严重者需立即施行手术修补。尿潴留不能进行导尿和手术治疗的患者应协助医生行膀胱造瘘术以引流尿液。若患者病情危重,先进行输血、补液等抗休克治疗。

【护理措施】

1.心理护理

主动关心、安慰患者,向患者详细解释护理措施的目的及效果,消除患者和家属的焦虑与恐惧,多使用激励的语言,及时反馈患者积极的病情变化,增强患者战胜疾病的信心。

2.病情观察

监测患者生命体征,判断有无休克或感染表现;观察血尿有无逐渐加深、排尿困难的程度、腹部疼痛有无缓解等情况,了解病情变化。有骨盆骨折的患者需按照医嘱卧硬板床及输血、补液治疗,注意观察患者有无休克的发生。

3.留置导尿管的护理

(1)妥善固定导尿管,保持留置导尿管通畅,避免导尿管扭曲折叠,血尿较重的患者需定时挤压尿管以防止血块堵塞。如血尿较重,尿管无尿液流出,患者下腹部胀满时说明有血块堵塞,应及时通知医生进行高压膀胱冲洗,及时冲出血块,以保持尿管的通畅。另外膀胱内尿液潴留会延长损伤的愈合,且潴留的尿液也会经创面流至膀胱侧间隙诱发感染的发生。

(2)嘱患者多饮水,24 小时饮水 2000ml 以上,保证足够的尿量,记录尿液的色、量及性状。

(3)定时清洁、消毒尿道外口,每日 2 次,防止逆行感染。

(4)遵医嘱 10 天左右拔管。

(5)拔管后继续观察排尿情况,必要时重新放置导尿管。

4.耻骨上膀胱造瘘患者的护理

(1)保持引流通畅:正确固定引流管,防止过度牵拉或脱落;定时观察,保持引流通畅。

(2)预防感染:造瘘口周围定期换药,保持局部干燥,渗出较多时应及时更换;每周行尿常规化验及尿培养 1 次,造瘘 5 天内避免进行膀胱冲洗,5 天后根据患者病情酌情进行。

(3)拔管护理:造瘘管过早拔除易造成耻骨后间隙感染,留置 10~12 天拔管,防止造瘘管从膀胱内脱出。拔管前先夹管,观察患者排尿是否通畅后方可拔管,拔管后造瘘口可有少量渗出,可用油纱填塞。

5.开放手术患者的护理

膀胱破裂修补术后护理内容包括一般手术患者的护理、留置导尿管的护理、引流管及膀胱造瘘的护理。注意观察引流管引流出液体的量、色及性状,引流管引出液体量较多,颜色较淡,有可能发生尿瘘,及时通知医生。

6.健康指导

(1)留置导尿管和膀胱造瘘时应向患者及家属做好相关指导,使其了解留置管道的意义和注意事项,患者及家属能掌握自我护理的方法。

(2)指导患者多饮水,勤排尿,不要憋尿,防止影响刀口愈合。

(3)部分骨盆骨折合并膀胱破裂患者可能发生阴茎勃起功能障碍,指导患者进行心理训练及采取辅助性治疗。

四、尿道损伤

尿道损伤多见于男性。在解剖上男性尿道以尿生殖膈为界,分为前、后两段。前尿道包括球部和阴茎部,后尿道包括前列腺部和膜部。前尿道损伤多发生在球部,后尿道损伤多发生在膜部,若早期处理不当,常产生尿道狭窄、尿瘘等并发症。

【病因】

1.开放性损伤

多因弹片、锐器伤所致,一般伴有阴囊、阴茎和会阴部的贯通伤。

2.闭合性损伤

多因外来暴力所致。会阴部骑跨伤即当伤者从高处跌落或摔倒时会阴部骑跨于硬物上面,致使尿道被挤压在硬物与耻骨联合后下缘,引起尿道球部损伤。骨盆骨折最常见于车祸或高处坠落时发生,引起后尿道损伤,即尿道膜部损伤。

腔内器械直接损伤多为医源性,可引起球膜部交界处尿道损伤。

【病理】

1.尿道挫伤

尿道黏膜或尿道海绵体部分损伤,而阴茎海绵体完整。仅有出血和水肿,可以自愈。

2.尿道裂伤

尿道部分全层断裂,仍有部分尿道壁完整,尿道的连续性未被完全破坏,尿道周围血肿和尿外渗,愈合后可引起瘢痕性尿道狭窄。

3.尿道断裂

尿道完全离断,断端退缩、分离,血肿较大,发生尿潴留,用力排尿时会发生尿外渗。

4.尿外渗

前尿道损伤多发生在球部,血液及尿液渗入会阴浅筋膜包绕的会阴浅袋,使会阴、阴囊、阴茎肿胀,向上可扩展至腹壁,但不会外渗到两侧股部。若不及时处理可发生广泛的皮肤、皮下组织坏死、感染和脓毒症。尿道膜部断裂时,骨折及盆腔血管丛的损伤可引起大出血,尿液沿前列腺尖处外渗至耻骨后间隙和膀胱周围,若同时有耻骨前列腺韧带撕裂,前列腺向后上方移位。

【临床表现】

1.症状

(1)休克:后尿道损伤是下尿路最严重的损伤,患者病情严重,常伴有复合伤,同时常发生休克,90%由于骨盆骨折引起。患者病情较危重,出血多,引起创伤性休克和失血性休克。对骨盆骨折的患者可通过肛门指检来判定后尿道损伤的程度及是否合并有直肠、肛门的损伤等情况。

(2)尿道出血:前尿道受伤后可见尿道外口滴血,尿液可为血尿。后尿道损伤时可无尿道出血或仅少量滴血。

(3)尿外渗:尿道断裂后,用力排尿时尿液可从裂口处渗入周围组织形成尿外渗,继发感染可出现脓毒症。

(4)疼痛:前尿道损伤患者会感到受伤部位疼痛,放射到尿道外口,排尿时更加剧烈。后尿道损伤时患者表现为下腹部疼痛、局部肌紧张和压痛。

71

（5）排尿困难：尿道损伤后疼痛可引起括约肌痉挛而发生排尿困难,在尿道完全断裂或后尿道损伤时会发生尿潴留。

2.体征

骑跨伤前尿道损伤时常发生在会阴部,患者局部出现血肿,表现为阴囊处肿胀,出现瘀斑和蝶形血肿。

【辅助检查】

1.导尿

可检查尿道是否连续、完整。如能顺利插入则说明尿道连续而完整,但不可轻易拔出,导尿管至少放置 7～14 天。如导尿管插入困难则不要勉强反复试插,以免加重创伤和导致感染,应立即做耻骨上膀胱造瘘。

2.X 线检查

尿道造影可显示尿道损伤部位及程度,尿道断裂可有造影剂外渗,尿道挫伤则无外渗征象。

【治疗要点】

病情严重的患者立即实施抢救措施,保证患者的生命体征平稳,应用抗生素预防感染。对于尿道挫伤及轻度裂伤的患者留置导尿即可,对于导尿失败的患者可行耻骨上膀胱造瘘术。尿道断裂需行尿道修补术或断端吻合术。后尿道损伤早期行尿道会师术,休克严重者只可先行膀胱造瘘术,二期再行尿道修复手术治疗。术后最常见的并发症是尿道狭窄。

【护理措施】

（一）术前护理

1.维持组织灌注

骨盆骨折所致后尿道损伤时患者会合并休克,应严密监测患者的生命体征及意识状态,同时遵医嘱给予抗休克治疗。

2.体位与活动

损伤合并休克的患者,需配合医生给予抢救措施,骨盆骨折患者应平卧位,勿随意搬动,以免加重损伤。

3.导尿管的护理

注意观察患者导尿管引出尿液的颜色、性状及量,保持导尿管通畅,每日行会阴护理 2 次,定期更换尿袋。监测体温变化,注意有无感染的发生。

4.术前准备

病情严重需要手术的患者应遵医嘱做好术前准备。

（二）术后护理

1.体位

患者取平卧位,减少活动。

2.排气后进食水

指导患者多饮水,大量的尿液起到内冲洗的作用。

3.保持导尿管引流通畅

充分引流尿液、定时挤压,如有血块阻塞应及时清除,以保持尿路通畅,减轻膀胱张力,利于伤口愈合。

4.预防感染

监测患者体温变化,观察伤口敷料渗出情况与引流液体情况,有渗出及时通知医生更换。

5.并发症的观察与护理

(1)尿瘘:开放性损伤或长期尿外渗感染可形成尿瘘。应保持引流通畅和局部清洁,加强换药,应用促进组织修复的药物,避免交叉感染。保护局部皮肤,防止由于尿液局部刺激引起皮炎。

(2)尿道狭窄:尿道损伤拔除导尿管后因瘢痕形成导致尿道狭窄,需定期扩张尿道,以防止尿道狭窄。注意询问患者排尿改善的情况,给予鼓励,增强患者的自信心。

6.健康指导

注意休息,尿道损伤患者需定期扩张尿道,护士应向患者讲明尿道扩张的必要性与重要性,让患者坚持并积极配合。有些患者需二期手术治疗,告知患者二次手术的具体时间。

第三节　良性前列腺增生患者的护理

良性前列腺增生(benign prostatic hyperplasia,BPH)简称前列腺增生,也有称前列腺肥大,因病理学改变为细胞增生,而不是肥大,因此正确的命名应为前列腺增生,是老年男性排尿困难原因中最为常见的一种良性疾病。

【病因】

目前对前列腺增生的病因仍不完全清楚,但一致公认的病因包括两个非常重要的因素:老龄和有功能的睾丸,这两个因素缺一不可。前列腺的正常发育有赖于雄激素,若在青春期切除睾丸则前列腺不会再发育。

【病理】

前列腺的组成分为外周带(占 70%)、中央带(占 25%)和移行带(占 5%)。移行带是前列腺增生的开始部位,外周带是前列腺癌最常发生的部位。

前列腺移行带的腺体、结缔组织和平滑肌增生,呈结节状,将外周腺体挤压萎缩形成前列腺"外科包膜",与增生的腺体分界清楚、易于分离。增生的腺体突向后尿道,使前列腺尿道部伸长、弯曲、受压、变窄,造成膀胱出口梗阻,引起排尿困难。另外,围绕膀胱颈部的前列腺内的平滑肌富含 α 受体,这些受体的激活使尿道的阻力增加,因此更加重了排尿困难的症状。梗阻程度与增生的腺体大小不成比例,而与增生腺体的位置和形态有直接关系。膀胱出口梗阻后,为克服阻力,逼尿肌增强收缩能力而逐渐代偿性肥大,膀胱壁逐渐出现小梁小室改变或出现假性憩室。逼尿肌退行性变,顺应性差,出现不稳定收缩,患者会出现明显尿频、尿急和急迫性尿失禁。长期逼尿肌萎缩,收缩能力减退,失去代偿能力,膀胱收缩后不能完全排空尿液,出现残余尿。输尿管尿液排出阻力增大,引起上尿路扩张、积水。长期梗阻,残余尿量增加、膀胱壁变薄、张力下降,出现充盈性尿失禁或无症状的慢性尿潴留,尿液逆流引起上尿路积水及肾功能损害。此外尿潴留还可继发感染和结石。

【临床表现】

1.症状

症状多在50岁以后出现,与前列腺增生的体积不成正比,而与梗阻程度、病变发展速度及是否出现并发症有关。临床上主要表现为膀胱刺激症状和梗阻症状。

(1)膀胱刺激症状:造成膀胱刺激症状的主要原因是逼尿肌不稳定。主要症状有尿频、尿急、夜尿及急迫性尿失禁。尿频是前列腺增生患者最常见、最早出现的症状,以夜间明显。早期由于增生的前列腺充血刺激引起,随着梗阻加重,逼尿肌功能改变,膀胱顺应性降低或逼尿肌不稳定,尿频则更加明显,此时会出现急迫性尿失禁。

(2)梗阻症状:造成梗阻的主要原因是逼尿肌收缩功能受损。主要症状有排尿踌躇、排尿费力、排尿时间延长、尿线变细、尿流无力、间断性排尿、尿潴留等。排尿困难是前列腺增生最重要的症状。进行性排尿困难,典型表现是排尿迟缓、断续、尿后滴沥、排尿费力、射程缩短、尿线细而无力,终呈滴沥状,排尿时间延长,有排尿不尽感。当梗阻程度严重,膀胱残余尿量增多,逐渐发展出现尿失禁。膀胱过度充盈致使少量尿液从尿道口溢出,称为充盈性尿失禁。

急性尿潴留(acute urinary retention,AUR):前列腺增生患者在气候变化、劳累、饮酒、便秘、久坐等因素下,会使前列腺突然充血、水肿导致急性尿潴留,患者出现不能排尿、膀胱胀满、下腹痛,需要到医院急诊进行处理。

(3)其他症状:前列腺增生合并感染或结石时,膀胱刺激症状加重。当前列腺增生腺体表面黏膜血管破裂时也可发生不同程度的无痛性肉眼血尿。当梗阻引起肾积水、肾功能受到损害时,患者可逐渐出现慢性肾功能不全的表现,如食欲缺乏、恶心、呕吐、贫血、乏力等症状。长期排尿困难导致腹压升高还可引起腹股沟疝、内痔与脱肛等。

为综合评价前列腺增生患者的临床症状及其对生活质量的影响,国际上使用国际前列腺症状评分表(international prostate symptom score,IPSS)(表3-1)作为评价工具。该工具由7个关于前列腺增生症状的问题和2个关于生活质量的问题(3-2)组成。目前,主要用以划分BPH患者症状严重程度,评估疾病治疗效果等。

IPSS问卷一般由患者自己填写,症状总积分0~7分为轻度,8~19分为中度,20~35分为重度。

表 3-1　国际前列腺症状评分表(IPSS)

在过去1个月,您有否以下症状	无	少于1/5次	少于半数	大约半数	多于半数	几乎总是
1.排尿不尽感	0	1	2	3	4	5
2.排尿后2小时内又排尿	0	1	2	3	4	5
3.排尿过程中有中断后又开始	0	1	2	3	4	5
4.排尿不能等待	0	1	2	3	4	5

在过去 1 个月,您有否以下症状	无	少于 1/5 次	少于半数	大约半数	多于半数	几乎总是
5.有尿线变细现象	0	1	2	3	4	5
6.感觉排尿费力	0(无)	1(1 次)	2(2 次)	3(3 次)	4(4 次)	5(≥5 次)
7.夜间睡后排尿次数?	0	1	2	3	4	5

表 3-2　排尿症状对生活质量（QOL）的影响

	非常好	好	多数满意	满意和不满意各半	多数不满意	不愉快	很痛苦
假如按照现在排尿情况你觉得今后生活质量如何	0	1	2	3	4	5	6

2.体征

膀胱充盈时耻骨上区叩诊呈浊音并可判断膀胱充盈情况。肛门指诊可触及前列腺增生的大小、质地、韧度,表面是否光滑,有无结节。检查患者有无疝、内痔或脱肛现象。

【辅助检查】

1.直肠指检(directeral rectun examination,DRE)

是前列腺疾病的重要检查,指检时多数患者可触到增大的前列腺,表面光滑、质韧、有弹性、边缘清楚、中央沟变浅或消失,同时还要注意肛门括约肌张力是否正常。Ⅰ度增生腺体为正常的 2 倍,估计重为 20～25g;Ⅱ度为 2～3 倍,估计重为 25～50g;Ⅲ度为 3～4 倍,中间沟消失,指诊可勉强触及前列腺底部,估计重为 50～75g;Ⅳ度腺体超过正常的 4 倍以上,指诊不能触及腺体的上缘,估计重在 75g 以上。

2.B 超

经腹壁或直肠进行。经腹壁检查时膀胱需要充盈,可显示前列腺体积的大小.增生腺体是否突入膀胱,还可以测定膀胱残余尿量。经直肠 B 超扫描更加清楚地显示前列腺的内部结构。另外,B 超还可发现膀胱内有无结石形成以及上尿路有无积水改变。

3.尿流率检查

可确定前列腺增生患者梗阻程度,是真实反映尿道阻力的一项指标。50 岁以上男性,排尿量应在 150～200ml,最大尿流率 Qmax≥15ml/s 属正常,15～10ml/s 可能有梗阻,<10ml/s 表明梗阻较为严重,是手术指征之一。此外,尿动力检查可以发现排尿困难是由于膀胱出口梗阻还是由于逼尿肌功能异常引起。

4.血清前列腺特异抗原(prostate specific antigen,PSA)

目的在于排除前列腺癌。正常血清 PSA 值为 4ng/ml。但 PSA 会受到直肠指诊、前列腺手术等因素的影响,肛诊后需 7～10 天后才可测定。

5.膀胱镜检查

在膀胱镜下看到尿道延长,前列腺增大或突入膀胱,膀胱壁有小梁、小房或憩室形成。如患者有血尿,还可以在膀胱镜下与膀胱肿瘤相鉴别。

【治疗要点】

前列腺增生患者的治疗要点包括观察、药物治疗与手术治疗。

手术治疗的目的在于改善症状、减轻梗阻、防止远期并发症的发生。非开放性外科治疗以经尿道前列腺电切(transurethral resection of prostate.TUR-P)为主,是成熟的治疗方法。开放性手术多采用耻骨上前列腺摘除手术或耻骨后前列腺摘除手术。其他还包括经尿道外科治疗方法如激光,微波消融,汽化电切,前列腺尿道支架等。

【护理措施】

(一)一般治疗与护理

一部分前列腺增生患者症状轻微,不再进行性发展下去,不影响睡眠与生活,可以密切观察,无须治疗。指导患者保持情绪平稳,注意天气变化,防止受凉,多食水果与蔬菜,少吃辛辣刺激的食物,防止便秘,以预防急性尿潴留的发生。

(二)药物治疗与护理

常用的有以下 2 类药物:

1.α_1 受体阻滞剂

其作用可使尿道平滑肌松弛而明显改善排尿症状。对于需要迅速减轻症状的前列腺增生患者是首选药物,但其不良反应有头晕、直立性低血压等,因此适合指导患者晚上临睡前服药,以防止晕倒等意外发生。监测患者血压变化,防止出现低血压。

2.5α-还原酶抑制剂

为激素类药物,它降低了体内雄激素双氢睾酮从而抑制了前列腺增生,使前列腺体积缩小,改善排尿梗阻症状,减少急性尿潴留的发生率及需要手术率。非那雄胺是有效的雄激素抑制剂,一般不会引起性欲降低及影响性功能,但需坚持服用 4 个月以上才能见效果。护士对服药的患者应做好健康指导,减少患者的顾虑,增强治疗的依从性。此外,非那雄胺可减少 TUR-P 围术期出血。临床上 α_1 受体阻滞剂和非那雄胺联合用药比单一用药的效果好。

(三)手术患者的护理

1.术前护理

(1)尿潴留患者的护理

1)指导患者记录排尿日记:让患者自己记录排尿次数(频率)、实际排尿时间、每次尿量、排尿伴随症状、饮水量等,一般连续记录 5~7 天。排尿日记有助于确定患者排尿频率与饮水量的关系,为医生提供信息。

2)排尿困难护理:详细询问患者每日排尿情况,了解患者尿频及排尿困难的程度,安排离厕所近的病室,告诉患者气候变化、饮酒、劳累等可引起急性尿潴留,应注意避免。当出现尿潴留时,及时通知医生,采取留置导尿或膀胱穿刺造瘘等措施。

3)留置导尿或耻骨上膀胱造瘘管的护理:前列腺增生患者出现急性尿潴留时,应立即引流尿液、解除梗阻。导尿术是解除急性尿潴留最简便常用的方法。若不能插入导尿管,可行耻骨上膀胱穿刺造瘘。①导尿或耻骨上膀胱造瘘引流尿液时应间歇、缓慢地将尿液放出,切忌快速排空膀胱,否则导致膀胱内压骤然降低而引起膀胱内大量出血;②留置导尿期间应做好导尿管的护理;③耻骨上膀胱造瘘后应经常更换敷料,保持局部干燥,防止感染。术后5天内不必冲洗,时间长者采用低压冲洗,冲洗原则为无菌、微温、低压、少量、多次。拔出之前应先行闭管,尿道通畅后方可拔出。拔管时间不得少于术后10天。过早拔除可引起耻骨后间隙感染。长期带管患者应间断闭管,以训练膀胱功能,避免发生膀胱肌无力。定期更换造瘘管及尿袋。

(2)血尿的护理:前列腺局部充血及膀胱结石引起的血尿一般比较轻,前列腺表面血管破裂引起的血尿一般比较重,常混有大量血块,有时引起尿潴留,甚至出现生命体征的变化。一般肉眼血尿,无须给予特殊处置,指导患者多饮水,卧床休息,较严重的血尿,遵医嘱给予止血药,留置导尿管行持续膀胱冲洗。密切观察患者生命体征的变化。若有血块堵塞尿管引流不畅时,可给予高压冲洗,及时冲出血块以保持尿路通畅、减轻患者的不适症状。

(3)PSA检验的护理:患者血PSA受多种因素影响,如前列腺炎症、前列腺指诊、导尿、服用治疗前列腺增生的药物等,因此在检验该项指标时护士一定要详细询问患者,若有上述因素之一应予以避免,在7～10天后重新测定。

(4)术前准备:术前需备血200～400ml,有尿路感染者需术前应用抗生素治疗。其他准备同一般手术。

2.术后护理

(1)TUR-P术后患者的护理

1)体位:患者术后应取平卧位,导尿管牵拉固定在一侧大腿内侧,保持该肢体伸直,减少活动。根据患者冲洗的时间与出血情况决定肢体解除固定、进行活动的时间。在肢体限制活动期间应指导患者双下肢主动与被动活动,防止下肢深静脉血栓的形成。

2)膀胱持续冲洗:患者术后回病房应立即用无菌生理盐水持续膀胱冲洗,通过三腔尿管的一腔进行,目的是防止前列腺窝出血形成凝血块阻塞尿管。根据冲出液体的颜色来调整冲洗的速度,重点是保持冲洗的通畅。膀胱冲洗时间一般为3～5天。排出液转为淡红色时,可改为间断冲洗或停止冲洗。注意:①准确记录灌注液量和排出液量,严防液体潴留在膀胱内,使膀胱内压升高。②尿量一排出液量一灌注液量。③根据血尿的程度调整灌注的速度;④排液停止,说明尿管有血块堵塞,应立即停止灌注,冲出凝血块,尿管通畅后再接上生理盐水继续冲洗。

3)术后并发症的护理

出血原因有:①前列腺窝创缘止血不确实。②气囊导尿管安放位置不当,气囊滑脱或破裂引起出血。③膀胱痉挛可加重前列腺窝出血,而出血、血块堵塞导尿管又可加重膀胱痉挛。

护理措施:①固定气囊导尿管于一侧大腿内侧,保持伸直、制动,使气囊压迫于尿道内口。②保持膀胱持续冲洗通畅,并根据血尿的程度调整灌注的速度。③密切观察血尿的颜色及有无生命体征的变化;遵医嘱给予输血、补液、止血等治疗。

膀胱痉挛表现为术后尿意频发,尿道及耻骨上区疼痛难忍,伴盆底及下肢肌阵挛。膀胱痉挛发作时可致冲洗管一过性受阻,有时因膀胱内压升高,导致膀胱内液体反流至冲洗管或从尿管周围流出。反复膀胱痉挛及其继发冲洗管引流不畅可加重出血,并可引起血压升高。原因有:①术前存在膀胱逼尿肌不稳定,即不稳定膀胱。②导尿管位置不当及其气囊充盈过大,刺激膀胱三角区。出血与膀胱痉挛两者互为因果。③膀胱冲洗液刺激。护理措施:①有效镇痛是非常必要的,术后遵医嘱给予镇痛药或解痉挛药物,安置硬膜外患者自控镇痛泵(PCA)可以减少膀胱痉挛的发生。②调整气囊导尿管的位置及牵拉的强度和气囊内的液体量,争取在无活动性出血的情况下,早日解除牵拉和拔除尿管。③有血块堵塞时及时反复行高压冲洗,将血块清除,保持尿路的通畅。

尿路感染原因有:①术前尿路有感染未控制。②术前尿培养无细菌生长,但尿路可能有细菌污染,最常见于有尿潴留曾经导过尿的患者。一般尿道内放导尿管 12 小时后其表面就会有一层生物膜附着,主要是腐生葡萄球菌或其他一些无害的微生物,手术时就难免会有菌血症;还有 20%~30% 的患者尿中无细菌,前列腺液中可培养出细菌。③留置导尿管给细菌进入泌尿系统打开了一条通道,高压冲洗、更换引流袋等各种处置没有严格无菌操作造成交叉感染。护理措施:①遵医嘱应用抗生素治疗;②严格无菌操作。③保持会阴部清洁,每日会阴护理 2 次。④可进食的患者指导每日饮水 2000ml 以上,保证足够的尿量起到内冲洗的作用。⑤严防逆流或使用抗反流式引流袋。⑥注意观察体温的变化及有无睾丸和附睾肿胀、疼痛的临床表现,一经发现,及时通知医生。

TUR 综合征原因有术中低渗性灌洗液大量吸收入血,使血容量急剧增加所致的稀释性低钠血症和水中毒,患者可在术后几小时内出现烦躁不安、恶心、呕吐、抽搐、痉挛、昏睡,严重者可出现肺水肿、脑水肿和心力衰竭等症状。护理措施:术后及时补充含钠液体可以预防患者术后出现 TUR 综合征;一旦患者出现上述症状则应立即遵医嘱减慢输液速度,给予脱水剂和利尿剂,并对症护理。

尿失禁一般为一过性尿失禁,原因是气囊牵引后使尿道括约肌麻痹、水肿所致。在做好心理护理的同时,指导患者进行盆底肌群功能锻炼即缩肛练习,告诉患者不要成为负担,一般可恢复。如因膀胱功能障碍引起的尿失禁,需药物或手术治疗;如因手术损伤远端尿道括约肌时可引起完全性尿失禁,术后难以恢复。

(2)开放性手术患者的护理

耻骨上前列腺摘除术、耻骨后前列腺摘除术,术后留有一枚尿管、膀胱造瘘管及引流管。除执行一般术后护理常规外,其他护理内容包括:

1)术后体位同 TUR-P 术。

2)耻骨后引流管的护理:保持引流管通畅,防止打折受压,注意观察引流液的颜色与性状。正常为血性,24 小时引流量应在 200ml 以内,如引出淡红色液体,量较大时,则需注意检查导尿管及造瘘管是否通畅,有可能尿液经膀胱切口漏入耻骨后间隙,需及时与医生沟通查找原因采取措施。

3)导尿管及膀胱造瘘管的护理:导尿管牵拉固定在一侧大腿的内侧,经膀胱造瘘管持续冲入生理盐水,经尿管排出,以稀释前列腺窝的出血,防止血块堵塞尿管,因此注意保持固定肢体伸直,保证牵拉确实。如冲出液体的速度小于冲入液体的速度,或尿管无液体引出,需及时通知医生给予处理,冲出血块,也可经尿道管冲入经膀胱造瘘管冲出。观察冲洗液流出的情况,若处理不及时则膀胱压力升高,冲洗液会经膀胱切口流入耻骨后间隔,经引流管引出,造成耻骨后间隔感染及膀胱切口愈合延迟。保持会阴部与造口周围皮肤清洁与干燥,每日 2 次会阴护理,敷料有渗出时及时更换。尿道口会不时有血液流出,因此需及时清理干净,防止感染。

4)并发症的护理:术后患者可出现出血、膀胱痉挛、感染和拔除尿管后患者出现暂时尿失禁,护理内容同 TUR-P 术。

3.健康指导

(1)指导患者继续按照医嘱口服抗生素防止感染。

(2)饮食以清淡、易消化食物为主,告诉患者多吃蔬菜、水果等含纤维丰富的食物,少食辛辣刺激性食物,戒烟、酒,保持大便通畅,避免不必要的灌肠。便秘、咳嗽或其他增加腹压的因素都可诱发再出血;多饮水、勤排尿以冲洗尿路,每天保证尿量维持在 1500ml 以上。

(3)活动方面应告诫患者 3 个月内切忌长时间坐着或憋尿,避免骑脚踏车和摩托车,避免温水坐浴或久坐潮湿的地方,防止长期会阴部充血诱发前列腺被膜水肿或膀胱过度充盈影响逼尿肌功能,再度造成尿潴留。术后 2 个月内避免上下楼梯及跑步等较剧烈活动,嘱患者尽可能进行轻柔的体育活动,以利增强机体抵抗力,改善前列腺局部的血液循环。练习提肛运动,增强盆底会阴部肌肉的张力,以尽快恢复尿道括约肌的功能,每天 10 次、每次 10 分钟、每个动作持续 10 秒钟。

(4)行 TUR-P 术后 1 个月之内在前列腺窝创面未完全愈合前,仍有可能继发出血,患者可出现轻微的血尿。告诉患者不必紧张,多饮水,每日饮水量最好不少于 3L,以保证足够的尿量可起到内冲洗作用。若出血较多、有大量血块、排尿困难时应到医院及时处理。

(5)最初排尿通畅,1 个月后又逐渐出现排尿困难是典型的尿道狭窄的表现,应及时到医院就诊,定期进行扩张。

(6)TUR-P 术后 1 个月、开放手术术后 2 个月可逐渐恢复性生活。术后患者会出现逆行射精,需告知患者。

第四节　泌尿系统常见肿瘤患者的护理

一、肾癌

肾癌(renal carcinoma)是泌尿系统较常见的肿瘤之一,仅次于膀胱癌。又称肾细胞癌、肾腺癌等,是肾脏最常见的实质性恶性肿瘤。

肾癌高发年龄为 50～70 岁,男女发病比例为 2:1。随着体检的普及,越来越多没有临床表现的肾癌在体检和检查其他疾病时被发现,称之为"偶发肾癌"。

【病因】

肾癌的病因不明确,可能与以下因素有关:

1.吸烟

增加发生肾癌的危险,与吸烟量、吸烟时间有关。

2.肥胖

流行病学调查发现肥胖与肾癌的发病有相关性。

護理,敷料有渗出时及时更换。尿道口会不时有血液流出,因此需及时清理干净,防止感染。

4)并发症的护理:术后患者可出现出血、膀胱痉挛、感染和拔除尿管后患者出现暂时尿失禁,护理内容同 TUR-P 术。

3.健康指导

(1)指导患者继续按照医嘱口服抗生素防止感染。

(2)饮食以清淡、易消化食物为主,告诉患者多吃蔬菜、水果等含纤维丰富的食物,少食辛辣刺激性食物,戒烟、酒,保持大便通畅,避免不必要的灌肠。便秘、咳嗽或其他增加腹压的因素都可诱发再出血;多饮水、勤排尿以冲洗尿路,每天保证尿量维持在 1500ml 以上。

(3)活动方面应告诫患者 3 个月内切忌长时间坐着或憋尿,避免骑脚踏车和摩托车,避免温水坐浴或久坐潮湿的地方,防止长期会阴部充血诱发前列腺被膜水肿或膀胱过度充盈影响逼尿肌功能,再度造成尿潴留。术后 2 个月内避免上下楼梯及跑步等较剧烈活动,嘱患者尽可能进行轻柔的体育活动,以利增强机体抵抗力,改善前列腺局部的血液循环。练习提肛运动,增强盆底会阴部肌肉的张力,以尽快恢复尿道括约肌的功能,每天 10 次、每次 10 分钟、每个动作持续 10 秒钟。

(4)行 TUR-P 术后 1 个月之内在前列腺窝创面未完全愈合前,仍有可能继发出血,患者可出现轻微的血尿。告诉患者不必紧张,多饮水,每日饮水量最好不少于 3L,以保证足够的尿量可起到内冲洗作用。若出血较多、有大量血块、排尿困难时应到医院及时处理。

(5)最初排尿通畅,1 个月后又逐渐出现排尿困难是典型的尿道狭窄的表现,应及时到医院就诊,定期进行扩张。

(6)TUR-P 术后 1 个月、开放手术术后 2 个月可逐渐恢复性生活。术后患者会出现逆行射精,需告知患者。

第四节　泌尿系统常见肿瘤患者的护理

一、肾癌

肾癌(renal carcinoma)是泌尿系统较常见的肿瘤之一,仅次于膀胱癌。又称肾细胞癌、肾腺癌等,是肾脏最常见的实质性恶性肿瘤。

肾癌高发年龄为 50～70 岁,男女发病比例为 2:1。随着体检的普及,越来越多没有临床表现的肾癌在体检和检查其他疾病时被发现,称之为"偶发肾癌"。

【病因】

肾癌的病因不明确,可能与以下因素有关:

1.吸烟

增加发生肾癌的危险,与吸烟量、吸烟时间有关。

2.肥胖

流行病学调查发现肥胖与肾癌的发病有相关性。

3.职业

有些化学物质,如二甲胺、铅、镉等,动物实验可诱发肾癌,但在人体尚未证实。石油精炼厂和石油化工产品行业、报纸印刷工人、干洗等行业因接触有害化学物质增加肾癌危险性。

4.激素和药物等化学物质

特别是激素对动物和人类可能引起肾癌;利尿药可能是促进肾癌发生的因素,高血压患者因服用利尿药易发生肾癌。

5.其他

长期患有肾结石及感染可诱发上皮化生及不典型增生而发展成癌;此外,透析者容易发生肾癌,因此透析超过 3 年者应每年进行 B 超检查。家族性肾癌为染色体遗传病,多数发病年龄比较早,趋于多病灶和双侧性。

【病理】

肾癌常累及肾脏的一侧,多为单发,肿瘤为类圆形、实性。肾癌没有真正的组织包包膜,但常有被压迫的肾实质和纤维组织组成假包膜。肾癌细胞含有 3 种基本细胞类型,即透明细胞、颗粒细胞、梭形细胞。以透明细胞为其主要成分占 $60\%\sim85\%$,由肾小管上皮细胞发生而来。约半数肾癌同时有两种细胞。以梭形细胞为主的肾癌恶性度最高,预后最差,较少见。局限在包膜内的肾癌恶性度较小。肾癌的转移途径有 3 种:直接蔓延、血行转移和淋巴转移。

【临床表现】

肾位置深在,一般出现症状多为晚期,且肾癌的临床表现多变。

1.症状

(1)血尿、腰痛、肿块,是肾癌典型的临床表现,然而只有 10% 的患者同时具备三种症状,一般患者只有其中的一项或两项,但均为晚期表现。血尿的特点为间歇性、无痛、全程肉眼血尿,血尿的程度与肾癌体积大小和分期并不一致,邻近肾盂、肾盏的肿瘤随着肿瘤的生长容易穿破肾盂、肾盏出现血尿,而肿瘤向外生长可以无血尿发生。多数患者表现为腰部钝痛或隐痛,多由于肿瘤生长牵拉肾包膜而引起。肿瘤内部出血或尿中血块通过输尿管时则可引起剧烈腰痛或腹痛,当肿瘤侵犯周围脏器和腰肌时疼痛较重且为持续性。

(2)副瘤综合征:也称为肾外表现,易与全身其他疾病相混淆,而忽略肾本身病变。包括发热、高血压、血沉增快、红细胞增多症、肝肾功能异常等。肾癌患者发热是由于肿瘤本身产生的内生致热源,男性精索静脉曲张,平卧后不能消失,提示有肾静脉或下腔静脉内癌栓形成。

(3)转移症状:如病理骨折、咯血、神经麻痹及转移部位疼痛。

2.体征

当肿瘤长大到一定程度时可在腰、腹部触及肿大的肾脏。

【辅助检查】

1.B 超检查

B 超可以发现肾内直径 1cm 以上的占位病变。因其检查简便、无创、经济,在体检时常使用。若体积较小的肾占位病变可结合 CT 或肾动脉造影来确定。

2.放射线检查

(1)尿路平片(KUB):可见肾的外形增大,肿瘤内有时可见钙化影。

(2)静脉尿路造影(IVU):可见肾盂肾盏受压变形,出现不规则形、狭窄、拉长、移位或充盈缺损。肿瘤较大、破坏严重时患肾不显影。IVU还可了解双肾功能尤其是健侧肾功能情况。

(3)CT:可以发现肾内直径0.5cm以上的病变,能明确显示肾脏肿瘤的大小、部位、与邻近器官的关系。

(4)MRI:对肾癌的分期很准确,尤其对肾静脉和下腔静脉内有无癌栓的辨别优于CT,但发现肿瘤不如CT。

3.血管造影

能显示新生血管、动静脉瘘、肾静脉和腔静脉病变。当肿瘤坏死、囊性变、动脉栓塞时血管造影可不显影。目前肾动脉造影常用于较大的或手术困难的肾癌,术前进行造影和动脉栓塞,可以减少手术出血量。对于晚期肾癌,动脉栓塞加入化疗药物可以作为姑息疗法。因血管造影剂有肾毒性,不适用于肾功能不全者。

4.核素检查

用于检查肾癌骨转移病灶。

【治疗要点】

肾癌一经发现应及早手术治疗,最主要的治疗方法是根治性肾切除术(nephrectomy),亦可在腹腔镜下行肾癌根治术。若肾癌较大,术前可先行肾动脉栓塞治疗,以减少术中出血。小于3cm的肾癌如位置表浅、在肾上腺或下极可考虑做保留肾组织的肾癌切除术(部分肾切除术)。肾癌对放射治疗及化学治疗均不敏感,可行生物治疗、生物化疗、细胞因子治疗。

【护理措施】

(一)术前护理

1.血尿护理

血尿较轻的患者,无须特殊处理,但会造成患者心理上的不安,护士应安慰并告诉患者术后血尿症状会消失,不要过分担心;血尿较重的患者,指导卧床休息、多饮水,同时注意观察血尿的颜色及量,遵医嘱应用止血药和输血治疗,必要时进行膀胱持续冲洗。

2.疼痛护理

肾癌患者的疼痛多为胀痛,一般无须处理;若疼痛较重、难以忍受时,可遵医嘱给予镇痛药,同时指导患者卧床休息,注意询问患者疼痛的性质。

3.发热护理

肾癌患者的发热多为中度,是肿瘤产生内生致热原所致。可嘱患者多饮温水,防止感冒受凉。若体温超过38℃采取物理降温或药物降温,但由于肿瘤的存在,体温下降只是暂时的,之后还会升高。

4.其他

常规术前准备。

(二)术后护理

1.体位

肾癌根治术术后 6 小时患者生命体征平稳后可给予半卧位,以利于患者的呼吸,并促进充分引流。部分肾切除术术后则需平卧位 1～2 周。

2.饮食

术后患者留置胃肠减压期间给予禁食,注意询问患者是否排气,观察有无腹膜刺激症状。听诊肠鸣音以了解患者肠蠕动恢复情况,如患者已排气则可拔除胃肠减压管,先让患者试饮水,如无腹胀等不适情况,则可逐渐进流食、软食,最后过渡到普食。给予患者蛋白质、维生素及纤维素丰富的食物,促进患者早期康复。

3.疼痛的护理

遵医嘱给予镇痛治疗。术后使用患者自控镇痛泵可起到更好的镇痛效果。

4.监测尿量

观察并记录 24 小时尿量,若尿量较少时应及时通知医生采取措施。

5.活动

肾癌根治术术后第 2 天可指导患者在床上活动,术后第 3 天以后可以协助患者离床活动。早期活动可以促进患者的血液循环与胃肠蠕动,增进患者食欲,对患者康复有非常重要的意义。活动量以不引起患者不适为标准,若患者体质较虚弱应适当减少活动。保肾手术术后则需绝对卧床 1～2 周。

6.并发症的观察及护理

(1)术后出血的观察:①监测患者的生命体征。由于根治性肾切除术创面大,术后可能渗血较多,因此要严密监测术后患者脉搏、血压等生命体征的变化情况,根据病情,每 15～30 分钟测量 1 次,直至平稳后每日测量 2 次。②注意观察有无休克的症状和体征,早期发现,及时报告。保持静脉通路通畅,保证液体在单位时间内输入。③注意观察患者局部伤口敷料渗出情况,有渗出应及时通知医生予以更换,同时评估渗出量并做好记录。④观察并记录引流液的颜色和量,做好记录,并重点交接班。保持引流通畅,每 2 小时挤压引流管 1 次,并检查引流管有无打折、受压等情况,若引流量每小时超过 100ml、连续 3 小时,说明有活动性出血,应及时通知医生,准备给予输血、止血、补液等措施。必要时需做好再次手术止血的准备。

(2)预防感染:①术后患者抵抗力较低,加之留置的各种管道都会增加患者感染的机会,因此应保持患者清洁、床单位整洁,每日做好口腔、会阴等基础护理。②监测患者体温变化。③保证各种引流管通畅,尤其要保证引流管在引流平面以下,防止逆流引起感染。④定时翻身、叩背排痰:术后患者由于手术切口疼痛,限制患者活动及咳痰,加之全麻使患者呼吸道分泌物增加,痰液黏稠不易咳出,容易造成肺内感染。因此术后第 1 天开始每 2 小时协助患者翻身,并给予雾化吸入稀释痰液,配合叩背促进痰液的排出。

(三)健康指导

注意休息,术后 3 个月内不要做剧烈运动。可以做一些轻微活动,以增强体质,促进术后早日康复。健康饮食,禁忌高脂饮食。禁止吸烟。加强职业防护,避免直接接触化工产品、染料等致癌物质。每 3～6 个月复查 1 次,如出现血尿、乏力、消瘦、疼痛、腰腹部肿块应立即到医院就诊。指导患者遵医嘱可进行生物免疫治疗。

二、膀胱癌

膀胱肿瘤(tumor of bladder)是泌尿系统中最常见的肿瘤,占我国全部恶性肿瘤的3.2%,90%发生于上皮组织的移行上皮肿瘤。膀胱癌有55%~60%为表浅的分化较好的乳头状癌,治疗后可以复发,复发往往不在原来治疗的部位,肿瘤的恶性程度也不增加,如果复发在原来部位则可能是治疗不彻底,预计有10%以后发展为浸润性癌或转移。

【病因】

引起膀胱肿瘤的病因很多,与膀胱肿瘤发生有关的危险因素包括:

1.长期接触某些致癌物质

如染料、纺织、皮革、橡胶、塑料、油漆、印刷等,这些物质里含有联苯胺、β-萘胺、4-氨基双联苯等致癌物质。

2.吸烟

吸烟是最常见的致癌因素,并且也是很重要的危险因素。可能与香烟里含有多种芳香胺的衍生物致癌有关。发病率与吸烟者的吸烟量、吸烟史有关,吸烟量越大、吸烟史越长膀胱癌发生的危险性就越大。

3.膀胱慢性炎症

膀胱结石、膀胱憩室、埃及血吸虫病、膀胱炎等膀胱的慢性炎症与长期异物刺激可诱发膀胱癌。

4.其他

长期大量服用镇痛药非那西丁、内源性色氨酸代谢异常等都可能为膀胱癌的病因或诱因。

【病理】

膀胱癌的病理类型与肿瘤的组织类型、细胞分化程度、生长方式和浸润深度有关,其中细胞分化程度和浸润深度对患者预后的影响最大。

1.组织类型

上皮性肿瘤占95%,多数为移行细胞乳头状癌。

2.分化程度

按照肿瘤细胞大小、形态、排列、染色、核改变及分裂可分为3级:Ⅰ级为高分化乳头状癌,属低度恶性;Ⅱ级为中分化乳头状癌,属中度恶性;Ⅲ级为低分化乳头状癌,细胞分化不良,属高度恶性。

3.生长方式

分为原位癌、乳头状癌及浸润性癌。原位癌局限在黏膜内,无乳头亦无浸润基底膜现象。移行细胞癌多为乳头状,鳞癌和腺癌为浸润性癌。

4.浸润深度

肿瘤临床分期采用TNM分期,即根据原发肿瘤(T)、局部淋巴结(N)、远处转移(M)进行分期。临床上习惯将Tis、Ta和Ti期肿瘤称为表浅膀胱癌。病理分期(P)同临床分期。

膀胱癌的扩散方式有直接蔓延、淋巴转移、血行转移。

【临床表现】

膀胱肿瘤男性发病率显著高于女性,男女发病率比例约为 4∶1。

1.症状

(1)血尿:是膀胱癌最常见和最早出现的症状,是患者就诊的主要原因。血尿的特点为间歇性无痛性全程肉眼血尿,终末加重。血尿可自行减轻或停止,给患者造成"好转"或"治愈"的错觉,贻误患者的治疗。出血量的多少与肿瘤大小、数目和恶性程度不成比例。分化较好的乳头状肿瘤可有严重的血尿,而分化不良的浸润性癌血尿程度可不严重。非上皮性肿瘤血尿一般较轻。

(2)膀胱刺激症状:尿频、尿急、尿痛是膀胱肿瘤的晚期表现,与肿瘤坏死、破溃或继发感染有关,可能为广泛的原位癌或浸润性癌,当病变集中在三角区症状尤为明显。

(3)排尿困难:当肿瘤位于三角区或膀胱颈部位时会出现排尿困难,甚至出现尿潴留。当出血量较大混有大量血块时可出现膀胱填塞。

(4)晚期表现:膀胱癌晚期可出现腰骶部疼痛、肾积水、肾功能不全、下肢水肿、贫血、体重下降等症状。鳞癌和腺癌为浸润性癌,恶性度高,病程短,预后不良。

2.体征

膀胱癌初期患者没有典型的体征,当出现血块堵塞、排尿困难时可在下腹部触及胀满的膀胱,伴有压痛。若肿瘤长大到一定程度,则在下腹部可触及肿块。

【辅助检查】

1.实验室检查

尿细胞学检查能发现脱落的肿瘤细胞,可作为以血尿为主要表现的患者的初步筛选检查,需要连续留取 3 天尿标本。

2.影像学检查

B 超可发现直径在 0.5cm 以上的肿瘤,可作为患者的初步筛选。静脉尿路造影(IVU)可了解肾盂、输尿管内有无肿瘤并可了解肾脏的功能。CT、MRI 可进一步确定膀胱肿瘤浸润深度以及有无淋巴结转移等情况。

3.膀胱镜检查

可直接观察到肿瘤的大小、形态、数目、有无蒂等情况,是膀胱肿瘤患者非常重要的一项检查,对膀胱肿瘤的诊断具有非常重要的意义。表浅的乳头状肿瘤呈浅红色、有蒂;有浸润的乳头状肿瘤颜色较深,呈暗红色,乳头融合,蒂周围黏膜水肿,肿物活动度较差;浸润性癌则呈褐色团块,表面坏死及溃疡,边缘隆起水肿。而原位癌一般不易发现,可有膀胱局部黏膜发红。在膀胱镜直视下可活检送病理。

【治疗要点】

膀胱肿瘤的治疗以手术为主,根据肿瘤的病理情况和患者的全身状态选择手术方式。原则上 T_a、T_1 和局限的 T_2 期肿瘤可采用保留膀胱的手术,较大、多发、反复发作及分化不良的 T_2 期肿瘤和 T_3 期肿瘤以及浸润性鳞癌和腺癌应行膀胱全切除术。肿瘤浸润在黏膜固有层以上的乳头状肿瘤(T_a、T_1)以经尿道膀胱肿瘤电切术(transurethral resection of bladder tumor,

TUR-B)为主要治疗方法,也可行膀胱部分切除术,术后为预防复发可采用膀胱灌注化疗和免疫治疗。根治性膀胱全切除术是浸润性癌的基本治疗方法,切除的范围包括膀胱、前列腺、转移的淋巴结、部分尿道、女性的子宫。最常用的术式是膀胱全切回肠代膀胱术。可控性肠代膀胱术对患者生理、心理影响较小,但手术难度大、术后并发症多。对于年龄大不能耐受较大手术者可采用膀胱全切双输尿管皮肤造口术,但该术式患者术后护理较困难。

【护理措施】

(一)术前护理

1.观察尿液的颜色及性状

膀胱肿瘤患者多数伴有血尿,术前应注意观察,如出血量较大,应通知医生决定是否需要止血、输血、补液治疗。

2.保持尿路通畅

嘱患者多喝水、勤排尿,注意观察患者排尿情况。如出血较多,易形成血块堵塞尿道,患者出现排尿困难,应留置导尿管并行膀胱持续冲洗,确保尿管通畅。

3.术前准备

包括:①皮肤与肠道准备:行膀胱全切除术的患者术前除应备会阴部的皮肤外,还应彻底清洁腹壁皮肤,以利于皮肤乳头的成活。行膀胱全切回肠代膀胱术的患者需要进行完全肠道准备;②膀胱全切回肠代膀胱术的患者术日晨留置胃管。其他术前准备同一般手术。

(二)术后护理

1.TUR-B患者术后护理

(1)体位:术后给予平卧位,避免激烈活动和坐起,以免气囊导尿管破裂、脱出。卧床期间指导患者双下肢被动或主动地肢体活动,防止下肢深静脉血栓形成,导尿管引出尿液的颜色正常时可指导患者离床活动,注意循序渐进地进行,防止意外的发生。

(2)导尿管护理:术后导尿管牵拉固定在大腿的内侧,保持肢体伸直。准确记录24小时尿量,观察尿液颜色变化。若导尿管引流不畅或伴有血块时,可使用高压注射器冲出血块,保持尿管引流的通畅。若尿液颜色鲜红,需及时通知医生,遵医嘱经导尿管进行膀胱持续冲洗,冲洗的速度根据引出尿液的颜色决定,同时遵医嘱给予止血、输血和补液治疗。若给予上述措施后患者血尿颜色仍未见减轻,出现心率增快和血压下降时,必要时需入手术室进行二次止血。

(3)饮食指导:术后6小时可进软食,第2天即可正常饮食。指导患者多饮水,每天2000~3000ml,以起到内冲洗的作用。多吃蔬菜和水果,防止便秘。

2.膀胱部分切除患者术后护理

(1)体位:同TUR-B术。

(2)膀胱侧间隙引流管护理:①保持引流通畅,准确记录引流量。指导患者翻身活动时不要牵拉引流管,亦不要使引流管打折、受压,每2小时挤压引流管1次,观察引流液的性状及颜色,准确记录24小时引流量。一般术后2~3天引流量逐渐减少,为保证引流充分,少于10ml可将引流管提出一半,注意观察引流量,如2~3天后引流量仍少于5ml,可试验闭管,患者无发热、局部无红肿、渗出则可将引流管拔除。②防止逆行感染,保持引流袋低于引流部位,注意监测患者体温变化。

（3）导尿管护理：确保膀胱尿液充分引流、减少膀胱张力，必须保持尿管通畅、无血块阻塞。若尿管不通畅，尿液会经膀胱切口流入膀胱侧间隙，造成切口感染，此时引流液颜色变浅，量增加较多，应引起高度重视，及时查找原因予以处理。每日会阴护理 2 次，防止感染发生。

（4）饮食指导：指导患者排气后进食，防止过早进食引起腹胀。进食后指导患者多饮水、多食水果与蔬菜防止便秘。

3.膀胱全切患者术后护理

（1）体位：术后生命体征平稳可采取半卧位，使引流充分。

（2）引流管护理：膀胱全切双输尿管皮肤造口留置引流管左右各 1 枚，膀胱全切回肠代膀胱术留置腹膜后及盆腔引流管 2 枚。引流管的护理同护理常规。膀胱全切回肠代膀胱术后腹膜后引流管注意观察引出液体的量、色及性状，若引出液体较多，呈淡红色，患者尿量减少，可能出现尿瘘，应及时通知医生，保持导尿管的通畅；若引出液体呈粪样，并伴有臭味，可能发生粪瘘，及时通知医生给予相应处理。

膀胱全切双输尿管皮肤造口留置左、右输尿管支架管（或单 J 管）共 2 枚，膀胱全切回肠代膀胱术留置左、右输尿管支架管（或单 J 管）及回肠代膀胱引流管共 3 枚，各引流管要分别记录引流尿液的情况。左右输尿管支架管固定确实并做好标记，指导患者在翻身活动时不要牵拉，注意观察有无滑脱。左右输尿管支架管引流不畅时，需通知医生，用 5～8ml 无菌生理盐水低压、缓慢冲洗。

（3）饮食指导：膀胱全切的患者需排气后方可进食水，禁食期间要在规定的时间内输入足够的液体，以保证尿量。膀胱全切双输尿管皮肤造口患者排气后，可指导患者从流食逐渐过渡到普食。患者排气后需再观察胃肠蠕动情况 1～2 天，若无特殊情况，可遵医嘱指导患者进全流半量-全流全量-半流半量-半流全量-软食-普食，逐渐过渡、增加饮食量，并观察进食后患者有无腹痛等腹膜刺激症状。禁食期间可给予肠外营养，患者进普食后应给予高热量、高蛋白、高纤维素、高维生素饮食，同时注意观察排便情况。

（4）胃肠减压管的护理：膀胱全切回肠代膀胱术患者术后留置胃肠减压管 1 枚，记录 24 小时胃液引出量，同时观察引出胃液的颜色及性状。一般引出胃液为无色或绿色，若为咖啡色应考虑有应激性溃疡发生，及时通知医生采取相应措施。胃肠减压期间防止口腔感染，指导其用漱口水漱口，每日 2 次口腔护理，并注意观察口腔黏膜有无溃疡发生，患者排气后方可拔除，一般需留置 3～5 天。

（5）造瘘口的护理：①观察造瘘口的血运情况：膀胱全切除术后注意观察患者输尿管皮肤造口或回肠代膀胱腹壁造口黏膜的血运情况，如出现苍白、青紫或发黑，应立即通知医生。皮肤乳头用氯己定棉球清洁，动作要轻柔，使用离被架以减少对皮肤乳头的压迫，促进乳头的成活。②保护造瘘口周围皮肤：由于造瘘口会不断有尿液流出，对造瘘口周围皮肤有腐蚀性，因此应保持造瘘口周围皮肤的清洁与干燥，及时清理流出的尿液；指导患者用柔软的手纸或棉球擦拭，使对皮肤的刺激减少到最低程度；如皮肤出现发红，或有湿疹，可采用皮肤保护剂保护局部皮肤。

（6）心理护理：膀胱全切的患者由于正常生理结构的改变，多数患者不能接受自己身体形象，因此护士需要耐心疏导患者，告诉其造口处佩戴集尿器后不会影响正常的生活，经常鼓励患者,使其逐渐适应身体的改变。

(三)化疗患者的护理

化疗可以预防术后复发,延迟肿瘤进展,消灭残余肿瘤和原位癌,因此保留膀胱的手术需进行膀胱灌注化疗,具体方法如下:

1.灌注时间

行 TUR-B 术的患者从术后 1 周、行膀胱部分切除术后的患者从术后 1 个月开始行膀胱灌注化疗。

2.灌注药物

丝裂霉素、噻替哌、卡介苗(BCG)等化疗药物。

3.灌注方法

通过导尿管将灌注药物注入膀胱,然后拔除导尿管,指导患者每半小时改变体位 1 次,左侧卧位、右侧卧位、仰卧位、俯卧位,以使化疗药物能接触到膀胱壁的各个面。保留 2 小时以上,2 小时后可正常排尿。指导患者灌注前尽量少饮水,以减少尿对灌注药物的稀释。

4.化疗并发症

化疗药行膀胱灌注的不良反应除化疗药物的毒副作用外还会使患者产生膀胱刺激症状、尿道狭窄,如出现上述症状通知医生是否需要使用抗生素等药物配合治疗或行尿道扩张术。膀胱刺激症状如不十分严重护士可告诉患者应坚持治疗,膀胱刺激症状重者可暂停灌注化疗,待症状减轻或消失后再进行。用噻替哌灌注膀胱可有 30% 被吸收,每次灌注膀胱前必须作血、尿常规检查,若白细胞总数低于 $4 \times 10^9 / L$ 或血小板低于 $50 \times 10^9 / L$ 暂停灌注,待血常规恢复正常后继续进行。

(四)健康指导

1.定期复查

护士应告诉患者坚持定期复查的重要性。膀胱癌术后患者一般第 1 年内应每 3 个月复查 1 次,如无复发则可半年复查 1 次,1 年后可每年复查 1 次。高危患者推荐 2 年内每 3 个月 1 次膀胱镜检查,然后 6 个月 1 次检查 2 年,之后可每年检查 1 次。膀胱镜检查是保留膀胱手术患者复查非常重要的内容。但由于该项检查较痛苦,许多患者难以接受,导致耽误病情。因此护士应做好健康指导,使患者认识到膀胱镜检查的重要性,按照复查时间按时就诊。

2.生活指导

告诉患者多喝水、勤排尿,不要憋尿。不要接触染料等化学致癌物质。适当锻炼身体以增强身体的抵抗力。

3.造口的护理

对于造瘘患者护士应指导其佩戴合适的集尿器。每天清晨暴露造瘘口及周围皮肤 0.5～1 小时,如皮肤出现湿疹可用白炽灯照射 15～20 分钟,注意灯泡与患者皮肤的距离,防止烫伤。尿袋可每天煮沸消毒,每周更换 1 次。为防止造瘘口狭窄,需定期进行扩张。

三、前列腺癌

前列腺癌(prostate cancer)是老年男性常见的恶性肿瘤,在发达国家发病率较高,在美国和欧洲,是男性除肺癌之外第 2 个死亡病因,而在非洲和亚洲较少见。近年来随着我国生活水平的提高,饮食结构的改变,人均寿命的延长以及医疗水平的提高,前列腺癌发病率迅速增加。

【病因】

(一)已确定的危险因素

1.年龄

前列腺癌的发病率在 50 岁以后随年龄的增长而增加。

2.遗传

有家族史的前列腺癌患者发病率较普通人群高。

3.种族

美国和欧洲发病率高,而亚洲发病率相对较低。

(二)可能的危险因素

1.脂肪

是前列腺癌的重要致癌因子,大量研究表明前列腺癌死亡率与脂肪摄入量高度相关。

2.激素

前列腺是一个雄激素依赖性器官,早期前列腺癌为内分泌激素依赖性,但激素对前列腺癌变的作用目前还不完全清楚。

(三)潜在的危险因素

1.输精管结扎术

可增加前列腺癌危险性的 1.2～2 倍。

2.镉

是烟草和碱性电池中的微量元素,与前列腺癌的发生有弱相关性。

3.维生素 A

维生素 A 摄入是否有增加前列腺癌的危险尚有争议。在日本和其他前列腺癌低发地区,维生素 A 的主要来源是蔬菜,而在高发国家美国则为动物脂肪来源,因此维生素 A 摄入与前列腺癌的危险性实际上是与高动物脂肪摄入有关。

4.维生素 D

维生素 D 缺乏与前列腺癌死亡率相关。

5.男性秃顶

雄激素与前列腺癌的发生有关,也与男性秃顶相关,有流行病学研究表明男性秃顶可以增加患前列腺癌的风险。

【病理】

前列腺癌易发部位在前列腺外周带,只有小部分病例是源于前列腺移行区,即尿道周围和前叶部分。前列腺癌 98％为腺癌,移行细胞癌、鳞癌等极少见。前列腺癌大多数为雄激素依赖型,其发生和发展与雄激素关系密切,雄激素非依赖型只占少数,雄激素依赖型最后可发展为雄激素非依赖型。

前列腺癌的转移途径包括:①直接蔓延:侵入腺体周围组织,累及精囊;②血行播散:经血行传播至脊柱、骨盆最常见;③淋巴扩散:盆腔淋巴结转移较常见。

【临床分期】

前列腺癌按肿瘤、淋巴结转移、远处转移进行 TNM 分期。Gleason 分级在前列腺癌发病率较高的国家应用较多。采用五级 10 分制法将肿瘤分成不同类型,Gleason2～4 分属于分化良好癌,5～7 分属于中等分化癌,8～10 分属于分化不良癌。

【临床表现】

前列腺癌早期多数患者没有任何症状,随着癌肿的发展出现以下症状。

1.下尿路梗阻症状

尿频、尿急、尿流缓慢、尿流中断、排尿不尽,严重者可出现尿潴留或尿失禁。较少患者可出现血尿。

2.局部浸润性症状

膀胱直肠间隙常是局部浸润性前列腺癌最先侵犯区域,包括前列腺、精囊、输精管以及输尿管下端等结构。患者表现为腰骶部疼痛,向髋部及下肢放射。

3.转移部位症状

骨转移会表现为骨痛、骨髓压迫神经症状及病理性骨折。

4.晚期症状

贫血、消瘦、下肢水肿、少尿、无尿,最终呈恶病质。

【辅助检查】

1.直肠指诊(DRE)

可以检测到早期的前列腺癌,但是一种非特异性的检查,发现可触及结节时需要与前列腺增生结节、前列腺炎以及前列腺感染性病灶等相鉴别,一般前列腺癌的结节较硬。有时发现为前列腺癌时病变的病理分级已达恶性程度较高的级别。

2.直肠超声检查(TRUS)与前列腺穿刺活检

TRUS 可检查患者的前列腺以及周围组织结构寻找可疑病灶,并能初步判断肿瘤的体积大小,还能帮助进行前列腺可触及或不可触及病变的穿刺活检。

3.CT 和 MRI

可帮助了解肿瘤与周围组织和器官的关系,有无浸润,为诊断与肿瘤分期的依据。

4.核素检查(ECT)

怀疑有远处转移的前列腺癌患者可发现转移病灶。

5.前列腺特异性抗原(PSA)

PSA 是一种蛋白酶,通常只在前列腺液和精液测得,如在血液中测得 PSA 存在,往往可作为患者发生良性或恶性前列腺病变的标志。正常范围 0～4ng/ml。将 PSA 测定与 DRE 结合使用会明显提高前列腺癌的检出率,是前列腺癌早期诊断最有效的方法。但进行直肠指诊、导尿等操作会使 PSA 值升高,服用治疗前列腺的有些药物可使 PSA 值降低,因此在检验时应避免上述因素。

【治疗要点】

前列腺癌的治疗根据患者的年龄、全身状况、临床分期及病理分级等综合因素考虑。方法包括:随访观察、根治性前列腺切除术、内分泌治疗、放射治疗、冷冻治疗、综合治疗等。Ⅰ期可观察不做处理,局限于前列腺内的Ⅱ期可行根治性前列腺切除术,Ⅲ、Ⅵ期以内分泌治疗为主。

【护理措施】

1.内分泌治疗(又称去势治疗)患者的护理

(1)手术去势治疗:即睾丸切除术,术后指导患者使用提睾带或指导患者穿紧身短裤,起到压迫止血的作用。如术前有排尿困难、尿潴留者需留置导尿或行膀胱造瘘术,保持尿液引流通畅,保持造瘘口周围局部敷料清洁与干燥。长期带管的患者注意定期夹闭、定期放尿,训练膀胱功能。

(2)药物去势治疗:采用雌激素类药物、促黄体释放激素类似物(LHRH-A)及类固醇类或非类固醇类抗雄激素药物等。注意观察患者用药后的反应,有的患者会出现潮热、性欲下降、身体不适等症状,轻者能自行调节,重者需通知医生采取支持疗法。

2.根治性前列腺切除术患者的护理

(1)监测生命体征:患者多为老年人,术后注意观察生命体征,防止出现心、脑血管意外。

(2)留置导尿管及造瘘管的护理:保持导尿管通畅,注意观察引流尿液的颜色、性状与量,若引出尿液颜色较深应及时通知医生处理。

(3)引流管的护理:监测引流管引出液体的量、色及性状,若引出量较多、颜色较浅,有可能发生尿道膀胱吻合口瘘,注意保持引流管及导尿管的通畅,延长留置的时间,防止翻身活动时牵拉或拽出。

(4)防止感染:保持伤口及造瘘口局部敷料清洁与干燥,指导患者在排尿、排便时不要污染敷料,如有污染应及时予以更换;监测患者体温变化,若体温超过 38℃ 采取物理或药物降温措施。

3.健康指导

(1)指导患者避免危险因素:尽可能避免潜在的危险因子如高脂饮食、镉、除草剂等。

(2)坚持低脂饮食、多食富含植物蛋白的大豆类食物、长期饮用绿茶、适当提高饮食中微量元素硒和维生素 E 的含量等措施可以预防前列腺癌的发生。

(3)并发症的观察与预防:根治性前列腺切除术的患者术后可能会有尿失禁和勃起功能障碍,指导患者正确面对,坚持进行盆底肌肉锻炼,对改善症状能够起到一定作用。

(4)复查:遵医嘱每 3 个月到半年复查 1 次,尤其注意监测 PSA 水平。药物去势的患者应注意复查肝功能情况。若患者出现骨痛症状应指导其立即就诊。手术的患者第 2 年可每 6 个月复查 1 次,5 年后每年复查 1 次。

第四章　神经外科疾病患者的护理

第一节　重症颅脑损伤患者的护理

颅脑损伤（craniocerebral trauma，head inj ury）是神经外科常见的疾病，占全身各部损伤的 10%～20%，仅次于四肢损伤。重症颅脑损伤患者往往病情危重复杂，死残率位居外伤榜首，死亡率可高达 30%～50%。因此，如何降低重症颅脑损伤患者的死残率，成为神经外科亟待解决的问题。

【病因及分类】

（一）病因

颅脑损伤是因暴力作用于头部而引起。常因交通和工矿事故、高处坠落、跌倒、锐器或钝器打击头部所致，火器伤多见于战时。颅脑损伤包括头皮损伤、颅骨损伤、脑损伤，三者可单独或同时存在。

（二）分类

1.按损伤机制分类

一般可分为闭合性和开放性损伤。

2.按损伤程度分类

按伤情轻重可分为以下三级：

Ⅰ级（轻型）：主要指单纯脑震荡，昏迷在 30 分钟以内。

Ⅱ级（中型）：主要指轻度脑挫裂伤或颅内小血肿，昏迷在 6 小时以内。

Ⅲ级（重型）：主要指广泛颅骨骨折、广泛脑挫裂伤、脑干损伤或颅内血肿，昏迷在 6 小时以上；意识障碍逐渐加重或出现再昏迷，有明显的神经系统阳性体征及生命体征改变。

3.按 Glasgow 昏迷评分法分类

（1）轻度：昏迷时间在 30 分钟以内，处于 13～15 分。

（2）中度：昏迷时间在 30 分钟至 6 小时以内，处于 8～12 分。

（3）重度：昏迷时间超过 6 小时，处于 3～7 分。

4.按形态学分类

可广义地分为颅骨骨折和颅内损伤。

（1）颅骨骨折：按骨折部位可分为颅盖骨折和颅底骨折；按骨折形态分为线性骨折、凹陷骨折和粉碎性骨折；按是否与外界相通分为开放性骨折和闭合性骨折。

（2）颅内损伤：可分为局灶性脑损伤和弥漫性脑损伤。局灶性脑损伤按血肿部位可分为硬膜外血肿、硬膜下血肿、颅内血肿。

5.按颅内血肿形成速度分类

按外伤后血肿引起颅内压升高或早期脑疝症状所需时间分为 3 型:①急性:72 小时以内;②亚急性:3 日至 3 周内;③慢性:3 周以上。

【临床表现】

(一)颅骨骨折

1.颅盖骨折

分为线性骨折、闭合性凹陷性骨折、开放性凹陷性骨折。

2.颅底骨折

分为颅前窝骨折、颅中窝骨折、颅后窝骨折(表 4-1)。

表 4-1　颅底骨折的临床表现

骨折部位	脑脊液漏	瘀斑部位	可能损伤的脑神经
颅前窝	鼻漏	眶周、球结膜下("熊猫眼")	嗅神经、视神经
颅中窝	鼻漏和耳漏	乳突区(Battle 征)	面神经、听神经
颅后窝	无	乳突区、枕下部、咽后壁	第Ⅸ～Ⅻ对脑神经

(二)原发性脑损伤

1.脑震荡

伤后立即出现短暂的意识丧失,一般持续时间不超过 30 分钟。

2.脑挫裂伤

脑挫裂伤指软脑膜、血管及脑组织同时破裂,伴有外伤性蛛网膜下隙出血。在局灶症状和体征的基础上表现为头痛、恶心、呕吐、生命体征明显改变、脑膜刺激征等症状。昏迷时间一般超过 30 分钟,伤后脑水肿高峰期为 3～7 日。

3.脑干损伤

指中脑、脑桥、延髓部分的挫裂伤,是一种严重的、甚至是危及生命的损伤。①中脑损伤:意识障碍较为突出,并出现瞳孔时大时小、双侧交替变化及去皮质强直症状。②脑桥损伤:除有持久意识障碍之外,双侧瞳孔极度缩小,角膜反射及咀嚼肌反射消失。③延髓损伤:主要为呼吸抑制和循环紊乱。

4.下丘脑损伤

①意识与睡眠障碍:伤后即可出现嗜睡症状,严重时即刻出现昏睡不醒。②循环和呼吸紊乱:以低血压、脉速多见。③体温调节障碍:伤后即可出现中枢性高热,可高达 41～42℃。

(三)继发性脑损伤

1.急性硬脑膜外血肿

临床症状可因出血速度、血肿部位及年龄而有所不同。表现为:①意识障碍:"中间清醒期"是急性硬脑膜外血肿的意识障碍特点,即昏迷—好转或清醒—昏迷的过程。②瞳孔改变:患侧瞳孔先缩小,随之进行性散大,对光反应消失。③锥体束征:出现一侧肢体肌力下降,并进行性加重。④生命体征变化:常为进行性血压升高,心率减慢和体温升高。⑤血肿形成:脑膜中动脉破裂出血是硬膜外血肿形成的主要原因。

2.急性硬膜下血肿

硬膜下血肿形成是由脑挫裂伤出血引起血肿和颅骨骨折累及大血管或静脉窦出血所致。表现为：①急性硬膜下血肿：伤后持续昏迷或昏迷进行性加重，并且很快出现脑疝的表现，少有"中间清醒期"，颅内压升高和脑疝症状出现较早。②亚急性硬膜下血肿：由于原发性脑挫裂伤较轻，出血速度较慢，逐渐出现颅内压升高症状，主要表现为头痛、呕吐加剧，躁动不安及意识状态进行件恶化。

3.慢性硬膜下血肿

表现为慢性颅内压升高，神经功能障碍及精神症状。

4.颅内血肿

出现颅内压升高症状；颅内血肿累及功能区，可出现偏瘫、偏盲、偏身感觉障碍、失语及局灶性癫痫等症状；意识障碍持久且进行性加重。

【辅助检查】

1.X线

可显示骨折损伤程度。如：骨折陷入深度，颅内积气情况等。

2.CT

可以如实地反映损伤的病理改变及范围，同时还可以动态地观察病变的发展与转归。尽早发现脑挫裂伤及颅内较小血肿，及时复查CT，可早期发现迟发血肿，帮助确定治疗方案。如：急性硬膜外血肿显示颅骨内板与脑表面之间有双凸镜形高密度影；硬膜下血肿显示颅骨内板与脑表面之间出现高密度、低密度、混合密度的新月形或半月形影；颅内血肿在脑挫裂伤灶附近或脑深部白质内可见类圆形或不规则高密度血肿影。

3.MRI

对颅脑损伤中一些CT检查较困难的病变，如等密度的硬膜下血肿、轻度脑挫裂伤、小量颅内血肿等有显著的优越性。

4.颅内压监测

适用于重症颅脑损伤患者，特别是年龄较大、伤情较严重、曾有过低血压、缺氧及高碳酸血症的患者。

5.脑干诱发电位

可分别反映脑干、皮质下和皮质等不同部位的神经功能情况，有助于确定受损部位、判断病情严重程度和预后。

【治疗要点】

原则上，凡颅脑损伤发生颅内血肿、开放性损伤、颅骨凹陷性骨折引起急性脑受压或脑疝的患者均需急诊手术治疗。若合并内脏出血、其他部位开放性骨折和休克等，应同时紧急处理。

1.一般治疗

昏迷期间如能防止各种并发症，保持内外环境的稳定，则患者可获得较好的预后。

2.脑水肿的治疗

采用脱水疗法,静脉应用 20％甘露醇、呋塞米、甘油果糖和皮质激素;重型脑损伤通过过度换气可使脑血管适度收缩,从而降低颅内压。

3.手术治疗

有手术指征的患者均应尽快手术治疗。急性颅内血肿的外科手术指征评价包括血肿量、血肿部位和颅内占位效应,并要结合患者年龄、损伤程度、意识状态、合并伤和全身状态进行综合评价。

【护理措施】

(一)一般护理

1.保持呼吸道通畅

(1)体位:床头抬高 15°～30°,以利于静脉回流。昏迷及吞咽功能障碍患者取侧卧位或侧俯卧位,以免呕吐物、分泌物误吸,引起吸入性肺炎或窒息。

(2)及时清除呼吸道分泌物:颅脑损伤患者多有不同程度的意识障碍,丧失有效的咳嗽反射和吞咽功能,需及时清除呼吸道分泌物、血液、脑脊液及呕吐物等,避免通气功能障碍导致颅内压进一步升高。

(3)开放气道:保持呼吸道通畅,吸氧并监测动脉血氧饱和度,必要时放置口咽(鼻咽)通气道、行气管插管或气管切开。

(4)湿化气道:适宜的室内温度、湿度及雾化吸入,有利于降低呼吸道分泌物黏稠度,利于排痰。

(5)预防感染:遵医嘱及时合理应用抗生素防治呼吸道感染。

2.脑疝的观察与急救

(1)病情观察:①意识状态:可通过格拉斯哥(GCS)评分进行动态观察加以判断。②瞳孔:是观察重型颅脑损伤病情的窗口。如两侧瞳孔不等大,一侧进行性散大,对光反应迟钝或消失,并伴有意识障碍,则提示有脑受压及脑疝。③生命体征:可反映中枢功能及颅内压的变化。如血压升高、脉搏慢而有力、呼吸浅慢常提示颅内压升高。④颅内压的观察:头痛、呕吐、视盘水肿是颅内压升高的 3 个主要症状。患者剧烈头痛,频繁呕吐,常为急性颅内压升高的表现,应注意发生脑疝的危险。⑤肢体活动情况:如果患者逐渐出现肢体活动障碍,尤其是继发于意识障碍加重和瞳孔改变之后,则提示病情加重。⑥颅内压监测:GCS 评分≤8 分者均适合于颅内压监测,颅内压有逐渐上升的趋势,并高于 40mmHg,应及时通知医生处理。

(2)小脑幕切迹疝:常表现为患侧瞳孔先缩小,对光发射迟钝,随病情进展,患侧瞳孔逐渐散大,直接和间接对光反射消失;进行性意识障碍;病变对侧肢体肌力减弱或瘫痪;对侧瞳孔早期正常,晚期也随之散大;血压忽高忽低、脉搏细数、心律不齐、呼吸浅而不规则。护理措施:迅速建立静脉通路同时通知医生;快速静点 20％甘露醇 250～500ml;做好备血、备皮、抗生素试敏等急诊手术准备;配合急诊 CT 检查。

(3)枕骨大孔疝:颅后窝血肿的患者易发生急性枕骨大孔疝,表现为剧烈头疼、频繁呕吐、颈项强直或强迫体位,生命体征变化较早,意识障碍出现较晚,早期突发呼吸骤停。护理措施:协助医生进行气管插管;呼吸囊或呼吸机辅助通气;做好脑室穿刺术配合及开颅手术前的准备工作。

3.脑脊液漏的护理

主要是防止颅内感染。

(1)体位:患者取半坐卧位,头偏向患侧,借重力作用使脑组织移至颅底,促使脑膜形成粘连而封闭漏口,待脑脊液漏停止3~5日后改平卧位。

(2)保持局部清洁:每日2次清洁、消毒外耳道、鼻腔或口腔,避免棉球过湿,以防液体逆流入颅。勿挖鼻、抠耳。

(3)防治颅内逆行感染:禁忌堵塞鼻腔、耳道;禁忌冲洗鼻腔、耳道及经鼻腔给药;脑脊液鼻漏者,严禁经鼻腔置胃管、吸痰及鼻导管给氧;观察有无头疼、发热等颅内感染迹象;遵医嘱应用抗生素和破伤风抗毒素,预防颅内感染。

(4)避免颅内压骤升:避免用力排便、咳嗽、打喷嚏、擤鼻涕等,以免颅内压骤升;禁止灌肠,以防腹压升高,引起颅内压剧增,诱发脑疝;保证氧的供给,防止窒息及吸入性肺炎加重脑乏氧;保证血压稳定,维持正常脑灌注量。

(5)观察记录脑脊液漏量:在外耳道口或鼻前庭疏松地放置干棉球,棉球渗湿后及时更换,并记录24小时浸湿的棉球数,以此估计漏出的脑脊液量。

(6)观察有无低颅压综合征:脑脊液外漏多时,若出现立位头疼加重、卧位时缓解,并出现头疼、眩晕、呕吐、畏食、反应迟钝、脉搏细数、血压偏低等症状考虑颅内压过低,遵医嘱迅速补充液体以缓解症状。

4.营养支持

颅内损伤患者常因昏迷、高热、呕吐或呼吸急促和抑制而造成代谢紊乱。

(1)营养途径选择:如内环境稳定,循环、呼吸功能趋于平稳,应尽早给予营养支持。营养方式已由肠外营养为主的营养供给方式,转变为通过鼻胃管、鼻腔肠管或胃造口、肠造口途径为主的肠内营养。

(2)控制速度:最好应用喂食泵,速度从20ml/h开始,每4~6小时测量1次胃(肠)残余量,根据患者消化能力逐渐增加鼻饲总量及泵入速度,有胃潴留者行胃肠减压,暂停鼻饲。

(3)监测指标:定期测量体重,监测氮平衡,了解血浆蛋白、血糖、电解质等生化指标,以便及时调整热量和各种营养成分。

5.亚低温治疗和护理

亚低温是应用冬眠药物和物理降温,使患者体温处于一种可控制的低温状态以降低脑代谢和脑耗氧,防止脑水肿。亚低温治疗在临床上又称冬眠疗法或人工冬眠。体温在33~35℃为轻度低温;28~32℃为中度低温;17~27℃为深度低温;16℃以下为超深低温。动态监测颅内压的变化,维持脑压在20mmHg以下,防止冻伤及压疮的发生。

6.躁动护理

颅脑损伤后,患者常出现躁动。

(1)原因:分析引起躁动的原因,给予相应护理措施。①颅内因素:患者存在脑挫裂伤、脑水肿及颅内血肿等疾病时,患者由安静转为躁动,提示病情恶化,需通知医生处理;若处于疾病稳定期,患者由昏迷转为躁动,常提示病情好转。②颅外因素:呼吸道不畅所致的缺氧、尿潴留、便秘、瘫痪肢体受压及冷、热、痛、痒、饥饿等刺激,均可引起患者躁动,应积极寻找原因并对症处理。

(2)慎用镇静药物:勿轻率给予镇静药,以防掩盖病情变化及引起呼吸抑制,对已确诊的躁动患者,可适量给予镇静药,严密观察病情变化。

(3)安全护理:防止意外发生。可加床栏以防坠床,必要时由专人守护;勤剪指甲以防抓伤;远离危险物品;保持床单平整以防皮肤擦伤;注射时需有人相助以防断针;适当约束,避免患者过度挣扎,导致颅内压进一步升高和加重能量消耗。

7.急性神经源性肺水肿

常见于丘脑和脑干损伤。主要表现为:呼吸困难、咳血性泡沫样痰、肺部布满水泡音,血气分析显示 PaO_2 下降和 $PaCO_2$ 升高。护理措施:患者取半卧位,双下肢下垂,以减少回心血量;保持呼吸道通畅,必要时行气管切开,呼吸机辅助呼吸,行呼气末正压通气。

8.引流管的护理

(1)残腔引流管:引流血性脑脊液和局部渗血。护理措施:①引流高度在基线上:仰卧时以外耳道为基线、侧卧位时以正中矢状面为基线。引流管过高会导致引流不充分;引流管过低则会导致引流过度,造成低颅压,有时还会造成桥静脉断裂,形成颅内远隔部位的血肿。②引流管勿受压和折叠,适当限制患者头部活动范围,活动及翻身时避免牵拉引流管。③观察并记录引流液的颜色、量及性质。发现异常,及时通知医生进行处理。

(2)慢性硬膜下血肿:引流瓶(袋)应低于创腔 30cm,保持引流管通畅,观察引流液的颜色、性质和量。

(3)脓腔引流:取利于引流的体位;引流瓶(袋)至少低于创腔 30cm,引流管的开口在创腔的中心,应根据 X 线检查结果加以调整。

9.水电解质代谢紊乱

长期应用脱水剂如甘露醇、呋塞米及患者摄入量不足,易出现水电解质代谢紊乱。

10.暴露性角膜炎

详见本章第二节"听神经瘤患者的护理"。

11.并发症的护理

(1)肺内感染:预防肺部感染和防止坠积性肺炎的发生。鼓励清醒患者咳痰,昏迷患者加强翻身、叩背和吸痰,保持呼吸道通畅.促进肺膨胀。

(2)消化道出血护理:为下丘脑或脑干损伤引起应激性溃疡所致,大量使用激素也可诱发。护理措施:①观察:应注意观察患者的生命体征及全身情况,若患者出现呕血、胃管内抽出咖啡色胃内容物及黑粪,及时报告医师。②处理:大量出血者应禁食,行胃肠减压,采用冰盐水洗胃,胃管内注入凝血酶;小量出血仅有黑粪无呕血者,给予清淡无刺激的流质饮食或行肠内营养。

(3)预防泌尿系感染:对留置导尿管的患者行会阴护理,训练膀胱功能,尽量缩短留置尿管的时间,采用有防逆流装置的一次性尿袋,同时嘱患者多饮水,达到冲洗膀胱和尿道的作用。

(4)预防褥疮:保持患者皮肤清洁、干燥,每天擦浴 1 次;评估褥疮发生危险因素,必要时保护骨隆突部位;每 2 小时翻身 1 次,给予肢体功能位,背部可应用 R 枕。

(5)失用综合征:存在意识或肢体功能障碍者,可发生关节挛缩和肌萎缩。保持患者肢体于功能位,防止足下垂。每日行被动肢体康复训练,防止肢体挛缩和畸形。

12.心理护理

颅脑损伤多为意外发生,病情急、伤势严重、威胁生命,患者及家属易产生恐惧心理。帮助患者调整心态,保持积极乐观的情绪,树立战胜疾病的信心。

(二)术后并发症的预防与护理

1.术后血肿

开颅术后血肿可以发生在头皮帽状腱膜下、硬脑膜外、硬脑膜下和脑内。开颅手术后血肿多发生在术后24～48小时。术后早期幕上血肿表现为手术结束后,患者意识迟迟不清醒;或术后患者麻醉已清醒,继之意识逐渐变差,肢体运动障碍,病理征阳性。后颅窝的术后血肿,病情变化快,患者可能突然呼吸停止。因此,应正确选择心电监护报警系统,严密观察病情变化,及时通知医生。

2.术后感染

开颅术后常见的直接感染有头皮切口感染、脑膜炎等神经系统感染。护理措施:①颅内压的观察:术后3天患者出现高热、头痛、颈强直、神志改变等症状,应通知医生处理。②体位:床头抬高15°～30°,头下铺无菌治疗巾,保持头部敷料清洁,有脑脊液漏及切口敷料渗出应及时通知医生。③高热:可用冰敷或亚低温治疗,必要时遵医嘱给予药物降温;加强营养摄入。④遵医嘱正确应用抗生素。

3.开颅术后脑梗死

开颅术后脑梗死并不少见,可分为全脑梗死和局灶性脑梗死。脑灌注压必须高于55mmHg以上才能保证脑的血液供应,因此,必须有效控制血压。

4.开颅术后脑积水

外伤后脑积水分为正常颅压脑积水和颅内压升高的外伤后脑积水。前者表现为痴呆、共济失调和大小便失禁。后者表现为高血压、心动过缓和通气不足,还可出现整体功能的低下、步态不稳、长期昏迷、癫痫及进行性的肌张力增强。护理上需对患者作连续的、详尽的临床表现和神经体征的观察与记录,必要时通知医生;正确应用降颅内压药物,并观察降压效果;协助医生动态地进行CT检查,观察脑室系统的变化,备好脑室外引流所需物品。

5.深静脉血栓和肺栓塞

是开颅术后常见的并发症,多发生于手术后、昏迷、长期卧床及肢体活动障碍者。若出现不明原因的发热,下肢压痛和肿胀,应及时进行多普勒超声或静脉造影检查以明确诊断。深静脉血栓脱落会造成肺栓塞,严重者可危及生命。预防下肢深静脉血栓形成的措施:①活动:鼓励患者尽早下床活动,瘫痪下肢可行被动运动。②卧位:昏迷及长期卧床的患者抬高下肢15°～30°,促进静脉回流,肢体功能位摆放。③保护静脉:避免在下肢静脉滴注液体,特别是瘫痪侧,长期输液者应交替使用静脉。④预防:术后患者可使用弹力袜或间歇性腓肠肌压力泵。

【健康指导】

1.休息

劳逸结合,避免过度劳累和过度用脑。

2.癫痫者指导

出院后继续按医嘱服用抗癫痫药物,不可突然停药,以免诱发癫痫发作;禁用口腔测体温;不做登高、游泳、驾驶车辆等危险性活动,防止癫痫发作时的意外伤害;如出现肢体麻木、眩晕、心悸、幻嗅等症状,提示可能会发生癫痫,应立即平卧,避免摔伤。

3.颅骨缺损

①心理护理:脑组织失去正常颅骨的屏障作用而使骨窗塌陷、膨隆及脑组织受伤,且颅骨缺损影响美观,因此心理护理尤为重要,家属需理解患者的感受。②保护缺损部位:行健侧卧位,避免患侧卧位,防止脑组织受压,外出时佩戴松紧适度的帽子保护骨窗部位,避免缺损处再次受伤。活动强度适宜、速度勿快,避免脑组织移位。③舒适管理:不在高温环境下长期工作,远离有噪声的地方,以免感到头部不适。④避免颅内压剧烈波动:保持情绪稳定,高血压患者适当控制血压,多食粗纤维的食物,保持大便通畅。

4.复诊

如缺损区脑组织膨出、饱满、硬度大,或出现头疼、呕吐、癫痫、脑脊液漏等症状应及时来诊;3～6个月复诊,考虑行颅骨缺损修补。

第二节 听神经瘤患者的护理

听神经瘤(acoustic neuroma)是指起源于听神经鞘的肿瘤,为良性肿瘤,是常见的颅内肿瘤之一,占颅内肿瘤的8%～10%,约占桥小脑角区肿瘤的80%。肿瘤多数发生于听神经前庭段,少数发生于该神经的耳蜗部。随着肿瘤生长,可出现一些神经压迫症状。

【病因与病理】

(一)病因

从解剖角度看,听神经包括前庭神经和耳蜗神经,与面神经共同走行于内听道中;听神经颅内部分长17～19mm,从脑干到内听道口无神经鞘膜,仅为神经胶质细胞和软脑膜被覆,至内听道口穿过软脑膜后,由 Schwann 细胞被覆,故其多发生在内听道内的前庭神经鞘膜,并逐渐向颅内扩展。

前庭神经鞘瘤起源于外胚层,其前庭神经的鞘膜细胞增生瘤变,逐渐形成肿瘤。

(二)病理

听神经瘤是一具有完整包膜的良性肿瘤,表面光滑,有时可呈结节状。肿瘤大多从内听道内开始生长,逐渐突入颅腔。肿瘤小者局限在内听道内,直径仅数毫米,仅有内听道扩大,随着肿瘤的不断增大,大者可占据整个一侧后颅窝,可向上经小脑幕向幕上、幕下生长达枕骨大孔,内侧可越过脑桥的腹侧达对侧。相邻的脑神经、小脑和脑干等结构可遭受不同程度的推移,面神经、三叉神经可被压向前方或前上方,向下延伸至颈静脉孔可累及舌咽神经、迷走神经及副神经,向内可压迫脑干、小脑和第四脑室。

【临床表现】

一般听神经瘤病程较长,随着肿瘤的生长,临床症状和体征按一定顺序出现。

1.早期耳部症状

肿瘤体积小时,出现一侧耳鸣、听力减退、眩晕和平衡障碍。听力障碍是最常见的症状,发生率为95%。耳鸣可伴有发作性眩晕或恶心、呕吐。

2.中期面部症状

肿瘤继续增大,压迫同侧的面神经和三叉神经时,出现患侧面肌痉挛及泪腺分泌减少,或有轻度周围性面瘫。三叉神经损害表现为同侧面部麻木、疼痛、触觉减退、角膜反射减弱、颞肌和咀嚼肌肌力差或肌萎缩。

3.晚期脑桥小脑角综合征及后组脑神经症状

肿瘤体积大时,压迫脑干、小脑及后组脑神经,引起交叉性偏瘫及偏身感觉障碍,小脑性共济失调、声音嘶哑、吞咽困难、饮食呛咳等;发生脑脊液循环梗阻则有头痛、呕吐、视力减退、视盘水肿或继发性视神经萎缩。

4.其他

听神经瘤瘤内出血,可引起急性脑桥小脑角综合征,出现病情的急剧变化。患者突然出现听力下降,急性面肌痉挛或面瘫,面部感觉障碍,声音嘶哑,严重者可出现意识和呼吸障碍。

【辅助检查】

1.X 线检查

岩骨平片见内耳道扩大、骨侵蚀或骨质吸收。

2.CT 及 MRI

CT 表现为瘤体呈等密度或低密度,少数呈高密度影像。肿瘤多为类圆形或不规则形,位于内听道口区,多伴内听道扩张,增强效应明显。MRI T1 加权像上呈略低或等信号,在 T2 加权像上呈高信号。第四脑室受压变形,脑干及小脑变形移位。注射造影剂后瘤体实质部分明显强化,囊变区不强化。

3.神经耳科检查

常进行听力检查及前庭神经功能检查。

4.其他

脑干听觉诱发电位或脑干电反应听力测定。

【治疗要点】

听神经瘤是良性肿瘤,治疗原则主要是手术治疗,尽可能安全、彻底地切除肿瘤,避免毗邻神经的损伤。多数学者认为肿瘤全切除后,可获得根治。如果手术残留,可以考虑辅助 γ 刀治疗。若为急性瘤内出血,肿瘤体积增大,出现颅内压升高和意识障碍,可先予激素和脱水治疗,然后进行急诊手术。

【护理措施】

(一)术前护理

1.疾病指导

告知患者各项术前检查的目的和重要性,如何做好各项检查的配合,完善术前准备;了解患者对疾病和手术的认知程度,告知术后可能发生的脑神经损伤情况、并发症及需要配合的事项。

2.预防枕骨大孔疝发生

观察患者意识状态、生命体征、肢体活动情况,避免一切诱发颅内压升高的因素。若出现剧烈头痛、频繁呕吐、颈强直、呼吸变慢,应及时通知医生。

3.改善患者的营养状况

注意监测肝脏功能及水、电解质情况,保持水、电解质及酸碱平衡。对后组脑神经麻痹有饮水呛咳或吞咽困难的患者,行肠内、肠外营养支持,防止吸入性肺内感染。

4.生活护理

患者存在小脑性共济失调,动作不协调。嘱患者卧床休息,指导患者练习床上大小便,给予生活护理,加强安全护理,防止意外发生。

5.沟通障碍的护理

耐心与患者交谈,必要时辅助手势及文字或护患沟通图解进行沟通,以满足患者需求。

6.心理护理

评估患者的文化程度及对疾病的认识程度,向患者讲解手术和麻醉的相关知识、手术的目的和意义,减轻患者的焦虑和恐惧。

(二)术后护理

1.病情观察

观察患者意识状态、生命体征、瞳孔、肢体活动情况,密切观察患者呼吸、血氧饱和度的变化。给予吸氧、心电血氧监测。遵医嘱给予脱水剂及激素类药物。注意观察患者是否有头痛、呕吐及颈强直的情况。

2.体位

麻醉未清醒者取仰卧位头偏向健侧,清醒后头部抬高15°～30°,对肿瘤切除后残腔较大的患者,术后24～48小时内取头部健侧卧位,行轴位翻身,避免颈部扭曲或动作过猛,造成脑干摆动或移位,而导致呼吸骤停。

3.引流管护理

详见本章第一节"重症颅脑损伤患者的护理"。

4.呼吸道护理

第Ⅴ、Ⅶ、Ⅸ、Ⅹ、Ⅻ对脑神经损伤,可导致吞咽和呛咳反射异常;由于手术时间长,常采取侧卧位,气管插管的留置和摩擦也会导致咽后部水肿。患者可有不同程度的咳嗽无力,痰液不能排出,导致窒息和并发肺部感染。护理措施:①及时吸痰保持呼吸道通畅,充足给氧。②每2小时翻身、叩背1次,每4～6小时雾化吸入1次,防止呕吐物误吸引起窒息。③术后咳嗽无力不能排痰者,可用导管插入气管吸出分泌物,必要时协助医生通过支气管镜吸痰。发生呼吸困难、发绀,血氧饱和度低于90%应及时通知医生,必要时考虑行气管切开。

5.并发症的预防和护理

(1)颅内继发出血:颅内血肿多发生在术后24~48小时内,由于后颅窝容积狭小,代偿容积相对较小,术区脑组织水肿或瘤腔渗血时病情变化较快。需监测患者生命体征,特别是血压、呼吸、动脉血氧饱和度;因此术后24小时内应严密观察有无剧烈头痛、频繁呕吐及血压升高、心率减慢、呼吸深慢或不规则、动脉血氧饱和度下降、烦躁不安、意识模糊等颅内压升高症状,如有变化应立即通知医生,并做好抢救的准备。

(2)颅内继发感染:颅内感染与脑室外引流、切口愈合不良、脑脊液漏有关。护理措施:①保持脑室外引流或腰大池引流装置通畅,管道勿受压、扭曲、脱落,倾倒时严格遵守无菌操作原则,防止逆流。②保持头部敷料清洁干燥,发现切口渗出,及时通知医生处理。③监测体温的变化,遵医嘱合理应用抗生素。

(3)暴露性角膜炎:患者肿瘤体积较大时,术前可出现周围性面瘫及三叉神经功能障碍,手术也可导致或加重脑神经的损伤,出现眼睑闭合不全、瞬目动作减少、球结膜干燥、面部感觉消失、口角向健侧歪斜等症状。护理措施:①给患者戴眼罩,形成湿房;②日间用眼药水滴眼2~3次,夜间涂眼膏;③保持眼部清洁,每日眼部护理2次。如果出现暴露性角膜炎,必要时需要行眼睑缝合术。

(4)吞咽困难:由于手术牵拉刺激可伴有舌咽和迷走神经的损伤,出现声音嘶哑、吞咽困难。①饮水试验:术后6小时需进行饮水试验,进食呛咳者,予以鼻饲流食,并行吞咽康复训练,待吞咽功能恢复后给予经口饮食;经口进食无呛咳者,给予流食,并逐渐改为半流食及软食;②进食时需注意:床头抬高30°~45°,健侧卧位;温度在38~40℃,避免过热造成烫伤;注意进食速度,将食物放在健侧舌上方,小口、细嚼慢咽,少量多餐,防误吸发生。③口腔清洁:进食后漱口或行口腔护理,以免食物残留发生口腔感染。④吞咽功能训练:临床上可应用日本洼田俊夫饮水试验评估,筛选患者吞咽障碍的程度,以便及时给予相应的干预。进行咽部冷刺激、空吞咽、屏气-发声运动及摄食训练,有助于吞咽功能的恢复。

(5)面部带状疱疹:与术中三叉神经受刺激有关,多在2周内消失。护理措施:①每日2次口腔护理,保持口唇周围清洁,并涂抗生素软膏;②根据医嘱给予抗病毒药物及B族维生素;③超短波治疗。

【健康指导】

1.用药指导

根据医嘱服用药物,不可擅自停药或漏服药物。

2.眼睑闭合不全

保持眼部清洁,指导患者禁止用不洁净的物品擦眼,白天滴眼药水,外出时戴太阳镜或眼罩,以防阳光和异物的伤害;睡前涂眼药膏,用干净的塑料薄膜覆盖,以形成湿房,防止发生暴露性角膜炎。

3.面瘫

指导患者进行面部肌肉练习,对着镜子做皱眉、闭眼、吹口哨及呲齿等动作;避免进食过硬、不易嚼碎的食物,最好进食软食;每日2次进行患侧面部按摩,按摩时力度适宜、部位准确。

4.活动指导

出院后注意休息,在身体尚未完全恢复前,减少去公共场所的机会,注意自我保护,防止感染其他疾病。逐渐增加活动量,3个月后根据身体恢复情况可适当做些简单的家务,避免头部剧烈运动及重体力劳动。

5.饮食指导

饮食合理,忌食辛辣等刺激性食物,给予高热量、高蛋白、丰富维生素及易消化的饮食,多吃富含维生素 A、维生素 C 的绿色蔬菜和杞果。吞咽困难者应进软食,并遵循少量多餐、小口慢咽的原则。

6.复诊

出院后 3 个月到门诊复查,若病情稳定,每 6 个月复查 1 次,持续 2 年,此后,改为每年复查 1 次。出现以下症状,应立即随诊:切口处出现漏液;头痛逐渐加重,恶心、呕吐;体温持续高于 38℃,颈部僵直;不稳步态加重等。

第三节　垂体瘤患者的护理

垂体瘤(pituitary adenoma)是一组从腺垂体和神经垂体及颅咽管上皮残余细胞发生的肿瘤。此组肿瘤以腺垂体的腺瘤占大多数,来自神经垂体者少见。垂体瘤约占颅内肿瘤的10%,大部分为良性腺瘤,极少数为恶性。

【病因及分类】

1.病因

垂体瘤的发病机制是一个多种因素共同参与的复杂的多步骤过程,至今尚未明确。主要包括两种假说:一是下丘脑调控异常机制,二是垂体细胞自身缺陷机制。人们对下丘脑-垂体轴生理功能的不断研究,发现腺垂体可分泌如下激素:生长激素(growth hormone,GH)、泌乳素(prolactin,PRL)、促肾上腺皮质激素(adrenocortlcotropic hormone,ACTH)、促甲状腺素(thyroid stimulating hormone,TSH)、促卵泡激素(follicle stimulating hormone,FSH)、黄体生成素(luteinizing hormone,LH)。

2.分类

(1)根据肿瘤细胞染色的特性:分为嫌色性、嗜酸性、嗜碱性细胞腺瘤。

(2)根据肿瘤内分泌功能:分为泌乳素瘤(PRL 腺瘤)、生长激素瘤(GH 腺瘤)、促肾上腺皮质激素瘤(ACTH 腺瘤)、促甲状腺素瘤(TSH 腺瘤)、促性腺素瘤(FSH 和 LH 腺瘤)、混合性激素分泌瘤、无功能垂体腺瘤。

(3)按肿瘤大小:分为微腺瘤(直径≤1cm),大腺瘤(1cm<直径≤3cm),巨腺瘤(直径>3cm)。

【临床表现】

垂体瘤可有一种或几种垂体激素分泌亢进的临床表现。除此之外,还可因肿瘤周围的正常垂体组织受压和破坏引起不同程度的腺垂体功能减退的表现;以及肿瘤向鞍外扩展压迫邻近组织结构的表现。

1.激素分泌过多综合征

(1)PRL 腺瘤:女性多见,典型表现为闭经、溢乳、不育。男性则表现为性欲减退、阳痿、乳腺发育、不育等。

(2)GH 腺瘤:未成年人可表现为生长过速、巨人症。成人表现为肢端肥大。

(3)ACTH 腺瘤:临床表现为向心性肥胖、满月脸、水牛背、多血质、皮肤紫纹、毳毛增多等。重者闭经、性欲减退、全身乏力,有的患者伴有高血压、糖尿病、低血钾、骨质疏松等。

(4)TSH 腺瘤:少见,由于垂体促甲状腺激素分泌过盛,多引起甲状腺功能亢进症状。

(5)FSH 和 LH 瘤:非常少见,有性功能减退、闭经、不育、精子数目减少等。

2.激素分泌减少

某种激素分泌过多干扰了其他激素的分泌,或肿瘤压迫正常垂体组织而使激素分泌减少,表现为继发性性腺功能减退(最为常见)、甲状腺功能减退(次之)、肾上腺皮质功能减退。

3.垂体周围组织压迫症

(1)头痛:因为肿瘤造成鞍内压升高,垂体硬膜囊及鞍膈受压,多数患者出现头痛,主要位于前额、眶后和双颞部,程度轻重不同,间歇性发作。

(2)视力减退、视野缺损:肿瘤向前上方发展压迫视交叉,多数为颞侧偏盲或双颞侧上方偏盲。

(3)海绵窦综合征:肿瘤向侧方发展,压迫第Ⅲ、Ⅳ、Ⅵ对脑神经,引起上眼睑下垂、眼外肌麻痹和复视。

(4)下丘脑综合征:肿瘤向上方发展,影响下丘脑可导致尿崩症、睡眠异常、体温调节障碍、饮食异常、性格改变。

(5)脑脊液鼻漏:如肿瘤破坏鞍底可导致脑脊液鼻漏。

(6)垂体卒中:由瘤体内出血、坏死导致。起病急骤,剧烈头痛、恶心、呕吐,并迅速出现不同程度的视力减退,严重者可在数小时内双目失明,常伴眼外肌麻痹,可出现神志模糊、定向力障碍、颈项强直甚至突然昏迷。

【辅助检查】

1.激素测定

包括 PRL、GH、ACTH、TSH、FSH、LH、MSH、T_3、T_4 等。

2.影像学检查

(1)MRI:垂体瘤的影像学检查首选 MRI,因其敏感,能更好地显示肿瘤及其与周围组织的解剖关系,可以区分视交叉和蝶鞍隔膜,清楚显示脑血管及垂体肿瘤是否侵犯海绵窦和蝶窦、垂体柄是否受压等情况,MRI 比 CT 检查更容易发现小的病变。MRI 检查的不足是它不能像 CT-样显示鞍底骨质破坏征象以及软组织钙化影。

(2)CT:常规 5mm 分层的 CT 扫描仅能发现较大的垂体占位病变。高分辨率多薄层(1.5mm)冠状位重建 CT 在增强扫描检查时可发现较小的垂体瘤。

(3)X 线平片:瘤体较大时平片可见蝶鞍扩大、鞍底呈双边,后床突及鞍背骨质吸收、变薄及向后竖起。

（4）放射性核素：应用于鞍区疾病的放射性核素成像技术也发展迅速，如正电子断层扫描（PET）已开始用于临床垂体瘤的诊断。

3.其他检查

垂体瘤的特殊检查主要指眼科检查。包括视野检查、视力检查和眼球活动度检查。肿瘤压迫视交叉或视束、视神经时可引起视野缺损，或伴有视力下降。

【治疗要点】

垂体瘤的治疗方法有手术治疗、放射治疗、药物治疗及激素替代治疗。

1.手术治疗

瘤体微小限于鞍内者可经鼻蝶入路显微手术切除。有鼻部感染、鼻窦炎、鼻中隔手术史（相对），巨大垂体瘤明显向侧方、向额叶底、向鞍背后方发展者（相对），有凝血机制障碍或其他严重疾病的患者禁忌经鼻蝶手术方式，需经颅垂体瘤切除术。手术方法有：

（1）经颅垂体瘤切除术：包括经额叶、经颞叶和经蝶骨嵴外侧入路。

（2）经蝶垂体瘤切除术：包括经口鼻蝶入路、经鼻（单侧或双侧）蝶窦入路，经筛窦蝶窦入路和上颌窦蝶窦入路。

（3）立体定向手术（经颅或经蝶），垂体内植入同位素 180,90Ir,放射外科（γ 刀和 X 刀）。

2.放射治疗

放射治疗对无功能性垂体瘤有一定效果。适应证：①肿瘤体积较小，视力、视野未受影响。②患者全身情况差，年老体弱，有其他疾病，不能耐受手术者；③手术未能切除全部肿瘤，有残余肿瘤组织者，术后加放射治疗。

3.药物治疗

常用药物为溴隐亭，可减少分泌性肿瘤过高的激素水平，改善临床症状及缩小肿瘤体积。

4.激素替代治疗

有腺垂体功能减退者，应补充外源性激素，纠正内分泌紊乱。

【护理措施】

（一）术前护理

1.心理护理

垂体瘤由于病程长，常伴有头晕、头痛、视力减退、肢端肥大、性功能障碍、闭经、泌乳等症状，使患者思想负担重，精神压力大，常有恐惧、焦虑、自卑、抑郁等心理障碍。入院后护士应准确评估患者心理，加强沟通和交流，做好心理疏导。

2.术前准备

经蝶垂体瘤切除术：①经口呼吸训练：术后患者由于鼻腔填塞碘仿纱条及手术创伤切口疼痛，需经口呼吸，因此术前应训练患者经口呼吸，让患者或他人将双鼻腔捏紧；②鼻腔准备：因手术经鼻腔蝶窦暴露鞍底，经过鼻腔黏膜，因此需保持口、鼻腔清洁，用生理盐水棉签清洗鼻腔或眼药水滴鼻，注意保暖，防止感冒，术前剃鼻毛。

3.垂体卒中

应避免一切诱使颅内压升高的因素,防止感冒、咳嗽及保持排便通畅。如发生垂体卒中,应遵医嘱应用肾上腺皮质激素,并做好急诊手术的准备工作。

4.垂体功能低下

晚期由于肿瘤的压迫,垂体萎缩,腺体组织内分泌功能障碍,致垂体功能下降。表现为面色苍白、嗜睡、低体温、低血压、食欲缺乏。如出现上诉症状立即通知医生,遵医嘱应用激素替代治疗。

（二）术后护理

1.体位

麻醉完全清醒后取半卧位,床头抬高 30°～60°,除有利于呼吸和颅内静脉回流,减轻脑水肿外,对经蝶垂体瘤切除的患者,还可减少创腔渗液,利于切口愈合。

2.气道管理

经鼻蝶垂体手术术后早期易发生气道梗阻,危险因素与手术入路和患者的基础疾病有关。鼻腔、口腔积血和鼻腔填塞物均可造成堵塞。护理上需注意:①及时清除口腔及呼吸道内分泌物;②由于鼻腔用凡士林纱布条或膨胀海绵填塞,吸氧管应放于口腔或行面罩吸氧,指导患者用口呼吸;③对经蝶入路患者,禁忌经鼻腔安置气管插管、鼻胃管以及经面罩无创正压通气。

3.视力、视野观察

密切观察患者视力、视野改变,若患者术后视力、视野同术前或较术前明显改善,但数小时后又出现视力、视野损害,甚至失明,应高度警惕继发鞍区血肿或水肿。

4.鼻部护理

鼻内镜下术后鼻腔伤口一般经过肿胀期、结痂期、恢复期。术后肿胀最为明显,患者术后鼻腔用高分子膨胀海绵填塞止血,由于手术和海绵的刺激,鼻腔常有少量液体渗出,术后应注意观察渗出液的颜色、性质及量,保持鼻前庭周围及敷料清洁,避免打喷嚏、擤鼻等动作,当咽部有异物感或窒息感时,立即通知医生处理,直至 48 小时后拔出纱条。

5.并发症的观察和护理

（1）出血:密切观察患者生命体征、意识状态,评估视力及视野变化以及有无剧烈头痛,如有异常,立即通知医生。

（2）水钠平衡失调:尿崩症是垂体瘤术后最常见的并发症之一,由于垂体柄和神经垂体受损,引起抗利尿激素分泌减少所致。多发生在术后 48 小时内,可出现烦渴、多饮多尿,每小时尿量大于 250ml,或 24 小时尿量在 4000～10 000ml。尿比重＜1.005。护理:①及时发现尿崩症状,根据医嘱应用垂体后叶素。②排除引起多尿的因素,如脱水剂的应用、大量饮水、大量及过快地补液等,准确记录尿量、尿比重,严格记录 24 小时出入液体量。③遵医嘱术后 3 日内每日 2～3 次检测血电解质,及时纠正电解质紊乱。④评估患者脱水情况,指导患者饮水。⑤部分患者表现为低钠血症,需缓慢纠正,避免中枢脱髓鞘。

（3）脑脊液鼻漏:可出现拔出引流条后鼻腔有水样液体流出,患者坐起、低头时加重。护理上详见本章第一节"重症颅脑损伤患者的护理"。

（4）消化道出血:由于下丘脑损伤使自主神经功能障碍所致。可出现呕吐或由胃管内抽出大量的咖啡色胃内容物,伴有呃逆、腹胀等症状。护理:①密切观察生命体征的变化。②保持静脉输液通畅。③出血期遵医嘱禁食,出血停止后给予温凉流质、半流质和易消化软食;④可遵医嘱给予预防消化道出血的药物。⑤出血后 3 天未排便者慎用泻药。

(5)高热:是由于下丘脑体温调节中枢受损所致。体温可高达 39～40℃,持续不降,肢体发凉。护理措施包括:①监测体温变化及观察周身情况。②给予物理降温,必要时应用药物降温。③及时更换潮湿的衣服、被褥、保持床单清洁干燥。④给予口腔护理,每日两次,鼓励患者多饮水。⑤给予清淡易消化的高热量、高蛋白流质或半流质饮食。

(6)垂体功能低下:护理同术前。

(7)激素替代治疗的护理:①用药时间:选择早晨静脉滴注或口服激素治疗,使激素水平的波动符合生理周期,减少不良反应。②预防应激性溃疡:应用抑酸剂预防应激性溃疡,增加优质蛋白的摄入,以减少激素的蛋白分解作用所致的营养不良。③监测生命体征:大剂量应用激素者需严格监测生命体征,激素在减量时注意观察患者的意识状态,若意识由清醒转为嗜睡、淡漠甚至昏迷需及时通知医师,同时监测血糖。

【健康指导】

1.用药指导

指导患者用药方法和注意事项,自觉遵医嘱服用药物,若服用激素类药物,不可擅自减量,需经门诊检查后遵医嘱调整用量。

2.活动指导

出院后注意休息,在体力允许的情况下逐渐增加活动量,避免劳累,少去公共场所,注意自我保护,防止感冒。视力、视野障碍未恢复时,尽量不外出,如需外出应有家人陪伴。

3.饮食

进食清淡易消化饮食,勿食辛辣食物,戒烟酒;术后有尿崩者,需及时补充水分,以保证出入液量的平衡;口渴时喝水要慢,以延长水分在体内停留的时间;血钠过低的患者,可在水中加少许盐,饮食宜偏咸,以补充丢失的盐分。

4.复诊

出院后 3 个月到门诊复查。出现以下症状,应立即就诊:①鼻腔流出无色透明液体;②头痛逐渐加重;③视力、视野障碍加重;④精神萎靡不振、食欲差、面色苍白、无力等。

第四节　颅内动脉瘤患者的护理

颅内动脉瘤(intracranial aneurysm)是颅内动脉壁的囊性膨出,是自发性蛛网膜下隙出血(sub-arachnoid hemorrhage,SAH)的首位病因。颅内动脉瘤破裂导致的蛛网膜下隙出血的发病率位于脑血管意外中的第 3 位,仅次于脑梗死和高血压脑出血,可以发生于任何年龄,但多在 40～60 岁之间,女性略多于男性。

【病因与病理】

（一）病因

颅内动脉瘤发病原因尚不十分清楚,动脉壁先天缺陷学说认为,颅内 Willis 环的动脉分叉处的动脉壁先天性平滑肌层缺乏;动脉壁后天退变性学说则认为,颅内动脉粥样硬化和高血压,造成动脉内弹力板破坏,渐渐形成囊性膨出,即动脉瘤。颅内动脉瘤发生在血管分叉处或 Wills 动脉环周围。颅内动脉瘤大致由瘤顶部、瘤体部及瘤颈部构成,其中瘤顶部最为薄弱,98%的动脉瘤出血部位为瘤顶部。

（二）病理

组织学检查发现动脉瘤壁仅存一层内膜,缺乏中层平滑肌组织,弹性纤维断裂或消失,巨大动脉瘤内常有血栓形成,甚至钙化。颅内动脉瘤为囊性,呈圆形或椭圆形,外观紫红色,瘤壁很薄,瘤内可见血流旋涡。

【分类】

1.按动脉瘤位置

①颈内动脉系统动脉瘤,约占颅内动脉瘤 90%,包括颈内动脉－后交通动脉瘤、前交通动脉瘤、大脑中动脉动脉瘤;②椎基底动脉系统动脉瘤,约占颅内动脉瘤 10%,包括椎动脉瘤、基底动脉瘤和大脑后动脉瘤等。

2.按动脉瘤大小

分为微型(直径≤0.5cm)、一般型(0.5cm＜直径≤1.5cm)、大型(1.5cm＜直径≤2.5cm)、巨大型(直径＞2.5cm)。一般型动脉瘤出血概率大。

【临床表现】

（一）动脉瘤破裂出血症状

未破裂动脉瘤,临床可无任何症状。动脉瘤一旦破裂出血,表现为蛛网膜下隙出血,患者突然剧烈头痛、频繁呕吐、大汗淋漓、体温升高、颈项强直、克氏征阳性,重症者可出现意识障碍,甚至昏迷。部分患者出血前有劳累、情绪激动等诱因,亦有少部分患者无明显诱因或在睡眠中发病。约 1/3 的患者在动脉瘤破裂后病情进展迅速,且未及时恰当诊治导致呼吸循环衰竭而死亡。

多数动脉瘤破口周围会被凝血块封闭而暂时停止出血,病情逐渐稳定。随着动脉瘤破口周围血块溶解,动脉瘤可能再次破溃出血。再次出血多发生在第 1 次出血后 2 周内。血液破人蛛网膜下隙后,红细胞破坏分解可产生 5-羟色胺、儿茶酚胺等多种血管活性物质,这些物质作用于其周围的脑血管,导致血管痉挛发生,发生率为 21%～62%.多发生在出血后的 3～15 天。

（二）局灶症状

取决于颅内动脉瘤的部位、解剖结构、动脉瘤大小及破裂出血后形成较大血肿对周围脑组织的压迫。颈内动脉-后交通动脉瘤和大脑后动脉的动脉瘤常见动眼神经麻痹,表现为单侧眼睑下垂、瞳孔散大、内收、上、下视不能,直、间接光反应消失。有时局灶症状出现在蛛网膜下隙出血之前,被视为动脉瘤出血的前兆症状,此时应警惕随之而来的蛛网膜下隙出血,如轻微偏头痛、眼眶痛,继之出现动眼神经麻痹等。大脑中动脉的动脉瘤出血如形成血肿,或其他部位动脉瘤出血后可发生脑血管痉挛,出现偏瘫、失语、视力视野障碍等症状。

(三)破裂动脉瘤患者的Ⅰ临床分级

为了便于判断病情、预后及有否手术适应证,国际常采用 Hunt 五级分类法:

Ⅰ级:无症状,或有轻微头痛和颈强直。

Ⅱ级:头痛较重,颈强直,除动眼神经等脑神经麻痹外,无其他神经症状。

Ⅲ级:轻度意识障碍,躁动不安和轻度脑症状。

Ⅳ级:半昏迷、偏瘫,早期去脑强直和自主神经障碍。

Ⅴ级:深昏迷、去脑强直,濒危状态。

【辅助检查】

1.CT 扫描

CT 可辅助判断出血部位、明确血肿大小、有无脑积水和脑血管痉挛后导致的脑梗死灶。前纵裂出血提示前交通动脉瘤;外侧裂出血提示大脑中动脉瘤,鞍上池出血提示颈内动脉-后交通动脉瘤,第四脑室出血提示后循环动脉瘤。

2.数字减影血管造影(DSA)

是确诊动脉瘤最为可靠的方法。能显示动脉瘤的位置、数目、形态、大小、瘤周正常穿支血管走行及有无血管痉挛,为手术方案提供依据。首次造影阴性,可能因脑血管痉挛而动脉瘤未能显影,高度怀疑者,3 个月后应重复造影。

3.MRI 成像扫描

MRI 优于 CT,动脉瘤可见流空效应。MRI 和 CT 脑血管造影(CTA)可提示不同部位动脉瘤,从不同角度了解动脉瘤与载瘤动脉关系。

4.腰椎穿刺

怀疑蛛网膜下隙出血且 CT 扫描未见明显蛛网膜下隙出血时,可行腰椎穿刺检查,脑脊液多呈粉红色或血色。但腰椎穿刺可诱发动脉瘤破裂出血,不作为确诊 SAH 的首选检查法。

【治疗要点】

(一)治疗原则

颅内动脉瘤应进行手术治疗。采取保守治疗的患者约 70% 会死于动脉瘤二次出血。现代显微手术使颅内动脉瘤的手术死亡率已降至 2% 以下。

据 Hunt 五级分类法,病情在Ⅰ、Ⅱ级的患者应尽早进行造影和手术治疗。Ⅲ级以下患者出血后 3~4 天内手术夹闭动脉瘤,可以防止动脉瘤再次出血,减少血管痉挛发生。椎-基底或巨大动脉瘤,病情Ⅲ级以上,提示出血严重或存在血管痉挛和脑积水,手术危险性大,应待病情好转后手术。

(二)手术治疗

1.动脉瘤蒂夹闭术

开颅夹闭动脉瘤蒂是最理想的首选方法,它既不阻断载瘤动脉,又完全彻底清除动脉瘤,保持载瘤及供血动脉继续通畅,维持脑组织正常血运。

2.动脉瘤孤立术

动脉瘤孤立术则是把载瘤动脉在瘤的远端及近端同时夹闭,使动脉瘤孤立于血液循环之外。但在未能证明脑的侧支供血良好时应慎用。

3.动脉瘤包裹术

采用不同的材料加固动脉瘤壁,虽可减少破裂的机会,但疗效不肯定,应尽量少用。

4.血管内介入治疗

利用股动脉、颈动脉、桡动脉穿刺,将纤细的微导管放置于动脉瘤腔内或瘤颈部位,再经过微导管将柔软的钛合金弹簧圈送入动脉瘤腔内并将其充满,使得动脉瘤腔内血流消失,从而消除再次破裂出血的风险。

【护理措施】

(一)术前护理

目的在于防止再出血和预防血管痉挛。

1.卧床休息

绝对卧床休息,适当抬高头部,保持患者安静,对患者及其家属进行健康教育,为患者创造一个安静、清新、舒适的休养环境。

2.减轻焦虑

评估患者焦虑的程度,给患者提供适当的环境,让患者能够表达自己的焦虑,并且加强患者对疾病知识,尤其是疾病治疗方法及预后的了解。保持患者情绪稳定,避免不良刺激,任何负性情绪都可能导致瘤体破裂,危及患者生命。

3.控制血压

降低血压是减少再出血的重要措施之一。通常降低基础血压的10%～20%,高血压患者则可降低动脉收缩压的30%～50%。若出现头晕、意识障碍等缺血症状,应适当回升血压。

4.对症护理

严密观察患者血压、脉搏、体温、呼吸、瞳孔、意识状态及神经功能变化,预防再次破裂出血。遵医嘱正确应用降血压、降颅压、镇痛、镇静、抗纤维蛋白溶解剂及钙离子拮抗剂。

5.大小便管理

防止便秘,避免增加腹压而反射性增加颅内压导致的瘤体破裂。予营养丰富饮食,多食蔬菜和水果,避免辛辣食物,戒烟酒。遵医嘱应用缓泻剂。对不适应卧位小便者,予以指导进行排尿训练或留置导尿管。

6.预防和治疗脑血管痉挛

遵医嘱应用钙离子拮抗剂,改善微循环。

(二)术后护理

1.一般护理

全麻后取去枕平卧位,头偏向健侧,保持呼吸道通畅;患者清醒后,血压平稳者床头抬高15°～30°;持续低流量吸氧,床旁心电监护,密切观察意识、瞳孔、生命体征、四肢活动及血氧饱和度情况;特别注意血压变化,根据医嘱控制血压在适当范围,防止术后发生出血;若患者出现头晕、头痛、呕吐、失语、肌力下降等症状,应立即报告医生,尽快采取紧急处理措施。

2.平稳度过水肿期

由于手术创伤、牵拉致脑组织受刺激,术后 2～4 天可发生脑组织水肿,应准确记录液体出入量,控制入液量,正确应用脱水剂,维持水、电解质平衡。术后高热患者及时采取降温措施,如头部冰帽、间断酒精擦浴、温水擦浴等,因高热易造成脑组织相对低氧、水肿,加重脑损害。

3.营养支持

营养治疗是临床治疗的重要组成部分,也是一种基本治疗手段。因此,必须及时有效地补充能量和蛋白质,以减轻机体损耗。评估患者营养状况,如体重、氮平衡、血浆蛋白、血糖、电解质等,以便及时调整营养素供给量和配方,做好饮食指导。便秘者应多食富含纤维素的食物和蔬菜,必要时服用缓泻剂。

4.用药护理

及时观察药物治疗效果及发现不良反应。常规用药应掌握用药的方法及注意事项:①止血药物:用药期间注意肢体活动情况,抬高患肢,不在下肢静脉滴注此类药物,防止深静脉血栓形成。②防治脑血管痉挛药物:尼莫地平能优先作用于脑部小血管,改善脑供血,但在治疗过程中可出现头晕、血压下降、头痛、胃肠不适、皮肤发红、多汗、心动过缓等症状,应注意密切观察,防止低血压的发生;应静脉微量泵注入,避光使用,以 3～5ml/h 速度持续泵入,尼莫地平10mg 静脉滴注需要 10～12 小时,如为紧张造成血压升高,可适当增加流速,维持在术前平均血压水平;因尼莫地平制剂中含有一定浓度的乙醇,若患者出现心率增快、面色潮红、头疼、头晕及胸闷等不适症状,应适当减慢流速。

5.并发症的预防和护理

(1)脑血管痉挛:术后脑血管痉挛的发生率为 $41\%～47\%$,由此引起的延迟性脑缺血及脑水肿,是颅内动脉瘤术后死亡或致残的主要原因。护理的重点是术后动态观察患者的意识状况,观察有无新增神经功能障碍表现或原有神经症状的恶化等。脑血管痉挛的预防措施有:①应用特异性解痉剂尼莫地平或法舒地尔;②提高脑血流的灌注压,提高血压和扩容;③改善血流变学,降低血液黏滞度;④调节控制吸氧浓度。

(2)再出血:术后搬运患者时,应注意保护头部,防止外力作用引起出血,头部引流管一般于术后 24～48 小时拔除,在此期间,应密切观察并记录引流液的颜色、性质、量及切口渗血情况。避免一切引起颅内压升高的因素,如用力咳嗽、排便、情绪激动等。注意观察患者有无突发的头痛、呕吐、意识障碍、脑膜刺激征等再出血征象。

(3)脑积水:遵医嘱准确应用脱水剂,并严密观察患者意识、瞳孔、生命体征,及时发现有无颅内压升高的症状。如果患者出现脑积水症状,如智力减退、记忆力减退、步态不稳及大小便失禁等,应及时通知医生,做好术前准备,配合医生尽早行"脑室-腹腔分流手术"治疗。

(4)颅内感染:保持伤口敷料清洁、干燥、无污染。观察患者体温、血象变化,有无脑膜刺激征。如果患者出现切口感染伴颅内感染,根据医嘱做皮下积液、脑脊液和血培养,根据培养结果选择有效抗生素,并按时、按量给药,保证血药浓度,同时观察疗效;高热患者给予物理降温;腰穿持续引流的患者,做好引流管的护理。

6.介入治疗术后护理

(1)预防出血:介入术后穿刺侧下肢应伸直并制动 24 小时,穿刺点用压迫止血器或消毒纱布卷及弹性绷带加压包扎固定 24 小时,密切观察穿刺部位局部有无渗血及血肿,观察术侧足背动脉搏动、足部皮肤色泽、肢体温度、痛觉及末梢循环等情况,并与对侧肢体比较,如有异常应及时报告医师处理。

(2)饮食护理:根据患者情况嘱患者多饮水,每日在 1500ml 以上,或遵医嘱给予利尿剂,促进造影剂的排出,术后 6 小时后嘱其进易消化饮食。

(3)过度灌注综合征:主要是由于颅内血管长期处于低血流灌注状态,一旦血管突然扩张,血流明显增多可发生脑过度灌注综合征。护理上需:观察患者有无头疼、头胀、恶心呕吐、癫痫和意识障碍等症状;监测血压、心率、呼吸、血氧饱和度的变化并记录;遵医嘱有效控制血压。

(4)急性脑梗死:栓塞术后脑梗死是严重的并发症之一,轻者发生偏瘫,重者导致死亡。其主要原因多由于导管在血管内停留时间过长,损伤内皮组织,还与球囊微导管弹簧圈过早脱离等因素有关。因此术后应严密观察患者的语言、运动、感觉功能的变化,病情有变化,及时通知医生。

(5)剧烈头痛:栓塞后第 1 天发生剧烈头痛是颅脑介入栓塞治疗术后常见的并发症,一般反应轻者 1～2 天即痊愈,严重者可达 1 周以上。患者突发头痛并加重,应特别给予重视,及时发现病情变化报告医生,正确遵医嘱应用 20% 甘露醇 125～250ml 静脉滴注或泵入血管解痉剂。

【健康指导】

1.服药

指导患者用药方法和注意事项,遵医嘱服用药物,若服用降压药、抗癫痫类及抗血管痉挛类药物,不可擅自减量。服抗凝药期间注意观察出血情况,定期复查凝血三项及肝肾功能。

2.饮食

指导患者多吃富含维生素 A、维生素 C 的绿色蔬菜和水果,如胡萝卜、菠菜、白菜、番茄、苹果、杞果;常吃瘦肉、鸡蛋、新鲜的奶制品及深海鱼类等;低盐低脂饮食,少食胆固醇较高的食物,如蛋黄、动物内脏、猪油等。防止动脉硬化。

3.运动

出院后注意休息,3 个月后可做些简单的家务活,避免重体力劳动。适当锻炼,在体力允许的情况下逐渐增加活动量。出院后注意休息,在身体尚未恢复前,少去公共场所,注意自我保护,防止感染其他疾病。

4.良好的生活习惯

注意戒烟,适当饮酒,保证充足的睡眠,保持愉快的心情。

5.复诊

出院后遵医嘱到门诊复查。出现以下症状,应立即就诊:①头痛逐渐加重、恶心、呕吐;②癫痫、失语及肢体功能障碍加重;③精神萎靡不振,意识障碍等。

第五节　颈内动脉狭窄患者的护理

颈动脉狭窄是由于颈动脉内膜产生粥样硬化性斑块,从而导致管腔狭窄如粥样硬化斑块,内有出血形成附壁血栓,再继续发展可导致动脉管腔完全闭塞。好发于颈内动脉分叉部和颈内动脉起始段。多发生于高血压,糖尿病患者,年龄多在 40 岁以上,男性多于女性。

【病因和病理】

颈动脉狭窄最好发部位为颈总动脉分叉处,其次为颈内动脉起始段,此外还有颈内动脉虹吸部、大脑中动脉及大脑前动脉等部位。一般认为,颈动脉斑块主要通过以下两种途径引起脑缺血:一条途径是严重狭窄的颈动脉造成血流动力学的改变,导致大脑相应部位的低灌注;另一条途径是斑块中微栓子或斑块表面的微血栓脱落引起脑栓塞。上述两种机制何者更占优势尚无定论,大多数认为斑块狭窄度、斑块形态学特征均与脑缺血症状之间密切相关,二者共同作用诱发神经症状,而狭窄度与症状间关系可更为密切。

【临床表现】

1.有症状性颈动脉狭窄

(1)脑部缺血症状:可有耳鸣、眩晕、视物模糊、头晕、头痛、失眠、记忆力减退、嗜睡、多梦等症状。眼部缺血表现为视力下降、偏盲、复视等。

(2)短暂性脑缺血发作(transient ischemic attack,TIA):局部的神经功能一过性丧失,临床表现为一侧肢体感觉或运动功能短暂障碍,一过性单眼失明或失语等,一般仅持续数分钟,发病后 24 小时内完全恢复。影像学检查无局灶性改变。

(3)缺血性脑卒中:常见临床症状有一侧肢体感觉障碍、偏瘫、失语等,严重者出现昏迷,并具有相应的神经系统定位体征和影像学特征性改变。

2.无症状性颈动脉狭窄

许多颈动脉狭窄患者临床上无任何神经系统的症状和体征,有时仅在体格检查时发现颈动脉搏动减弱或消失,颈根部或颈动脉行经处闻及血管杂音。无症状性颈动脉狭窄,尤其是重度狭窄活动性斑块或溃疡性斑块被公认为"高危病变",必须引起重视。

【辅助检查】

1.磁共振血管成像(magnetic resonance angiography,MRA)

是一种无创性的血管成像技术,能清晰地显示头颈部动脉的三维形态和结构,并且能够重建颅内动脉影像。

2.CT 血管造影(CT angiography,CTA)

CTA 可精确地显示血管腔的直径,最大限度地区分血管壁、管腔和软组织或钙化组织。是在螺旋 CT 基础上发展起来的一种非损伤性血管造影技术,经处理后可获得数字化的立体影像。

3.数字成像血管造影(digital subtraction angiography,DSA)

仍是诊断颈动脉狭窄的"金标准",它是有创的、非首选的检查方法。DSA可以详细地了解病变的部位、范围和程度以及侧支循环形成情况,帮助确定病变的性质。

4.CT灌注成像(single-photon emission computed tomography,SPECT)

本检查可定量评价局部脑组织血流灌注情况,在一定程度上亦能反映局部脑功能状态。

5.经颅多普勒—超声检查(trans-cranial doppler,TCD)

是筛选颈动脉狭窄的最常见的检查方法,有助于评价颈动脉斑块的范围和特点,可以得到血流状况的信息。

【治疗要点】

颈动脉狭窄的治疗目的在于改善脑供血,纠正或缓解脑缺血的症状,预防TIA和缺血性卒中的发生。依据颈动脉狭窄的程度和患者的症状进行治疗,包括药物治疗、手术治疗和血管内介入治疗。

1.药物治疗

多用于早期患者,以药物治疗和改善饮食结构的方法延缓病变的进展,降低围术期血栓形成的发生率。

2.手术治疗

颈动脉内膜切除术(carotid endarterectomy,CEA)是切除增厚的颈动脉内膜粥样硬化斑块,以预防由于斑块脱落引起的脑卒中。目前,CEA是颈动脉颅外段闭塞性疾病的血管成形术的"金标准"。

3.血管内介入治疗

颈动脉支架成形术(carotid angioplasty and stenting,CAS)是除颈动脉内膜切除术之外的又一种治疗颈动脉狭窄的方法。这种方法避免了与外科手术相关的并发症,如颈部神经和血管损伤。特别是对具有外科并发症高危因素的患者,与颈动脉内膜剥脱术相比具有创伤小、恢复快等优越性,但其狭窄再发率亦较高,术后需长期服用氢氯吡格雷等较强的抗血小板聚集药物,有诱发出血性脑卒中等并发症的风险。

【护理措施】

(一)术前护理

1.行CAS术前准备

(1)抗血小板治疗:为防止血小板在粥样斑块上的沉积,并促使已形成的血栓自行化解,在支架释放过程中将栓子脱落的可能降至最低。拟行CAS的患者术前7天口服阿司匹林100mg/d和盐酸氢氯吡格雷75mg/d。如为急诊行CAS,首剂氢氯吡格雷300mg、阿司匹林300mg。抗凝期间严密监测出凝血时间及观察有无出血倾向。

(2)预防血管痉挛:详见本章第四节"颅内动脉瘤患者的护理"。

(3)抗过敏:遵医嘱术前给予地塞米松20mg静脉注射,以预防造影剂过敏。

2.危险因素的评估

包括全身危险因素、神经系统的危险因素及脑血管造影发生的危险因素的评估。

3.血压观察

术前测血压 2 次/日,用药前后对比,双侧上肢对比,记录体温单中。准确掌握患者的血压波动范围,为术后调节血压提供有效的数据。

4.心理护理

评估患者的心理反应,给患者提供适当的环境,让患者能够表达自己的焦虑,加强患者对疾病的认识,尤其是对疾病治疗方法及预后的了解。

5.术前准备

建立 2 条静脉通路;手术时间较长者给予导尿;备好压力袋以便在手术中进行持续冲洗导引导管内腔,避免血栓形成;触摸足背动脉搏动,并在搏动最明显处做好标记,以便术后动态观察。

(二)术后护理

1.卧位与休息

支架植入患者取仰卧或侧卧位,头部抬高小于 30°,注意患侧颈部不可过度前屈,颈部避免按压,以免影响脑血液循环。穿刺侧下肢平伸制动 8 小时,穿刺处加压包扎 24 小时,观察制动肢体的皮温、皮色及足背动脉搏动情况,观察有无渗血和血肿发生。卧床休息至少 3 天,限制活动 1 周,防止支架脱落。行颈内动脉内膜剥脱术的患者,需观察颈部伤口有无渗血和血肿发生,注意有无呼吸困难。

2.术后血压调节

CAS 后立即将血压降至正常,并稳定在一个水平,避免血压突然升高。血压控制是否理想,影响到高灌注综合征的发生率。

3.观察有无出血倾向

为了防止血栓形成,应给予患者低分子肝素 0.4ml 每 12 小时皮下注射 1 次,拜阿司匹林 100mg、波立维 75mg 每日 1 次口服,注意观察有无出血倾向。

4.改善患者的营养状况

监测肝脏功能及水、电解质情况,保持水、电解质及酸碱平衡;术后禁食 6 小时,之后评估患者状态逐步恢复到正常饮食,给予低盐、低脂、易消化饮食。

5.CEA 术后体位

全麻未清醒时予去枕平卧,头偏向健侧,保持呼吸道通畅,防止颈部过度活动引起血管扭曲、牵拉及吻合口出血。

6.潜在并发症的预防和护理

(1)脑出血:最严重的并发症,术中、术后常规使用抗凝药物增加了患者的出血风险,术后应该密切观察患者意识、语言、肢体活动、瞳孔及生命体征变化.注意观察患者有无头痛、呕吐等情况。有血压升高、呼吸或心率减慢应警惕颅内出血的发生。如发生出血应立即停用抗凝药物,适当控制血压,必要时遵医嘱予以脱水药物。

(2)高灌注综合征:高灌注综合征可在术后早期出现,也可以发生在术后 1 个月。是由于狭窄的动脉突然扩张使血流动力学发生改变,引起过度灌注而导致严重脑水肿,甚至颅内出血或蛛网膜下隙出血。护理措施包括:①观察患者有无同侧额颞部或眶周的搏动性或弥漫性头痛、恶心、呕吐、视力下降、意识障碍、谵妄、高血压、癫痫样发作以及局灶性神经功能缺损的症状;②根据患者血压的基础值控制血压,保证血压平稳;③按医嘱使用脱水剂及扩容药物,合理安排补液速度及监测中心静脉压。

(3)脑血管痉挛:由于介入材料、造影剂及术中刺激引起。尼莫地平能够有效地防治脑血管痉挛。注意观察有无头痛、头晕、癫痫发作、意识障碍、肢体麻木和无力等症状和体征。

(4)脑缺血:注意观察患者有无神经功能缺失的表现,如意识障碍、一侧肢体活动障碍、感觉障碍、失语或偏盲等。给予吸氧,监测动脉血氧饱和度;匀速静脉滴注,维持中心静脉压在 $8\sim12cmH_2O$,以保证脑灌注压,降低血液黏稠度及改善脑供氧。

(5)颈动脉窦反应:因支架的膨胀挤压或球囊扩张刺激颈动脉窦,大量传入冲动到达孤束核导致迷走神经张力增强,患者出现心动过速、心排血量减少、血压下降、严重时心搏骤停甚至死亡。术后行心电监护密切观察血压和心电图波形改变。当心率<50 次/分钟,静脉推注阿托品 0.5~1.0mg,10~15 分钟即可恢复,当血压降至正常范围以下时,通知医生给予处理。但注意不要使血压提升太快和过高,以免发生高灌注综合征。

(6)造影剂过敏:轻度可表现为头痛、恶心、呕吐,重度可表现为呼吸困难、气管痉挛、四肢抽搐、休克。因此,介入手术后应多饮水,以利于造影剂的排出。

(7)出血倾向:协助医生定期监测凝血功能及血生化等指标。观察皮肤有无瘀斑、渗血等。同时还应观察身体各个部分有无出血倾向,如牙龈黏膜、穿刺部位、大小便等。若发生出血应暂停抗凝治疗。

(8)穿刺部位皮下血肿:多与抗凝治疗和过早活动有关,对局部血肿及凝血异常患者可增加压迫时间,提高压迫止血的准确率。24 小时后局部血肿部位可给予多磺酸黏多糖乳膏外涂。

(9)切口张力性水肿:由于术中全身肝素化,术后抗凝治疗,血液处于持续低凝状态,切口易出血及形成皮下血肿。注意观察切口敷料情况,术后切口局部压沙袋 8 小时,保持颈部引流管固定、通畅,术后 24 小时内密切观察引流液颜色、量、性质及患者状态。嘱患者不能用力咳嗽、打喷嚏,以免增加颈部的压力而诱发出血。切口局部疼痛,吞咽困难,是血肿发生的早期标志,应及时处理,严重时要入手术室清除血肿。

(10)脑神经损伤:由于颈动脉周围神经组织丰富,手术中易造成舌下神经、面神经、喉返神经和喉上神经的损伤。仔细观察患者神经功能的异常变化,如观察同侧鼻唇沟有无变浅,让患者做伸舌、鼓腮动作等,了解舌下神经和面神经有无损伤,观察患者有无声音嘶哑及进食呛咳等症状,了解喉返神经和喉上神经的外侧支有无损伤。

(11)血管闭塞:主要原因是早期血管内血栓形成或远端动脉栓塞,后期常为吻合口内膜增生狭窄、继发血栓形成。观察有无脑缺血表现,如出现肢体活动障碍、意识障碍等情况时,应及时行超声多普勒、头部 CT 等检查以明确诊断。

【健康指导】

1.用药

遵医嘱按时服药,为防止支架内壁血栓形成,服用抗凝药物至少 8 周。服药期间出现出血倾向,定期复查凝血三项及肝肾功能,如有异常,及时就医。

2.饮食

应低盐低脂,多食用高蛋白、富含维生素及纤维素的食物,忌油腻、辛辣、刺激性食物。

3.养成良好习惯

戒烟戒酒;保证充足的睡眠,保持心情愉快,保持情绪稳定;活动时遵循循序渐进的原则,适当锻炼;定时监测血压;保持排便通畅,勿用力排便,便秘时服用缓泻剂。

4.复诊

3个月或半年复查 DSA 和 MRI、CT 等,如出现头痛、眩晕、偏瘫情况及时就诊。

第五章　呼吸系统疾病患者的护理

第一节　肺炎患者的护理

肺炎(pneumonia)是指终末气道、肺泡和肺间质的炎症,可由病原微生物、理化因素、免疫损伤、过敏及药物因素所致,其中最常见的是细菌性肺炎。临床上表现为发热、寒战、胸痛、咳嗽和咳脓痰,X线胸片上可见至少一处不透光阴影。

【病因与发病机制】

当各种因素导致呼吸道局部和全身免疫防御系统受损时,病原体可经以下途径侵入下呼吸道引起肺炎:空气吸入、血行播散、邻近部位的感染直接蔓延、上呼吸道定植菌的误吸。

【分类】

1.按病因分类

包括细菌性肺炎、非典型病原体所致肺炎、病毒性肺炎、肺真菌病、其他病原体所致肺炎、理化因素所致肺炎(放射性肺炎、化学性肺炎、类脂性肺炎)。

2.按解剖分类

大叶性(肺泡性)肺炎、小叶性(支气管性)肺炎、间质性肺炎。

3.按患病环境和宿主分类

(1)社区获得性肺炎(community-acquired pneumoma,CAP):也称院外肺炎。是指在医院外罹患的感染性肺实质炎症,包括具有明确潜伏期的病原体感染而在入院后平均潜伏期内发病的肺炎。

(2)医院获得性肺炎(hospital-acquired pneumonia,HAP):也称院内肺炎。是指患者入院时不存在、也不处于潜伏期,而于入院≥48小时后在医院内发生的肺炎,患者在入院时不用气管插管。HAP还包括呼吸机相关性肺炎(ventilator-assoaated pneumonia,VAP)(是气管插管后48~72小时以上发生的肺炎,也包括严重HAP需要气管插管治疗者)和医疗保健相关性肺炎(healthcare-associated pneumonia,HCAP)。

(3)免疫低下宿主肺炎(immunocompromised host pneumonia,ICHP):艾滋病(acquired immunod-eficiency syndrome,AIDS)、肿瘤行放、化疗者,器官移植和接受免疫抑制剂治疗者等免疫低下宿主作为一组特殊人群对病原微生物极度易感,肺是最常见的感染靶器官。

【临床表现】

肺炎的症状变化较大,可轻可重,决定于3个主要因素:局部炎症程度,肺部炎症的播散和全身炎症反应程度。

1.症状

常见症状为咳嗽、咳痰或原有呼吸道症状加重,并出现脓性痰或血痰,伴或不伴胸痛。重症患者有呼吸困难、呼吸窘迫。

2.体征

肺实变时有典型的体征,如叩诊浊音、语颤增强和支气管呼吸音等。并发胸腔积液者,患侧胸部叩诊浊音、语颤减弱、呼吸音减弱。

【辅助检查】

1.实验室检查

(1)血常规:白细胞计数和中性粒细胞明显升高,且呈核左移现象,或胞质内有毒性颗粒。

(2)细菌检查:痰涂片或培养有助于明确病原体。

(3)血和胸腔积液培养:肺炎患者血和痰培养分离到相同细菌,可确定为肺炎的病原菌。胸腔积液培养到的细菌则基本可认为是肺炎的致病菌。

(4)其他:经皮细针吸检和开胸肺活检、尿抗原试验、血清学检查、血气分析等。

2.影像学检查

胸部 X 线征象可为肺炎发生的部位、严重程度和病原学提供重要线索。CT 对揭示病变性质、隐匿部位病变和其他伴随改变(胸腔积液、纵隔和肺内淋巴结肿大)有帮助。B 超用于探测胸腔积液和贴近胸壁的肺实质病灶,可指导穿刺抽液和经胸壁穿刺活检。

【治疗要点】

抗感染治疗是肺炎治疗的关键环节,包括经验性治疗和抗病原体治疗。前者主要根据患者流行病学资料和临床表现与影像特征,选择可能覆盖病原体的抗菌药物;后者根据呼吸道或肺组织标本的培养和药物敏感试验结果,选择体外试验敏感的抗菌药物。肺炎的抗菌药物治疗应尽早进行,一旦怀疑为肺炎即马上给予首剂抗菌药物。

肺炎链球菌肺炎首选青霉素 G,葡萄球菌肺炎可选用耐青霉素酶的半合成青霉素或头孢菌素,肺炎支原体肺炎首选大环内酯类抗生素,肺炎衣原体肺炎首选红霉素,病毒性肺炎可选用利巴韦林、阿昔洛韦等病毒抑制剂。

青壮年和无基础疾病 CAP,常用青霉素类、第一代头孢菌素等。老年人、有基础疾病或住院的 CAP,常用氟喹诺酮类药物,第二、三代头孢菌素,β-内酰胺类/β-内酰胺酶抑制剂或厄他培南,可联合大环内酯类药物。HAP 常用第二、三代头孢菌素,β-内酰胺类/β-内酰胺酶抑制剂,氟喹诺酮类或碳青霉烯类药物。重症肺炎首选广谱强力抗生素,并应足量、联合用药。

【护理措施】

(一)一般护理

1.运动与休息

卧床休息,减少活动,以减少组织对氧的需要,帮助机体组织修复。应尽量将治疗和护理集中在同一时间内完成,以保证患者有足够的休息时间。

2.饮食

给予高热量、高蛋白和富含维生素的流质或半流质饮食,并鼓励患者进食。对不能进食者,必要时用鼻饲补充营养,以弥补代谢的消耗。鼓励患者多饮水,每日摄入量在1~2L。需静脉补液者,滴速不宜过快,以免引起肺水肿。

3.口腔护理

高热患者,唾液分泌减少,口腔黏膜干燥,口腔内食物残渣易发酵,促使细菌繁殖。同时机体抵抗力下降及维生素缺乏,易引起口唇干裂、口唇疱疹、口腔炎症、溃疡。应在清晨、餐后及睡前协助患者漱口,或用漱口液清洁口腔,口唇干裂可涂润滑油保护。

(二)病情观察

观察患者的神志、生命体征、皮肤、黏膜、尿量等变化,尤其是关注儿童、老人、久病体弱者的病情变化。及时发现早期休克征象,协助医生及时采取救治措施。准确记录出入液量,估计患者的组织灌流情况。按医嘱执行导尿术及做中心静脉压测定。

(三)对症护理

1.发热的护理

高热时一般先用物理降温,如枕部冷敷、温水擦浴,若体温未下降可给予药物降温,降温半小时后测体温。患者寒战时注意保暖,适当增加盖被,大量出汗者应及时更换衣服和盖被,并注意保持皮肤的清洁干燥。

2.低氧的护理

根据血气分析结果给予吸氧,维持$PaO_2 > 60mmHg$有助于改善组织器官的缺氧状态。常用的吸氧方法包括鼻导管吸氧法、面罩吸氧法、正压给氧法。高浓度($> 60\%$)长时间给氧可损害脑、心、肺、肾等器官,在肺部可引起肺泡间质水肿、肺泡上皮增生、肺透明膜形成、肺出血等,也可引起早产儿、新生儿眼晶体后纤维增生症,影响视力,所以吸氧时应注意防止氧中毒。

3.咳嗽、咳痰的护理

(1)有效咳嗽:适用于清醒且配合的患者。①有效咳嗽的方法:患者尽可能采用坐位,先进行深而慢的腹式呼吸5~6次,深吸气至膈肌完全下降,屏气3~5秒,身体前倾,从胸腔进行2~3次短促有力的咳嗽,同时收缩腹肌,或用手按压上腹部或双手环抱一个枕头于腹部,有利于膈肌上升帮助痰液咳出。②也可取俯卧屈膝位,借助膈肌、腹肌收缩,增加腹压,咳出痰液。③指导患者经常变换体位有利于痰液咳出。④对于胸痛患者,可用双手或枕头轻压伤口两侧以减轻伤口带来的疼痛。疼痛剧烈时可遵医嘱给予镇痛药,30分钟后指导患者进行有效咳嗽。

(2)气道湿化:适用于痰液黏稠不易咳出者。应用气道湿化的注意事项:①湿化时间不宜过长,一般以10~20分钟为宜,湿化时间过长可引起黏膜水肿和气道狭窄,甚至诱发支气管痉挛、加重水钠潴留。②湿化温度宜在35~37℃,温度过高易灼伤呼吸道,损害气道黏膜纤毛运动;温度过低可诱发哮喘、寒战反应。③吸入过程中避免降低吸入氧浓度。④治疗后及时鼓励患者咳嗽、咳痰或协助翻身、叩背。⑤湿化器应按照规定消毒,专人专用,以预防呼吸道疾病的交叉感染。

(3)胸部叩击:适宜久病体弱、长期卧床、排痰无力者,禁用于未经引流的气胸、肋骨骨折、有病理性骨折史、咯血、低血压及肺水肿等患者。叩击者两手手指弯曲并拢,掌侧呈杯状,以手腕力量,从肺底自下而上、由外向内、迅速而有节律地叩击胸壁,震动气道,每一肺叶叩击1~3

分钟,每分钟 120～180 次。注意事项:①叩击前查看影像资料或听诊肺部呼吸音明确痰液潴留部位。②用单层薄布保护胸廓部位,叩击时避开乳房、心脏、骨突部位(如脊柱、肩胛骨、胸骨)及衣物拉链、纽扣等。③叩击力量要适中,以不引起患者疼痛为宜,每次叩击 5～15 分钟,在餐后 2 小时至餐前 30 分钟进行,以避免治疗中发生呕吐;④操作后协助患者咳痰,复查肺部呼吸音及啰音的变化。

(4)体位引流:适宜于有大量痰液排出不畅的患者;禁用于有明显呼吸困难和发绀者、近 1～2 周内曾有大咯血史、严重心血管疾病或年老体弱不能耐受者。原则上抬高病变部位,引流支气管开口向下。具体方法见本章第四节"支气管扩张症患者的护理"。

(5)机械吸痰:适用于无力咳痰,意识障碍或建立人工气道者。①在吸痰前、后适当提高吸氧浓度,使用密闭式吸痰系统,预防吸痰中出现低氧血症。②每次吸引时间小于 15 秒,两次抽吸间隔时间大于 3 分钟。③严格无菌操作,避免呼吸道交叉感染。

(四)用药的护理

1.抗生素治疗的护理

①用药前询问药物过敏史,严格遵照药品说明书进行药物皮肤试敏。②应严格遵照医嘱及药品说明书配制和使用抗生素,避免发生药物不良反应:如发热、皮疹、胃肠道不适、肝肾毒性、耳毒性等,发现异常及时报告。③用药过程中密切观察有无过敏反应,对于患者从未使用的抗生素,首次输液速度宜慢,以免发生过敏反应,如患者突然出现呼吸困难、血压下降、意识障碍,应立即停药并报告医生,做好抢救准备。④长期、大量使用抗生素的患者应监测肝肾功能。

2.感染性休克患者治疗用药的护理

(1)扩充有效循环血容量:①根据患者生命体征、年龄、基础疾病、心功能情况、出入液量及中心静脉压水平决定补液速度及补液量。若血压低、中心静脉压<5cmH_2O 应迅速补液;中心静脉压达到或超过 10cmH_2O 时,输液速度不宜过快,以免诱发急性心力衰竭。②下列证据提示血容量已经补足:口唇红润、肢端温暖、收缩压>90mmHg、脉压>30mmHg、尿量>30ml/h。③若血容量已经基本补足,尿比重<1.018 及尿量<20ml/h 应及时报告医生,警惕急性肾衰竭的发生。

(2)纠正酸中毒:酸中毒是由于组织缺氧所致。纠正酸中毒可以加强心肌收缩力,增强血管对升压药的反应,改善微循环。常用 5％碳酸氢钠溶液静脉滴注,因其配伍禁忌较多,应单独输入。

(3)血管活性药物的应用:应用血管活性药物应根据血压的变化调整滴速,维持收缩压在 90～100mmHg 为宜,注意控制输液速度。输液过程中要防止药液外渗,以免局部组织缺血坏死。

(五)心理护理

高热、咳嗽、咳痰、呼吸困难等症状会给患者带来很大的精神压力。因此,要注意评估肺炎对患者日常生活、工作或学习的影响,以及患者能否适应疾病所带来的角色转变,观察其情绪变化,向患者讲解肺炎的患病及治疗过程、预后及防治知识,并列举成功的治疗案例,使患者树立康复的信心。

（六）健康指导

1.住院期间健康指导

①向患者宣传有关肺炎的基本知识。②保证充足的休息时间,增加水和营养的摄入,以增加机体对感染的抵抗能力。③体温高或需要痰液引流的患者应给予相应的护理指导。④指导使用抗生素者若有不适应及时通知医护人员,以免发生过敏反应。⑤为减少唾液污染,指导患者漱口后采集深咳痰液,室温下 2 小时内送检。

2.出院指导

①出院后继续用药者,应嘱其遵医嘱按疗程服药,若更换抗生素应注意迟发过敏反应,出现发热、心率增快、咳嗽、咳痰、胸痛等症状时,应及时就诊。②指导患者病情好转后,注意锻炼身体,加强耐寒锻炼;天气变化时随时增减衣服,避免受凉、淋雨、酗酒以及吸烟,预防上呼吸道感染。③预防接种肺炎链球菌疫苗和(或)流感疫苗可减少某些特定人群罹患肺炎的机会。

第二节　慢性阻塞性肺疾病患者的护理

慢性阻塞性肺疾病(chronic obstructive pulmonary disease,COPD)是一种具有气流受限特征的肺部疾病,气流受限不完全可逆,呈进行性发展,但是可以预防和治疗,主要累及肺部,也可以引起肺外各器官的损害。

【病因与发病机制】

1.个体因素

遗传因素(如 α_1-抗胰蛋白酶缺乏等)、哮喘和气道高反应性是慢性阻塞性肺疾病的危险因素。

2.环境因素

吸烟、职业性粉尘和化学物质、空气污染、生物燃料烟雾、感染。

【临床表现】

1.症状

本病起病缓慢、病程较长。主要症状是:①呼吸困难;②慢性咳嗽;③咳痰;④喘息和胸闷;⑤其他,如体重下降、食欲缺乏等。

2.体征

早期体征可无异常,随着疾病进展出现桶状胸、呼吸浅快,严重者可有缩唇呼吸、胸腹矛盾运动、前倾坐位等;叩诊呈过清音、心浊音界缩小、肺下界和肝浊音界下降;听诊两肺呼吸音减弱,呼气延长,部分患者可闻及干性啰音和(或)湿性啰音。

3.并发症

COPD 可并发慢性呼吸衰竭、自发性气胸、慢性肺源性心脏病。

【分级与分期】

1.COPD 的严重程度分级

根据第一秒用力呼气容积占用力肺活量的百分比(FEV$_1$/FVC)、第一秒用力呼气容积占预计值百分比(FEV$_1$%预计值)将 COPD 的严重程度分为Ⅰ级(轻度)、Ⅱ级(中度)、Ⅲ级(重度)和Ⅳ级(极重度)。

2.COPD 病程分期

①急性加重期:指在短期内咳嗽、咳痰、气短和(或)喘息加重、脓痰量增多,可伴发热等症状。②稳定期:指咳嗽、咳痰、气短等症状稳定或轻微。

【辅助检查】

1.实验室检查

动脉血气分析早期无异常,随病情进展可出现低氧血症、高碳酸血症、酸碱平衡失调等,用于判断呼吸衰竭的类型。COPD 并发细菌感染时,血白细胞升高,核左移。痰培养可能检出病原菌。

2.影像学检查

早期胸片可无变化,可逐渐出现肺纹理增粗、紊乱等非特异性改变。可出现肺气肿改变,其对 COPD 诊断特异性不高,可作为确定肺部并发症及鉴别其他肺部疾病的检查。

3.肺功能检查

是判断气流受限的主要客观指标。吸入支气管扩张剂后 FEV$_1$/FVC<70%,可确定为持续气流受限。肺总量(TLC)、功能残气量(FRC)、残气量(RV)升高,肺活量(VC)减低,表明肺过度充气。

【治疗要点】

1.稳定期治疗

(1)教育与劝导吸烟的患者戒烟,脱离粉尘环境。

(2)药物治疗:①支气管舒张药:短期应用可以缓解症状,长期规律应用可预防和减轻症状,常选用沙丁胺醇、沙美特罗、异丙托溴铵等定量吸入剂,茶碱缓(控)释片。②祛痰药:盐酸氨溴索或羧甲司坦。③对 FEV$_1$<50%预计值并有并发症或反复加重的 COPD 患者可规律性吸入糖皮质激素。

(3)长期家庭氧疗(long term oxygen therapy,LTOT):对 COPD 慢性呼吸衰竭者可提高生活质量和生存率。目标是在海平面水平、静息状态下、患者 PaO$_2$>60mmHg 和(或)SaO$_2$升至 90%。LTOT 的指征是:①PaO$_2$≤55mmHg 或 SaO$_2$≤88%,有或没有高碳酸血症。②PaO$_2$55~70mmHg 或 SaO$_2$<89%,并有肺动脉高压、心力衰竭所致的水肿或红细胞增多症,持续低流量鼻导管吸氧,1~2L/min,每天 15 小时以上。

(4)康复治疗:呼吸生理治疗、肌肉训练、营养支持、精神治疗和教育等。

(5)外科治疗:肺大泡切除、肺减容术、支气管镜肺减容术、肺移植术。

2.急性加重期治疗

根据病情严重程度决定门诊或住院治疗。给予控制性氧疗;给予抗生素、糖皮质激素、支气管舒张药、祛痰药等;对症处理,必要时可使用机械通气治疗。

【护理措施】

1.一般护理

(1)运动与休息:患者采取舒适的体位,如可取半卧位或坐位,以利呼吸。视病情进行适当的活动,以不感到疲劳、不加重症状为宜;极重度患者宜采取身体前倾位,使辅助呼吸肌参与呼吸。

(2)饮食:①给予高热量、高蛋白、高维生素饮食。②正餐进食量不足时,应安排少食多餐,避免在餐前和进餐时过多饮水。③腹胀的患者应进软食,细嚼慢咽,避免进食产气食物,如汽水、啤酒、豆类、马铃薯和胡萝卜等;避免进食易引起便秘的食物,如油煎食物、坚果等。

2.病情观察

观察咳嗽、咳痰的情况,呼吸困难的程度,监测动脉血气和水、电解质、酸碱平衡情况。

3.对症护理

(1)低氧的护理:①呼吸困难伴低氧血症者,一般采用鼻导管持续低流量吸氧,氧流量 $1\sim2L/min$,应避免吸入氧气浓度过高而引起二氧化碳潴留。②提倡进行每天持续 15 小时以上的长期家庭氧疗,不但能改善缺氧症状,还有助于降低肺循环阻力,减轻肺动脉高压和右心负荷。③氧疗有效的指标:患者呼吸困难减轻、呼吸频率减慢、发绀减轻、心率减慢、活动耐力增加。

(2)咳嗽、咳痰的护理:详见本章第一节"肺炎患者的护理"。

4.用药的护理

①观察抗生素、支气管舒张药和祛痰药物疗效及不良反应(详见本章第三节"支气管哮喘患者的护理")。②可待因具有麻醉性中枢镇咳作用,不良反应包括:恶心、呕吐、便秘,有成瘾的可能,可因抑制咳嗽而加重呼吸道阻塞。③喷托维林是非麻醉性中枢镇咳药,不良反应有口干、恶心、腹胀、头痛等。

5.呼吸无力的护理

呼吸生理治疗、肌肉训练可以改善患者活动能力,提高生活质量。

(1)缩唇呼吸:缩唇呼吸的技巧是通过缩唇形成的微弱阻力来延长呼气时间,增加气道压力,延缓气道塌陷。患者闭嘴经鼻吸气,然后通过缩唇(吹口哨样)缓慢呼气,同时收缩腹部。吸气与呼气时间比为 1:2 或 1:3。缩唇大小程度与呼气流量:以能使距口唇 $15\sim20cm$ 处,与口唇等高点水平的蜡烛火焰随气流倾斜又不至于熄灭为宜。

(2)膈式或腹式呼吸:患者可取立位、平卧位或半卧位,两手分别放于前胸部与上腹部。用鼻缓慢吸气时,膈肌最大程度下降,腹肌松弛,腹部凸出,手感到腹部向上抬起。呼气时用口呼出,腹肌收缩,膈肌松弛,膈肌随腹腔内压增加而上抬,推动肺部气体排出,手感到腹部下降。

另外,可以在腹部放置小枕头、杂志或书锻炼腹式呼吸。如果吸气时,物体上升,证明是腹式呼吸。缩唇呼吸和腹式呼吸每天训练 3~4 次,每次重复 8~10 次。腹式呼吸要增加能量消耗,因此指导患者只能在疾病恢复期如出院前进行训练。

(3)有效咳嗽:用力呼气以促进分泌物清除。

(4)全身性运动:包括步行、登楼梯、踏车等。

6.健康指导

(1)住院指导:戒烟是预防 COPD 的重要措施,应劝导患者戒烟;避免粉尘和刺激性气体的吸入;避免和呼吸道感染患者接触。

(2)出院指导:①出院后继续用药者,应遵医嘱按疗程服药。定期随访进行肺通气功能的监测,识别使病情恶化的因素。②指导家庭氧疗患者和家属注意供氧装置周围严禁烟火,防止氧气燃烧爆炸;定期更换、清洁、消毒氧疗装置。③在呼吸道传染病流行期间,尽量避免去人群密集的公共场所,在潮湿、大风、严寒气候时,避免室外活动,根据气候变化及时增减衣物,避免受凉感冒,预防呼吸道感染。④教会患者和家属依据呼吸困难与活动之间的关系,判断呼吸困难的严重程度,学会自我控制病情的技巧,如腹式呼吸及缩唇呼吸锻炼等。

(3)接种疫苗:流行性感冒(流感)疫苗有灭活疫苗和减毒活疫苗,应根据每年预测的流感病毒种类制备,该疫苗可降低慢性阻塞性肺疾病患者的病情严重程度和病死率,可每年接种 1 次(秋季)或 2 次(秋、冬季)。

第三节　支气管哮喘患者的护理

支气管哮喘(bronchial asthma)简称哮喘,是气道的一种慢性变态反应性炎症性疾病。气道炎症由多种炎症细胞、气道结构细胞和细胞组分参与。这种炎症常伴随引起气道反应性增强和出现广泛多变的可逆性气流受限,并引起反复发作性的喘息、气急、胸闷和(或)咳嗽等症状,常在夜间和(或)清晨发作、加剧,多数患者可自行缓解或经治疗缓解。

【病因与发病机制】

1.病因

(1)遗传因素:哮喘患者亲属患病率高于群体患病率,且亲缘关系越近,患病率越高,具有家族积聚现象;患者病情越严重,其亲属患病率也越高。

(2)环境因素:主要包括室内变应原(尘螨、家养宠物、蟑螂)、室外变应原(花粉、真菌)、职业性变应原(油漆、饲料、活性染料)、食物(鱼、虾、蟹、蛋类、牛奶)、药物(普萘洛尔、阿司匹林、抗生素)和非变应原性因素,如气候变化、运动、吸烟、肥胖、妊娠、胃食管反流等。

2.发病机制

气道免疫-炎症机制、神经调节机制及其相互作用。

【临床表现】

1.症状

①发作性伴有哮鸣音的呼气性呼吸困难或发作性胸闷和咳嗽。严重者可呈坐位或端坐呼吸,干咳或咳大量白色泡沫痰,甚至出现发绀等。"日轻夜重"是哮喘的特征之一。②仅以咳嗽为唯一症状称为咳嗽变异性哮喘;运动时出现上述症状称为运动性哮喘;以胸闷为唯一症状的称为胸闷变异性哮喘。

2.体征

发作时胸部呈过度充气状态,双肺可闻及广泛的哮鸣音,呼气音延长。但在轻度哮喘或非常严重哮喘发作时,哮鸣音可不出现,表现为"沉默肺"。

3.并发症

气胸、纵隔气肿、肺不张,长期反复发作和感染可并发慢性支气管炎、肺气肿、支气管扩张症、间质性肺炎、肺纤维化和肺源性心脏病。

【辅助检查】

1.实验室检查

(1)痰液:痰涂片可见较多嗜酸性粒细胞。

(2)血气分析:严重发作时表现为呼吸性碱中毒。如重症哮喘,病情进一步发展,气道阻塞严重,表现为呼吸性酸中毒;如缺氧明显,可合并代谢性酸中毒。

(3)特异性变应原的检测:血液、皮肤点刺、吸入变应原试验有助于病因诊断。

2.胸部 X 线/CT 检查

哮喘发作早期可见两肺透亮度增加,呈过度充气状态,如并发感染,可见肺纹理增加及炎性浸润阴影。

3.呼吸功能检查

(1)通气功能:哮喘发作时有关呼气流速度全部指标均显著下降。

(2)支气管激发试验:只适用于第一秒用力呼气量(FEVl)在正常预计值的 70% 以上的患者。激发试验阳性:FEV_1 下降 $\geqslant$20%。常用吸入激发剂为醋甲胆碱、组胺。

(3)支气管舒张试验:用以测定气道可逆性。舒张试验阳性:①FEV_1 较用药前增加 $\geqslant$12%,且其绝对值增加 $\geqslant$200ml。②PEF 较治疗前增加 60L/min 或 $\geqslant$20%。常用吸入型的支气管舒张药有沙丁胺醇、特布他林等。

(4)呼气流速峰值(PEF)及其变异率测定:发作时 PEF 下降。气道气流受限可逆性改变的特点:昼夜或 24 小时内 PEF 变异率 $\geqslant$20%。

【分期及控制水平分级】

1.哮喘分期

①急性发作期:分为轻度、中度、重度和危重 4 级。②非急性发作期(慢性持续期):分为间歇期(第一级)、轻度持续期(第二级)、中度持续期(第三级)和严重持续期(第四级)。

2.哮喘控制水平分级

分控制、部分控制和未控制 3 级。

【治疗要点】

防治哮喘最有效的方法是找到引起哮喘发作的变应原或其他非特异刺激因素,并立即脱离。使用控制和缓解哮喘发作的药物,如糖皮质激素、β_2 受体激动剂、茶碱类、抗胆碱药、LT(白三烯)调节剂、抗 IgE 抗体等,还可采取特异性和非特异性免疫疗法,进行积极的哮喘管理,早日控制哮喘症状,提高患者生活质量。

哮喘治疗的目标是长期控制症状、预防未来风险的发生,即在使用最小有效剂量药物治疗或不用药物的基础上,能使患者与正常人一样生活、学习和工作。

【护理措施】

(一)一般护理

1.环境与休息

①避免接触环境中的变应原,室内不宜摆放花草及使用羽毛枕头,避免尘埃飞扬。②发作时,协助患者取半卧位或坐位,并给予床旁小桌伏案休息以减轻体力消耗。③教会、鼓励患者缩唇呼吸或缓慢深呼吸,以改善通气量,缓解症状和有利于痰液排出。

2.饮食护理

①提供清淡、易消化、足够热量的饮食,避免进食硬、冷、油煎食物。②若能确定与哮喘发作有关的食物,如鱼、虾、蟹、蛋类、牛奶等,应避免食用。某些食物添加剂如酒石黄和亚硝酸盐可诱发哮喘发作,应引起注意。③有烟酒嗜好者应戒酒、戒烟。④哮喘发作的患者,应注意补充液体,有利于痰液的稀释和补充水分,应鼓励患者每天饮水 2500～3000ml。

(二)病情观察

注意观察哮喘发作的前驱症状,如鼻咽痒、打喷嚏、流涕、眼痒等黏膜过敏症状。哮喘发作时,应注意观察患者意识状态,呼吸频率、节律、深度及辅助呼吸肌是否参与呼吸运动等。监测呼吸音、哮鸣音、动脉血气分析和肺功能情况,了解病情、治疗和护理效果。加强对急性期患者的监护,哮喘在夜间和凌晨易发作,应严密监测病情变化。

(三)对症护理

1.低氧的护理

重症哮喘患者常伴有不同程度的低氧血症,应遵医嘱给予鼻导管或面罩吸氧,吸氧流量为 1～3L/min,若哮喘严重发作,经一般药物治疗无效,或患者神志改变,$PaO_2 < 60mmHg$,$PaCO_2 > 50mmHg$ 时,应准备进行机械通气。

2.咳嗽、咳痰的护理

教会患者掌握深呼吸和有效咳嗽、咳痰的技巧,协助患者叩背。遵医嘱给予痰液稀释剂或雾化治疗,以促进痰液排出。必要时经鼻腔或口腔吸痰,出现呼吸困难,严重发绀、神志不清时,做好气管插管或气管切开的准备,建立人工气道以清除痰液(详见本章第一节"肺炎患者的护理")。

(四)用药护理

1.糖皮质激素

①激素吸入的主要不良反应为声音嘶哑、咽部不适和口腔念珠菌感染,应指导患者喷药后立即用清水漱口。长期高剂量吸入激素后可能出现的全身不良反应包括皮肤瘀斑、肾上腺功能抑制和骨密度降低等。已有研究表明吸入激素可能与白内障和青光眼的发生有关。②长期口服糖皮质激素可引起骨质疏松、高血压、糖尿病和下丘脑-垂体-肾上腺轴的抑制、肥胖症、白内障、青光眼、皮肤菲薄导致皮纹和挤斑、肌无力等不良反应。口服激素宜在饭后服用,以减少对胃肠道的刺激。③气雾吸入糖皮质激素减少其口服量,当用吸入剂替代口服剂时,通常需同时使用 2 周后再逐步减少口服量,指导患者应按医嘱进行阶梯式逐渐减量,不得自行减量或停药。

2.β₂ 受体激动剂

①指导患者按医嘱用药,间歇使用,不宜长期、单一使用,也不宜过量应用,以免引起 β₂ 受体功能下降和气道反应性增强,出现耐药性。②指导患者正确使用雾化吸入器,以保证药物的疗效。③注意观察此类药物的不良反应如骨骼肌震颤、低血钾、心律失常等。

3.茶碱类

①茶碱首次剂量为 4～6mg/kg,维持剂量为 0.6～0.8mg/(kg.h),注射量一般不超过 1.0g/d,有效、安全的血药浓度范围应在 6～15mg/L。②氨茶碱用量过大或静脉注射(滴注)速度过快可引起胃肠道症状、心血管症状,严重者可引起室性心动过速、癫痫样症状、昏迷甚至心脏骤停等,注射时间宜在 10 分钟以上,以防中毒症状发生。通常将氨茶碱加入葡萄糖溶液中,缓慢静脉注射,注射速度≤0.25mg/(kg.min)或静脉滴注,在有条件的情况下应监测其血药浓度,及时调整浓度和滴速。③发热性疾病、妊娠、抗结核治疗可以降低茶碱的血药浓度,而肝脏疾患、充血性心力衰竭、合用西咪替丁(甲氰咪胍)或喹诺酮类、大环内酯类等药物可使茶碱代谢减慢。④茶碱缓释片(舒弗美)或氨茶碱控释片由于药片内有控释材料,必须整片吞服。⑤联合应用茶碱、激素和抗胆碱药物具有协同作用,茶碱与 β₂ 受体激动剂联合应用时易出现心率增快和心律失常,应慎用并适当减少剂量。

4.其他

抗胆碱药对有吸烟史的老年哮喘患者较为适宜,但对妊娠早期妇女、患有青光眼或前列腺增生的患者应慎用;吸入后,少数患者有口苦或口干感。酮替芬有镇静、头晕、口干、嗜睡等不良反应。白三烯调节剂主要是胃肠道症状,少数有皮疹、血管性水肿、转氨酶升高,停药后可恢复正常。溴己新偶见恶心、转氨酶升高,胃溃疡者慎用。盐酸氨溴索是润滑性祛痰药,不良反应较轻。

(五)教会患者正确使用吸入器

1.定量雾化吸入器(MDI)

①介绍雾化吸入器具:根据患者文化水平、学习能力,提供雾化吸入器的学习资料。②演示 MDI 使用方法:打开盖子,摇匀药液,深呼气至不能再呼时张口,将 MDI 喷嘴置于口中,双唇包住咬口,以慢而深的方式经口吸气,同时以手指按压喷药,至吸气末屏气 10 秒,使较小的雾粒沉降在气道远端,然后缓慢呼气,休息 3 分钟后可再重复使用 1 次。对不易掌握 MDI 吸入方法的儿童或重症患者,可在 MDI 上加储药罐,以简化操作,减少雾滴在口咽部沉积而引起刺激,增加吸入到下呼吸道和肺部的药物量,提高雾化吸入疗效。③医护人员演示后,指导患者反复练习,直至患者完全掌握。

2.都保装置的使用方法

旋转并拔出瓶盖,确保红色旋柄在下方,拿直都保,握住底部红色部分和都保中间部分,向某一方向旋转到底,再向相反方向旋转到底,即完成一次装药。患者先呼气(勿对吸嘴呼气),再将吸嘴含于口中,双唇包住吸嘴用力深长吸气,然后将吸嘴从嘴部移开,继续屏气 5 秒后恢复正常呼吸。

3.准纳器的使用方法

一手握住准纳器外壳,另一手拇指向外推动准纳器的滑动杆直至发出咔嗒声(表明准纳器已做好吸药的准备),患者握住准纳器并使远离口含器,在保证平稳呼吸的前提下,尽量呼气。再将吸嘴放入口中,深深地平稳吸气,将药物放入口中,屏气约 10 秒。拿出准纳器,缓慢恢复呼气,关闭准纳器(听到咔嗒声表示关闭)。

(六)心理护理

新近发生哮喘和重症发作的患者,通常会出现紧张、甚至惊恐不安的情绪,应多巡视患者,耐心解释病情和治疗措施,给予心理疏导和安慰,消除过度紧张情绪,对减轻哮喘发作的症状和控制病情有重要意义。通过医护人员、患者和家属的合作,使患者对本病有较正确的认识,增强信心,自觉与医生配合。

(七)健康指导

1.疾病预防指导

帮助患者确定、控制并避免接触各种变应原、职业致敏物和其他非特异性刺激因素,学会有效的环境控制,如减少与空气中抗原的接触、戒烟,避免冷空气刺激,注意保暖,避免被动吸烟和预防呼吸道感染,避免摄入引起过敏的食物,避免精神刺激和剧烈运动,避免接触宠物。

2.学会评估哮喘控制情况

①坚持记录哮喘日记,为疾病预防和治疗提供参考资料。②指导患者认识哮喘发作的先兆,如出现胸部发紧、呼吸不畅、喉部发痒、打喷嚏、咳嗽等症状,应及时告诉医护人员,及时采取预防措施。③学会利用峰速仪来监测自我的 PEFR 值(最大呼气峰流速)。峰流速仪的使用方法是:患者取站立或坐位(尽可能使用同一种体位),尽可能深吸一口气,然后用唇齿部分包住口含器后,以最快的速度,用 1 次最有力的呼气吹动游标滑动,游标最终停止的刻度,就是此次峰流速值。如果 PEFR 经常有规律地保持在 80%～100%,为安全区,说明哮喘控制理想;PEFR 50%～80% 为警告区,说明哮喘加重,需及时调整治疗方案;PEFR<50% 为危险区,说明哮喘严重,需要立即到医院就诊。④了解哮喘控制评估工具,如哮喘控制测试(ACT)、哮喘控制问卷(ACQ)、哮喘治疗评估问卷(ATAQ),学会使用 ACT。

ACT 仅通过回答有关哮喘症状和生活质量 5 个问题的评分进行综合判定,25 分为完全控制、20～24 分为部分控制、20 分以下为未控制,并不需要患者检查肺功能,适用于患者自我评估哮喘控制(患者可以在家庭或医院,就诊前就诊期间完成哮喘控制水平的自我评估,有助于增进医患双向交流,提供反复使用的客观指标,以便长期监测。

第四节 支气管扩张症患者的护理

支气管扩张症(bronchiectasis)是由于急、慢性呼吸道感染和支气管阻塞后,反复发生支气管炎症,致使支气管壁结构破坏,引起的支气管异常和持久性扩张。主要症状为慢性咳嗽,咳大量脓性痰和(或)反复咯血。

【病因与发病机制】

1.支气管-肺组织感染和支气管阻塞

①支气管-肺组织感染包括细菌、真菌、分枝杆菌、病毒感染等。②支气管阻塞包括外源性

压迫、肿瘤、异物、黏液阻塞等,可导致肺不张。两者相互影响,促使支气管扩张的发生和发展。

继发于肺结核的多见于上肺叶;继发于支气管肺组织感染病变的支气管扩张常见于下肺,尤以左下肺多见。

2.先天性发育障碍和遗传因素

原发性免疫缺陷病或继发性免疫缺陷病、先天性疾病(α-抗胰蛋白酶缺乏、纤毛缺陷、囊性纤维化)、先天性结构缺损(黄甲综合征、软骨缺陷)、移植术后等会损伤宿主气道清除机制和防御功能,使其清除分泌物的能力下降,易发生感染和炎症。

3.支气管外部的牵拉作用

肺组织的慢性感染或结核病灶愈合后的纤维组织牵拉,也可导致支气管扩张。

【临床表现】

1.症状

持续或反复的咳嗽、咳痰或咳脓痰(痰量估计:轻度,少于 10ml/d;中度,10~150ml/d;重度,多于 150ml/d),反复咯血,如有反复肺部感染,可出现发热、乏力、食欲缺乏等慢性感染中毒症状。感染时痰液静置后分层:上层为泡沫,下悬脓性成分,中层为混浊黏液,下层为坏死组织沉淀物。如患者仅以反复咯血为唯一症状则为干性支气管扩张。

2.体征

早期或干性支气管扩张肺部体征可无异常,病变重或继发感染时,在下胸部、背部可闻及固定而持久的局限性粗湿啰音,有时可闻及哮鸣音,部分患者伴有杵状指(趾)。出现肺气肿、肺源性心脏病等并发症时有相应体征。

【辅助检查】

1.实验室检查

痰液检查显示含有丰富的中性粒细胞、多种微生物,痰涂片及细菌培养结果可指导抗生素治疗。

2.影像学检查

胸部 X 线检查示囊状支气管扩张的气道表现为显著的囊腔,纵切面可显示"双轨征",横切面显示"环形阴影",并可见气道壁增厚。胸部 CT 检查横断显示扩张的支气管。

3.其他检查

纤维支气管镜检查有助于发现患者的出血、扩张或阻塞部位。肺功能检查可以证实有弥漫性支气管扩张或相关的阻塞性肺病导致的气流受限。

【治疗要点】

支气管扩张症的治疗原则是保持呼吸道通畅,控制感染,改善气流受限,处理咯血,积极治疗基础疾病,必要时手术治疗。

【护理措施】

1.一般护理

(1)环境:尽量避免搬动患者,减少肺活动度。小量咯血者以静卧休息为主,大量咯血患者绝对卧床休息。取患侧卧位,头偏一侧。痰量多或咯血的患者应保持口腔清洁、舒适,及时清理咳出物及污染的衣物、被褥。

(2)饮食护理:①提供高热量、高蛋白、高维生素饮食,避免冰冷食物诱发咳嗽,少量多餐。②鼓励多饮水,每日 1500ml 以上,以保证呼吸道黏膜的湿润与黏膜病变的修复,有利于痰液的排出。③大量咯血者应禁食;少量咯血者宜进少量温、凉流食,因过冷或过热食物均易诱发或加重咯血。④多吃富含纤维素的食物,以保持大便通畅,避免排便腹压增加而引起再度咯血。

2.病情观察

①详细观察咳嗽和咳痰、咯血的情况,准确记录痰液的颜色、量、性状,痰液静置后是否有分层现象。②观察咯血频次、量、性质及出血的速度,生命体征及意识状态的变化。记录 24 小时咯血量。③观察患者有无胸闷、气促、呼吸困难、发绀、面色苍白、出冷汗、烦躁不安等窒息征象。

3.对症护理

(1)咳嗽、咳痰的护理:指导患者有效咳嗽、更换卧位、叩背、正确的体位引流进行排痰。

体位引流:①引流前准备:向患者解释体位引流的目的、过程和注意事项,监测生命体征,肺部听诊以明确病变部位;引流前 15 分钟遵医嘱给予支气管扩张剂或进行雾化吸入稀释痰液。②引流体位:引流的体位取决于分泌物潴留的部位和患者的耐受程度;首先引流上叶,然后引流下叶后基底段,如果有两个以上需引流的部位,应引流痰液较多的部位。头外伤、胸部创伤、咯血、严重心血管疾病和病情不稳定者,不宜采取头低位进行体位引流。③引流时间:一般于晨起或饭前、饭后 1～2 小时进行;每天 1～3 次,每次 15～20 分钟。④引流中护理:引流时应有护士或家人协助,观察患者有无出汗、脉搏细弱、头晕、疲劳、面色苍白等,如患者出现心率超过 120 次/分、心律失常、高血压、低血压、眩晕或发绀,应立即停止引流并通知医生。在体位引流过程中,协助患者在保持引流体位时进行咳嗽,鼓励并指导患者做腹式深呼吸,辅以胸部叩击或震荡等措施,提高引流效果。⑤引流后护理:帮助患者取舒适体位,处理污物,协助漱口,保持口腔清洁,观察患者咳痰的情况,听诊肺部呼吸音的改变,评价体位引流的效果。

(2)咯血的护理:①鼓励患者将气管内痰液和积血轻轻咳出,保持呼吸道通畅。咯血时协助轻轻拍击键侧背部,嘱患者不要屏气,以免诱发喉头痉挛,使血液引流不畅形成血块,导致窒息。②对大咯血及意识不清的患者,应在病床边备好急救的物品,一旦患者出现窒息的征象,应立即取头低脚高位,头偏向一侧,轻拍背部,迅速清除口咽部的血块,或直接刺激咽部以咳出血块,必要时用吸痰管进行机械吸引,并给予高流量吸氧。③做好气管插管或气管切开的准备和配合工作,以解除呼吸道阻塞。

4.用药的护理

①抗生素、支气管扩张药物等按照相应的内容进行护理。②垂体后叶素可收缩小动脉,减少肺血流量,从而减轻咯血,但也能引起子宫、肠道平滑肌收缩和冠状动脉收缩,故冠心病、高血压患者及孕妇忌用。静脉输液速度不宜过快,以免引起恶心、便意、心悸、面色苍白等不良反应。③年老体弱、肺功能不全者在应用镇静药和镇咳药后,应注意观察呼吸中枢和咳嗽反射受抑制情况,以早期发现因呼吸抑制导致的呼吸衰竭和不能咯出血块而发生窒息。

5.心理护理

注意患者有无焦虑、忧郁等不良情绪。评估家属对疾病的认识程度和态度,以及家庭、社会的支持情况。痰量多或咯血的患者应安排专人护理并安慰患者。咯血后嘱患者漱口,擦净血迹,防止因口咽部异味刺激引起剧烈咳嗽而诱发再度咯血。及时清理患者咯出的血块及污染的衣物、被褥,有助于稳定情绪,增加安全感,避免因精神过度紧张而加重病情。对精神极度紧张、咳嗽剧烈的患者,可遵医嘱给予小剂量镇静药或镇咳剂。

6.健康指导

教会患者清除痰液的方法。积极预防呼吸道感染,避免受凉、酗酒以及吸烟,减少刺激性气体吸入等。

第六章 循环系统疾病患者的护理

循环系统疾病包括心脏和血管疾病,合称心血管病。2011年初,世界卫生组织公布的心血管病最新研究结果显示,心血管病是全球范围造成死亡的最主要原因,预测到2030年,将有2360万人死于心血管病,主要死于心脏病和脑卒中。《中国心血管病报告2010》概要指出,我国心血管病的危险因素持续增长,心血管病发病率和死亡率居高不下,估计全国心血管病患病者有2.3亿人,其中高血压2亿,心肌梗死200万,心力衰竭420万,肺源性心脏病500万,风湿性心脏病250万,先天性心脏病200万。全国每年死于心血管病者300万人,占总死亡原因的41%。农村居民心血管病死亡率增加速度高于城市居民。心血管病负担日益加重,成为重要的公共卫生问题,加强心血管病防治刻不容缓。近年来,随着流行病学、分子生物学和细胞生物学的研究进展,人们对心血管病的发病机制及防治的认识发生了很大的变化。许多新的诊断手段如超声心动图三维重建、脑钠肽测定、三位电生理标准与导航系统的应用等,使心血管病的诊断准确率进一步提高。调脂、降压、抗心律失常、抗凝新药的不断问世,起搏、消融及外科手术的发展,心血管专科护理技术的推广,使心血管病的防治和护理水平有了显著的提高。

第一节 心力衰竭患者的护理

一、慢性心力衰竭

心力衰竭(heart failure)简称心衰,是由于各种心脏结构或功能异常导致心室泵血和(或)充盈功能下降,心排血量不能满足机体代谢需要的一组临床综合征。其主要表现为呼吸困难、液体潴留和乏力。心力衰竭按其发病缓急可分为慢性心力衰竭和急性心力衰竭,按发生部位可分为左心衰竭、右心衰竭和全心衰竭。

慢性心力衰竭(chronic heart failure)常常是器质性心脏病的最终归宿,也是最主要的死亡原因。

【病因】

1.基本病因

①原发性心肌损害:包括心肌缺血和心肌梗死、心肌炎和心肌病等。②心脏负荷过重:压力负荷(后负荷)过重和容量负荷(前负荷)过重。左室压力负荷过重常见于高血压、主动脉瓣狭窄;右室压力负荷过重常见于肺动脉高压、肺动脉瓣狭窄、肺栓塞等;容量负荷过重常见于心脏瓣膜关闭不全和血液反流。

2.诱因

感染、心律失常、血容量增加、生理或心理压力过大、妊娠和分娩等。

【临床表现】

（一）左心衰竭

以肺瘀血和心排血量降低表现为主。

(1)呼吸困难:程度不同的呼吸困难是最主要的症状,表现为劳力性呼吸困难、夜间阵发性呼吸困难、端坐呼吸和急性肺水肿。

(2)咳嗽、咳痰和咯血。

(3)乏力、头晕、心悸和体力下降。

(4)尿量变化及肾功能损害症状。

(5)体征:发绀、肺部湿性啰音、脉率增快、心脏扩大等。

（二）右心衰竭

以体循环瘀血表现为主。

1.消化道症状

最常见的症状是腹胀、恶心、呕吐等。

2.呼吸困难

单纯右心衰竭者由于无明显肺瘀血,呼吸困难并不明显。

3.体征

水肿、颈静脉征、肝大等。

（三）全心衰竭

同时具有左、心衰竭的临床表现。右心衰竭继发于左心衰竭者,一旦出现右心衰竭,肺瘀血较前减轻,呼吸困难有所缓解。

（四）心功能分级见表 6-1

表 6-1　心功能分级(NYHA,1928 年)

心功能分级	特点
Ⅰ级	患者患有心脏病,但平时一般活动不引起疲乏、心悸、呼吸困难、心绞痛等症状。
Ⅱ级	休息时无自觉症状,体力活动轻度受限,平时一般活动可出现上述症状,休息后很快缓解。
Ⅲ级	体力活动明显受限,低于平时一般活动量时即可引起上述症状,休息较长时间后方可缓解。
Ⅳ级	不能从事任何体力活动,休息时亦有心衰的症状,体力活动后加重。

【辅助检查】

1.血液检查

血浆 B 型利钠肽(BNP)和氨基末端 B 型利钠肽前体(NT-proBNP)测定有助于心衰的诊断与鉴别诊断,判断心衰严重程度、疗效及预后。

2.影像学检查

(1)X 线检查:①心影大小和形态:左心衰竭时表现为左心扩大,单纯右心衰竭以右心房和右心室扩大为主,全心衰竭则表现为心脏向两侧扩大。②肺瘀血的程度:肺门血管影增强、在肺野外侧可见清晰的水平线状影(Kerley B 线)、胸腔积液等表现。

（2）超声心动图检查：协助病因诊断、评价心室的收缩及舒张功能。

3.核素心室造影和心肌成像

核素心血管造影可测定心脏腔室大小、射血分数和了解室壁运动状态，核素心肌成像可判断心肌缺血或心肌坏死。

4.有创血流动力学检查

测定心脏及血管腔内的压力和氧含量，计算心脏指数，直接反映左心室功能。

【治疗要点】

心衰的治疗包括防止和延缓心衰的发生，缓解临床心衰患者的症状，提高运动耐量和生活质量，改善其远期预后和降低死亡率。

（一）病因治疗

1.基本原因的治疗

如控制高血压，应用药物、介入及手术治疗改善冠心病心肌缺血，心瓣膜病及先天畸形的介入或换瓣、纠正手术等。

2.消除诱因

如积极控制感染，对于心室率快的心房颤动应及时复律或控制心室率，注意检查并及时纠正甲状腺功能亢进症、贫血等。

（二）一般治疗

1.休息

控制体力活动，避免精神刺激，有利于心功能的恢复。

2.控制钠盐摄入

减少钠盐的摄入有利于减轻水肿等症状。

（三）药物治疗

1.利尿剂

是心力衰竭治疗中最常用的药物，通过排钠排水减轻心脏的容量负荷，对缓解瘀血、减轻水肿有显著的效果。常用的利尿剂有氢氯噻嗪、呋塞米和螺内酯，长期服用注意血钾的变化。

2.血管紧张素转换酶抑制剂（ACEI）

是目前治疗心衰的首选药物，常用药物如卡托普利、贝那普利和培哚普利等。

3.洋地黄类药物

洋地黄可加强心肌收缩力、抑制心脏传导系统、兴奋迷走神经。常用方案有：地高辛0.25mg每日1次，适用于中度心力衰竭维持治疗；毛花苷C每次0.2～0.4mg稀释后缓慢静脉注射，适用于急性心力衰竭或慢性心力衰竭加重时，特别适用于心衰伴快速心房颤动者。

【护理措施】

（一）一般护理

1.休息与活动

保持病室安静、整洁，适当通风。根据患者呼吸困难程度采取适当的体位，严重呼吸困难时，应协助端坐位，必要时双腿下垂。注意患者体位的舒适与安全，必要时加用床档防止坠床。

心衰急性加重期应卧床休息。恢复期循序渐进增加活动量,患者活动中出现呼吸困难、胸痛、心悸、头晕、疲劳、大汗、低血压等情况时应停止活动。

2.皮肤护理

协助患者经常更换体位,嘱患者穿质地柔软、宽松的衣服;保持床铺柔软、整洁,严重水肿者可使用气垫床,保持皮肤清洁。

3.饮食

给予低盐和低热量饮食,每天食盐在 5g 以下为宜。限制含钠高的食品如腌或熏制品、香肠、罐头、海产品、苏打饼干等。避免产气的食物及浓茶、咖啡或辛辣刺激性食物,戒烟酒,多吃蔬菜、水果,少量多餐,不宜过饱。

(二)病情观察

1.病情观察

密切观察呼吸困难有无改善,发绀是否减轻,监测血氧饱和度、动脉血气分析结果等。若病情加重或血氧饱和度降低,应及时报告医生。

2.注意观察水肿的消长情况

每天在同一时间、着同类服装、用同一体重计测量体重,准确记录 24 小时液体出入量,控制输液量及速度,若患者尿量<30ml/h,应报告医生。有腹腔积液者应每天测量腹围。

(三)氧疗

可给予鼻导管持续吸氧 2～4L/min。

(四)用药护理

注意观察药物不良反应

1.血管紧张素转换酶抑制剂

不良反应有直立性低血压、皮炎、蛋白尿、咳嗽、间质性肺炎、高钾血症等。

2.β受体阻滞剂

主要不良反应有液体潴留、心衰恶化、疲乏、心动过缓、心脏传导阻滞、低血压等,应监测心率和血压,当心率低于 50 次/分时应停药。

3.利尿剂

①噻嗪类:最主要的不良反应是低钾血症,应监测血钾及观察有无乏力、腹胀、肠鸣音减弱等表现,补充含钾丰富的食物如鲜橙汁、西红柿汁、柑橘、香蕉和无花果等,必要时遵医嘱补充钾盐。口服补钾时间应在饭后或将水剂与果汁同饮,以减轻胃肠道不适。噻嗪类的其他不良反应还有胃部不适、呕吐、腹泻、高血糖等。②螺内酯:不良反应有嗜睡、运动失调、男性乳房发育、面部多毛等,肾功能不全及高钾血症者禁用。非紧急情况下,利尿剂的应用时间选择早晨或日间为宜,避免夜间排尿过频而影响患者的休息。

4.洋地黄中毒的处理

(1)预防洋地黄中毒:①洋地黄用量个体差异很大,老年人、心肌缺血缺氧、重度心力衰竭、低钾低镁血症、肾功能减退等情况对洋地黄较敏感,使用时应严密观察患者用药反应。②严格按时按医嘱给药,教会患者服地高辛时应自测脉搏,当脉搏<60 次/分或节律不规则时应暂停服药并告诉医生;用毛花苷 C 或毒毛花苷 K 时务必稀释后缓慢静脉注射,并同时监测心率、心

律及心电图变化。③注意不与维拉帕米、胺碘酮等药物合用,必要时监测血清地高辛浓度。

(2)观察洋地黄毒性反应:胃肠道反应如食欲缺乏、恶心、呕吐。神经系统表现如头痛、乏力、头晕、黄视、绿视。心脏毒性反应如频发室性期前收缩呈二联律或三联律、心动过缓、房室传导阻滞等。

(3)洋地黄中毒的处理:①停用洋地黄。②补充钾盐:可口服或静脉补充氯化钾,停用排钾利尿剂。③纠正心律失常:快速性心律失常可用利多卡因或苯妥英钠,心率缓慢者可用阿托品静脉注射或安置临时心脏起搏器。

(五)心理护理

呼吸困难患者常因日常生活及睡眠受到影响而心情烦躁、痛苦、焦虑。应与其家属一起安慰鼓励患者,稳定患者情绪,以降低交感神经兴奋性,有利于减轻呼吸困难。

(六)健康指导

1.避免诱因

告知患者避免诱发和加重心衰的因素如感染、心律失常、血容量增加、压力过大、妊娠和分娩等。

2.疾病知识指导

指导患者进低盐和低热量的饮食,根据心功能状况适当进行体力活动;保持情绪稳定,积极配合治疗。

3.用药指导

指导患者及家属了解所用药物的名称、剂量、用法、作用与不良反应。指导患者每天测量体重,如有异常及时就诊。

二、急性心力衰竭

急性心力衰竭(acute heart failure)是指由各种急性的心脏病变引起心排血量急剧、显著地降低,导致重要脏器灌注不足和急性瘀血的综合征。临床上以急性左心衰竭最为常见,表现为急性肺水肿,严重者可发生心源性休克。

【病因与发病机制】

(一)病因

心脏解剖或功能的突发异常,使心排血量急剧降低和肺静脉压升高均可发生急性左心衰竭。

1.急性心肌梗死和(或)损伤

急性冠脉综合征、急性重症心肌炎、围生期心肌病、药物所致的心肌损伤与坏死等。

2.急性血流动力学障碍

感染性心内膜炎所致的二尖瓣和(或)主动脉瓣穿孔、二尖瓣腱索和(或)乳头肌断裂、高血压危象、重度主动脉瓣或二尖瓣狭窄、急性舒张性左心衰竭等。

3.其他

慢性心衰急性加重。

（二）发病机制

左心室收缩功能减弱和左心室容量/压力负荷的增加，导致左心室舒张末期容积迅速升高，左心房压力增加，肺毛细血管压力升高，使血管内液体渗入周围的组织间隙和（或）肺泡内，形成急性肺水肿，引起气体交换障碍而出现呼吸困难。严重者还可发生心源性休克。

【临床表现】

1.突发严重呼吸困难

呼吸频率常达 30～40 次/分，端坐呼吸，频繁咳嗽，咳粉红色泡沫痰。面色灰白或发绀、大汗、皮肤湿冷、烦躁不安、恐惧。

2.血压变化

发病早期血压一过性升高，病情如不缓解，血压可持续下降直至休克。

3.体征

听诊两肺布满湿性啰音和哮鸣音，心率快，心尖部可闻及舒张期奔马律、肺动脉瓣第二心音亢进。

【处理要点】

急性左心衰竭时的缺氧和高度呼吸困难是致命的威胁，必须尽快使之缓解。

1.体位

立即协助患者取坐位，双腿下垂。

2.氧疗

立即高流量鼻导管吸氧，6～8L/min，氧气湿化瓶内加入 20％～30％ 的乙醇，病情特别严重者应采用面罩呼吸机持续加压给氧或双水平气道正压给氧。

3.其他

迅速开放两条静脉通道，遵医嘱正确使用药物。

（1）吗啡：3～5mg 静脉注射，必要时每间隔 15 分钟重复应用 1 次，共 2～3 次，老年患者应酌减剂量或改为肌内注射。

（2）快速利尿：呋塞米 20～40mg 静脉注射，4 小时后可重复 1 次。

（3）血管扩张剂：可选用硝普钠、硝酸甘油静脉滴注。

1）硝普钠：一般剂量 12.5～25μg/min，应现用现配，避光滴注，溶液的保存与应用不应超过 24 小时。

2）硝酸甘油：一般从 10μg/min 开始，每 10 分钟调整 1 次，每次增加 5～10μg。

3）重组人脑钠肽：冻干重组人脑钠肽（新活素）用药不超过 7 天。

（4）洋地黄制剂：可用毛花苷 C，首剂 0.4～0.8mg，稀释后缓慢静脉注射。

（5）氨茶碱：适用于伴支气管痉挛的患者。

4.机械辅助治疗

极危重患者有条件者可采用主动脉内球囊反搏（IABP）。

5.病情监测

给予心电监护，严密监测患者生命体征、意识状态、血氧饱和度和心电图，监测电解质和血气分析。观察患者意识、皮肤颜色及温度、肺部啰音的变化,记录出入液量。

6.心理护理

医护人员在抢救时必须保持镇静、熟练操作、忙而不乱,给患者以信任与安全感,避免在患者面前讨论病情。向患者介绍救治措施及使用监测设备的必要性。主动与患者及家属沟通,提供情感支持。

第二节　心律失常患者的护理

心律失常(cardiac arrhythmia)是指心脏冲动的频率、节律、起源部位、传导速度或激动次序的异常。

【发病机制】

(一)冲动形成异常

1.异常自律性

自主神经系统兴奋性改变或心脏传导系统的内在病变,均可导致原有正常自律性的心肌细胞不适当冲动的发放。此外,原来无自律性的心肌细胞(如心房、心室肌细胞)亦可在病理状态下出现异常自律性,如心肌缺血、药物作用、电解质紊乱、儿茶酚胺增多等。

2.触发活动

指心房、心室与希氏束-普肯野组织在动作电位后产生除极活动,被称为后除极。若后除极的振幅升高并抵达阈值,便可引起反复激动,持续的反复激动导致快速性心律失常。

(二)冲动传导异常

折返是快速性心律失常最常见的发病机制。

【临床常见类型】

(一)病态窦房结综合征

1.心电图检查

①持续而显著的窦性心动过缓,心率<50次/分,且非药物引起。②窦性停搏与窦房传导阻滞。③窦房传导阻滞与房室传导阻滞并存。④心动过缓-心动过速综合征,即心动过缓与房性快速性心律失常(心房扑动、心房颤动或房性心动过速)交替发作。

2.临床表现

患者出现与心动过缓有关的心脑供血不足的症状如头晕、黑蒙、乏力等,严重者发生晕厥。有心动过速发作时出现心悸、心绞痛等。

3.治疗要点

无症状者不必治疗,仅定期随诊观察;有症状者应安装心脏起搏器。心动过缓—心动过速综合征者应用起搏治疗后,若患者有心动过速发作,可同时应用抗心律失常药物。

（二）心房颤动

1.病因

心房颤动常发生于原有心血管疾病者,如冠心病、风湿性心脏瓣膜病、甲状腺功能亢进性心脏病及感染性心内膜炎等患者。正常人在情绪激动、运动或急性乙醇中毒时亦可发生心房颤动。心房颤动发生在无心脏病变的中青年,称孤立性心房颤动。

2.临床表现

心房颤动患者症状的轻重受心室率快慢的影响。若心室率不快,患者可无不适;若心室率超过 150 次/分,患者可表现为心绞痛和心力衰竭的症状。心房颤动并发体循环栓塞的危险性很大,二尖瓣狭窄或二尖瓣脱垂合并心房颤动时,脑栓塞的发生率更高。心脏听诊第一心音强弱不等和心律极不规则,可有脉搏短绌。

3.心电图检查

①P 波消失,代之以小而不规则的基线波动,形态与振幅均变化不定,称 f 波,频率为 350～600 次/分。②心室率极不规则,多在 100～160 次/分之间。③QRS 波群形态一般正常。

第三节　原发性高血压患者的护理

原发性高血压(primary hypertension)简称为高血压,是以血压升高为主要临床表现的综合征。高血压是心脑血管病的最主要的危险因素,影响心、脑、肾等重要脏器的结构和功能,可导致脑卒中、心力衰竭及慢性肾脏病等主要并发症,严重影响患者的生存质量。

【分类和定义】

我国采用国际上统一的血压分类和标准。高血压定义为收缩压≥140mmHg 和(或)舒张压≥

90mmHg,根据血压升高水平,又进一步将高血压分为 1～3 级高血压和单纯收缩期高血压(表 6-2)。

表 6-2　血压水平分类和定义(中国高血压防治指南,2010 年)

分类	收缩压(mmHg)	舒张压(mmHg)
正常血压	<120	<80
正常高值	120～139	80～89
高血压	≥140	≥90
1 级高血压(轻度)	140～159	90～99
2 级高血压(中度)	160～179	100～109
3 级高血压(重度)	≥180	≥110
单纯收缩期高血压	≥140	<90

注:当收缩压和舒张压属于不同的级别时,以较高的分级为准

【临床表现】

1.一般表现

(1)症状:头痛、头晕、眼花、疲劳、心悸等,在紧张或劳累后加重。

(2)体征:心脏听诊时可有主动脉瓣区第二心音亢进、心尖部第四心音。

2.并发症(靶器官损害的表现)

(1)心脏:高血压性心脏病、左心衰竭。

(2)脑:脑卒中、高血压脑病。

(3)肾:高血压肾病、慢性肾衰竭。

(4)血管:眼底改变、主动脉夹层。

3.心血管风险分层

高血压治疗时不仅要考虑降压,还要考虑危险因素及靶器官损害的预防及逆转。根据血压水平、心血管危险因素、靶器官损害和伴临床疾患进行风险分层(表6-3)。

6-3　高血压患者心血管风险水平分层(中国高血压防治指南,2010年)

其他危险因素和病史	血压水平		
	1级高血压	2级高血压	3级高血压
无其他危险因素	低危	中危	高危
1~2个其他危险因素	中危	中危	很高危
≥3个其他危险因素,或靶器官损害或糖尿病	高危	高危	很高危
并存的临床情况	很高危	很高危	很高危

4.高血压危象

是指短时期内血压急剧升高,需要快速降压治疗的紧急临床情况,包括高血压急症和高血压亚急症。

(一)高血压急症

高血压急症是指短时期内(数小时或数天)血压重度升高,舒张压>120mmHg和(或)收缩压>180mmHg,伴有重要组织器官如心、脑、肾、眼底、大动脉的严重功能障碍或不可逆损害。

(二)高血压亚急症

高血压亚急症指血压显著升高但不伴靶器官损害。患者可以有血压明显升高引起的症状,如头痛、胸闷、鼻出血和烦躁不安等。

【辅助检查】

1.常规检查

尿常规、血糖、血胆固醇、血甘油三酯、肾功能、血尿酸和心电图。

2.眼底、超声心动图检查

部分患者可根据需要检查眼底、超声心动图、电解质等。

3.24 小时动态血压监测

有助于判断血压升高严重程度,了解血压昼夜节律,指导降压治疗以及评价降压药物疗效。

【治疗要点】

(一)治疗目的

最大限度地降低心脑血管意外发生率、死亡率和病残率。

(二)非药物治疗

生活方式干预,适用于所有高血压患者,包括控制体重、减少钠盐摄入并增加钾盐的摄入、减少脂肪摄入、限制饮酒、保持心理平衡和适度运动。

(三)药物治疗

1.降压药适用范围

(1)高危、很高危或 3 级高血压患者,应立即开始降压药物治疗。

(2)确诊的 2 级高血压患者,应考虑开始药物治疗。

(3)1 级高血压患者,在生活方式干预数周后,血压仍≥140/90mmHg 时,应开始降压药物治疗。

2.常用降压药物

可归纳为六大类,即利尿剂、β 受体阻滞剂、钙离子通道阻断剂(CCB)、血管紧张素转换酶抑制剂(ACEI)、血管紧张素 Ⅱ 受体阻滞剂(ARB)和 α 受体阻滞剂。

3.用药原则

小剂量开始、优先选择长效制剂、联合用药和个体化。高血压患者的药物治疗应遵循现有的 NICE 指南。

4.及时正确处理高血压急症

必须迅速使血压下降,同时也应对靶器官的损害和功能障碍予以处理。采用静脉途径给药,常用药物有:

(1)硝普钠:通过直接扩张动脉和静脉使血压下降,开始以每分钟 $10\sim25\mu g$ 速率静脉滴注,根据血压情况调节滴速。

(2)硝酸甘油:开始以每分钟 $5\sim10\mu g$ 速率静脉滴注,可逐渐增至每分钟 $20\sim50\mu g$ 速率静脉滴注。

(3)地西泮:有烦躁、抽搐者用地西泮肌内注射或静脉注射。

(4)有高血压脑病者宜给予脱水剂如甘露醇快速静脉滴注或快速利尿如呋塞米静脉注射,以降低颅内压、减轻脑水肿。

【护理措施】

(一)一般护理

1.休息与活动

保持病室安静,减少探视。头痛时指导患者卧床休息,抬高床头,避免劳累、情绪激动、精神紧张、吸烟、酗酒、环境嘈杂等。

2.防止低血压反应

指导患者改变体位时动作宜缓慢,避免长时间站立,选择平静休息时服药,避免用过热的水洗澡或蒸气浴而引起周围血管扩张,防止发生低血压反应。

3.避免受伤

避免迅速改变体位,避免活动场所光线暗、室内有障碍物、地面滑、厕所无扶手等危险因素,必要时加用床档。患者症状严重时应有人陪伴,防止发生意外。

(二)用药护理

正确用药并观察效果。使用利尿剂时应防止低钾血症;用 β 受体阻滞剂应注意其抑制心肌收缩、心动过缓、房室传导时间延长、支气管痉挛、低血糖、血脂升高等不良反应;钙离子通道阻断剂硝苯地平的不良反应有头痛、面部潮红、下肢水肿、心动过速,地尔硫革可致负性肌力作用和心动过缓;血管紧张素转换酶抑制剂的不良反应主要是刺激性干咳和血管性水肿。

(三)心理护理

负性情绪反应可使血压升高,应指导患者自我调节,减轻精神压力,避免情绪激动、紧张,保持健康的心理状态。

(四)健康指导

1.生活方式

①学会自我调整心理平衡,保持乐观情绪,家属也应给患者以理解、宽容与支持。②增加运动:较好的运动方式是低或中等强度的等张运动,可根据年龄及身体状况选择慢跑或步行,一般每周 3~5 次,每次 30~60 分钟。

2.饮食与体重控制

①减轻体重:尽量将体重指数(BMI)控制在<25。②减少钠盐摄入:每人每日食盐量以不超过 6g 为宜。③补充钙和钾盐:每人每日吃新鲜蔬菜 400~500g,喝牛奶 500ml,可以补充钾 1000mg 和钙 400mg。④减少脂肪摄入:膳食中脂肪量应控制在总热量的 25% 以下。⑤限制饮酒:饮酒量每日不可超过相当于 50 克乙醇的量。

3.知识宣讲

向患者及家属解释引起原发性高血压的相关知识,以引起高度重视,坚持长期的饮食、运动、药物治疗,将血压控制在正常的水平,以减少对靶器官的进一步损害。

4.用药指导

告诉患者药物的名称、剂量、用法、作用及不良反应。指导患者及家属坚持服药治疗。

5.自我监测指导

教会患者或家属及时测量血压并记录,定期到门诊复查,病情变化时立即就医。

(五)高血压急症的护理

1.避免诱因

避免情绪激动、过劳和寒冷刺激。必须按医嘱服用降压药,不可擅自增减药量,更不可突然停药,以免血压突然急剧升高。

2.病情观察

定期监测血压,严密观察病情变化,发现血压急剧升高、剧烈头痛、呕吐、大汗、视物模糊、面色及神志改变、肢体运动障碍等症状,立即通知医生。一旦发生高血压急症,应立即卧床休息,抬高床头,避免一切不良刺激和不必要的活动,协助生活护理,安定情绪,必要时按医嘱用镇静药。吸氧,保持呼吸道通畅,持续心电血压监护。

第四节　冠状动脉粥样硬化性心脏病患者的护理

冠状动脉粥样硬化性心脏病(coronary atherosclerotic heart disease)简称冠心病,指冠状动脉粥样硬化使血管腔狭窄或阻塞,或(和)因冠状动脉功能性改变(痉挛)导致心肌缺血、缺氧或坏死而引起的心脏病,统称冠状动脉性心脏病(coronary heart disease),亦称缺血性心脏病。本病在我国呈逐年上升趋势。发生年龄多在 40 岁以后,男性多于女性,脑力劳动者多见。

根据病理解剖和病理生理变化的不同,本病有不同的临床分型。1979 年 WHO 将其分为无症状性心肌缺血、心绞痛、心肌梗死、缺血性心肌病、猝死 5 型。近年,将本病分为急性冠状动脉综合征和慢性冠脉病两大类。本节重点介绍"心绞痛"和"心肌梗死"。

一、心绞痛

心绞痛(angina pectoris)是由于冠状动脉供血不足,导致心肌急剧的、暂时的缺血、缺氧所产生的临床综合征。

【病因与发病机制】

（一）病因

心绞痛最基本的原因是冠状动脉粥样硬化引起血管腔狭窄和(或)痉挛。其他病因有重度主动脉瓣狭窄或关闭不全、肥厚型心肌病、先天性冠状动脉畸形、冠状动脉栓塞、严重贫血、休克、快速心律失常、心肌氧耗量增加等。常因体力劳动、情绪激动、饱餐、寒冷、阴雨天气、吸烟而诱发。

（二）发病机制

当冠状动脉的血液供应与需求之间发生矛盾时,冠状动脉血流量不能满足心肌代谢的需要,引起心肌急剧的、暂时的缺血缺氧,即可发生心绞痛。

冠状动脉血液供需不平衡发生在以下几种情况:①在冠状动脉病变导致管腔狭窄或扩张性减弱的基础上,由于体力劳动或情绪激动等使心脏负荷突然加重,心肌氧耗量增加。②冠状动脉发生痉挛致冠状动脉血流量减少。③突然发生循环血流量减少致冠脉血液灌注量突然降低,导致心肌血液供求不平衡。

在缺血缺氧的情况下,心肌内积聚过多的代谢产物,如乳酸、磷酸、丙酮酸等酸性物质,或类似激肽的多肽类物质,刺激心脏内自主神经的传入纤维末梢,经 1~5 胸交感神经节和相应的脊髓段,传到大脑,可产生疼痛的感觉,即心绞痛。

【临床表现】

1.症状

以发作性胸痛为主要临床表现。①部位:位于胸骨后或心前区,常放射至左肩、左臂内侧达无名指和小指,或达咽、颈、下颌部等。②性质:典型的胸痛呈压迫性或紧缩性、发闷,也可有烧灼感,但不尖锐,偶伴濒死的恐惧感觉。发作时,患者常不自觉地停止原来的活动,直到症状缓解。③诱因:常因体力劳动或情绪激动而诱发,也可在饱餐、寒冷、阴雨天气、吸烟、排便、心动过速、休克时发作。④持续时间:呈阵发性,轻者 3~5 分钟,重者可达 10~15 分钟,很少超过 30 分钟。⑤缓解方式:一般停止原有活动或含服硝酸甘油后 1~3 分钟内缓解。

2.体征

心绞痛发作时可见面色苍白、皮肤发冷或出汗、血压升高、心率增快,有时闻及第四或第三心音奔马律。

【辅助检查】

1.心电图

心绞痛不发作时,约半数患者心电图正常,也可能出现陈旧性心肌梗死的改变或非特异性 ST 段和 T 波异常。心绞痛发作时,大多数患者可出现暂时性心肌缺血引起的 ST 段压低(≥0.1mV),有时出现 T 波倒置。运动负荷试验及 24 小时动态心电图可显著提高缺血性心肌的检出率。

2.超声心动图

心绞痛及严重缺血发作时,超声心动图可见缺血区心室壁运动异常。冠状动脉内超声显像可显示血管壁的粥样硬化病变。双嘧达莫、多巴酚丁胺等药物超声负荷试验对冠心病诊断敏感性较高。

3.放射性核素

放射性铊心肌显像对心肌缺血诊断较有价值,可提示心肌供血不足或血供消失。

4.冠状动脉造影及左室造影

冠状动脉造影一直是公认的冠心病诊断的"金标准"。通过造影,可以明确冠状动脉狭窄程度、病变部位、分支走向等。除用于诊断外,冠脉造影还可用于指导进一步治疗。左室造影用于测定左室射血分数,评估左心功能,判定存活心肌状态,决定血运重建方式等。

【治疗要点】

心绞痛的处理原则是改善冠状动脉的血液供应和减少心肌的氧耗量,同时治疗动脉粥样硬化。

(一)发作时的治疗

1.休息

心绞痛发作时应立即就地休息,一般情况下症状即可缓解。

2.药物治疗

宜选用作用较快的硝酸酯制剂,既扩张冠状动脉增加冠脉循环的血流量,又扩张周围血管,减轻心脏负荷,从而缓解心绞痛。常用药物有:硝酸甘油 0.3~0.6mg 或硝酸异山梨酯 5~10mg 舌下含化。

(二)缓解期的治疗

1.一般治疗

避免诱因、控制危险因素、进行适当的体力劳动。

2.药物治疗

（1）阿司匹林：最佳剂量为 75～150mg/d。

（2）氯吡格雷：主要用于支架植入后的患者。

（3）β受体阻滞剂：减慢心率、减弱心肌收缩力、降低血压，以减少心肌氧耗量，减少心绞痛发作次数和增加运动耐量，降低心绞痛患者死亡和心肌梗死的风险。推荐使用美托洛尔、阿替洛尔等。

（4）调血脂药物：他汀类药物能有效降低血清总胆固醇和低密度脂蛋白胆固醇，延缓斑块进展，使其稳定。常用洛伐他汀、辛伐他汀等。

（5）硝酸酯制剂：常用药物硝酸异山梨酯、5-单硝酸异山梨酯和硝酸甘油等。

（6）钙离子通道阻断剂：抑制心肌收缩，减少氧耗，常用维拉帕米 40～80mg，3 次/日、地尔硫革 30～60mg，3 次/日。

【护理措施】

（一）一般护理

1.休息与活动

心绞痛发作时应立即休息，不稳定型心绞痛者，应卧床休息。

2.饮食

给予低盐、低脂、低胆固醇、易消化饮食，增加饮食中新鲜蔬菜、水果的比例，少量多餐，不宜过饱。忌浓茶、咖啡及辛辣刺激性食物。

3.保持大便通畅

由于便秘时患者用力排便可增加心肌氧耗量，诱发心绞痛。应指导患者保持大便通畅，防止便秘发生。

（二）病情观察

心绞痛发作时应观察胸痛的部位、性质、程度、持续时间，严密监测血压、心率、心律、脉搏、体温及心电图等变化，观察有无心律失常、急性心肌梗死等并发症的发生。

（三）用药护理

注意药物的疗效及不良反应。含服硝酸甘油片后 1～2 分钟开始起作用，半小时后作用消失。硝酸甘油可引起头痛、血压下降，偶伴晕厥。使用时注意：①随身携带硝酸甘油片，注意有效期，定期更换，以防药效降低。②对于规律性发作的劳累性心绞痛，可进行预防用药，在外出、就餐、排便等活动前含服硝酸甘油。③胸痛发作时每隔 5 分钟含服硝酸甘油 0.5mg，直至疼痛缓解。如果疼痛持续 15～30 分钟仍未缓解（或连续含服 3 片后），应警惕急性心肌梗死的发生。④胸痛发作含服硝酸甘油后最好平卧，必要时吸氧。⑤静脉滴注硝酸甘油时应监测患者心率、血压的变化，掌握好用药浓度和输液速度，防止低血压的发生。

（四）心理护理

心绞痛发作时患者常感到焦虑，而焦虑能增强交感神经兴奋性，增加心肌需氧量，加重心绞痛。因此心绞痛发作时应有专人守护，给予心理安慰，增加患者的安全感。必要时可遵医嘱给予镇静药。

(五)健康指导

1.疾病知识指导

生活方式的改变是冠心病治疗的基础,指导患者:①合理膳食:低热量、低脂、低胆固醇、低盐饮食,多食蔬菜、水果和粗纤维食物如芹菜、糙米等,避免暴饮暴食,注意少量多餐。②戒烟、限酒。③适量运动:以有氧运动为主,注意运动的强度和时间因病情和个体差异而不同,必要时进行监测。④保持心理平衡:采用心理放松技术或与他人交流等方式缓解压力。告知患者避免过劳、情绪激动、饱餐、用力排便、寒冷等诱因。

2.用药指导

指导患者遵医嘱服药,不要擅自增减药量,自我监测药物的不良反应。

3.病情监测指导

教会患者及家属心绞痛的缓解方法,胸痛发作时应立即停止活动或舌下含服硝酸甘油。不典型心绞痛发作时可表现为牙痛、肩周炎、上腹痛等,及时就医,避免误诊。定期复查心电图、血压、血糖、肝功能等。

二、心肌梗死

心肌梗死(myocardial infarction,MI)是心肌长时间缺血导致的心肌细胞死亡。为在冠状动脉病变的基础上,发生冠状动脉血供急剧减少或中断,使相应的心肌严重而持久地急性缺血导致心肌坏死。急性心肌梗死(acute myocardial infarction,AMI)临床表现为持久的胸骨后剧烈疼痛、发热、白细胞计数和血清心肌酶升高、心电图进行性改变,可发生心律失常、休克或心力衰竭,属急性冠脉综合征的严重类型。

【病因与发病机制】

(一)基本病因

冠状动脉粥样硬化,造成血管管腔严重狭窄和心肌血供不足,而侧支循环未充分建立。一旦血供进一步急剧减少或中断,使心肌严重而持久地急性缺血达 20～30 分钟以上,即可发生 AMI。

(二)诱因

(1)剧烈体力劳动、精神紧张或情绪激动最为多见。

(2)其次为饱餐、上呼吸道感染或其他感染、用力大便或心动过速。

(3)少数为手术大出血或其他原因引起的低血压、休克等。气候寒冷、气温变化大亦可诱发。

【临床表现】

1.先兆

有 50%～81.2% 的患者在起病前数日至数周有乏力、胸部不适、活动时心悸、气急、烦躁、心绞痛等前驱症状。

2.症状

(1)疼痛:为最早出现的最突出的症状,少数急性心肌梗死患者可无疼痛,一开始即表现为休克或急性心力衰竭。

（2）全身症状：一般在疼痛发生后 24～28 小时出现，表现为发热、心动过速、白细胞升高和血沉增快等。

（3）胃肠道症状：疼痛剧烈时常伴有恶心、呕吐、上腹胀痛等。

（4）心律失常：24 小时内最多见，以室性心律失常多见，下壁梗死易发生房室传导阻滞。

（5）低血压和休克：多在起病后数小时至 1 周内发生。

（6）心力衰竭：主要为急性左心功能不全。

3.体征

心尖部第一心音减弱，几乎所有患者都有血压降低。

【辅助检查】

1.心电图

ST 段呈弓背向上明显抬高、T 波倒置及异常深而宽的 Q 波。

2.超声心动图

了解心室各壁的运动情况，评估心室梗死面积，测量心功能，诊断室壁瘤和乳头肌功能不全。

3.实验室检查

血清心肌酶升高，血清肌钙蛋白和肌酸激酶同工酶特异性升高。

【治疗要点】

1.一般治疗

①急性期需卧床 1 周；②持续吸氧 2～3 天；③入冠心病监护室（CCU）行心电、血压、呼吸等监测 3～5 天。

2.解除疼痛

常用药有哌替啶、吗啡、硝酸甘油或硝酸异山梨酯。

3.溶栓疗法和经皮腔内冠状动脉成形术（PTCA）

可再灌注心肌。

4.药物治疗

使用硝酸酯类药物、抗血小板药和抗凝药等。

【护理措施】

1.一般护理

（1）休息与活动：急性期卧床休息 12 小时，保持环境安静，减少探视，协助患者进食、洗漱及大小便。如无并发症，24 小时后床上肢体活动，第 3 天室内走动，第 4～5 天逐渐增加活动量，以不感到疲劳为限。有并发症者可适当延长卧床时间。

（2）饮食：进食低盐、低脂、低胆固醇、易消化的食物，少量多餐，不宜过饱，禁烟、酒，避免浓茶、咖啡及过冷、过热、辛辣刺激性食物。

（3）保持大便通畅：急性心肌梗死患者由于卧床休息、进食少、使用吗啡等药物易引起便秘，而排便用力易诱发心力衰竭、肺梗死甚至心脏骤停。

2.病情观察

进行心电、血压监测 3～5 天,严密监测患者脉搏、心率、心律、血压及血流动力学改变,及时发现心律失常、休克、心力衰竭等并发症的早期症状,备好各种急救药品和设备。

3.疼痛护理

应及早采取有效的镇痛措施,应用哌替啶等镇痛药,给予吸氧,应用硝酸酯类药物。

4.溶栓治疗的护理

溶栓前询问患者有无活动性出血、消化性溃疡、脑血管病、近期手术、外伤史等溶栓禁忌证;检查血小板、出凝血时间和血型,配血,准确配制并输注溶栓药物;用药后询问胸痛有无缓解,监测心肌酶、心电图及出凝血时间,以判断溶栓效果;观察皮肤、黏膜及内脏有无出血。

5.心理护理

急性心肌梗死患者常有焦虑、抑郁、恐惧心理。当患者胸痛发作时,护士应尽量陪伴在患者身边,给予有效的心理支持,介绍治疗方法,解释不良情绪对疾病的负面影响,指导其保持情绪稳定,积极配合治疗。

6.健康指导

(1)疾病知识指导:指导患者做到冠心病二级预防 ABCDE 原则,预防再次梗死和其他心血管事件。AMI 恢复后的所有患者均应调节饮食,即低饱和脂肪和低胆固醇饮食。积极劝导患者戒烟。

(2)用药指导:强调药物治疗的必要性,指导患者按医嘱服药,告知药物的用法、作用和不良反应。

(3)病情监测:教会患者定时测量脉搏、血压,若胸痛发作频繁、时间较长、服用硝酸酯制剂疗效较差时,提示急性心血管事件,应及时就医。

(4)康复指导:指导患者出院后的运动康复训练。进行个人卫生、家务和娱乐活动对患者有益,无并发症的患者,6～8 周可恢复性生活,经 2～4 个月的体力活动锻炼后,酌情恢复部分工作或从事轻体力工作,不适宜重体力劳动、驾驶员、高空作业及其他精神紧张的工作。

第七章　消化系统疾病患者的护理

第一节　胃炎患者的护理

胃炎(gastritis)是指不同病因所致的胃黏膜炎症,通常包括上皮损伤、黏膜炎症反应和细胞再生3个过程,是最常见的消化道疾病之一。

一、急性胃炎

急性胃炎(acute gastritis)是由多种病因引起的急性胃黏膜炎症,内镜检查可见胃黏膜充血、水肿、出血、糜烂及浅表溃疡等一过性病变。临床上以急性糜烂出血性胃炎最常见。

【病因与发病机制】

1.药物

最常引起胃黏膜炎症的药物是非甾体消炎药(non-steroidal anti-inflammatory drug, NSAID),如阿司匹林、吲哚美辛等,可破坏胃黏膜上皮层,引起黏膜糜烂。

2.急性应激

严重的重要脏器衰竭、严重创伤、大手术、大面积烧伤、休克甚至精神心理因素等引起的急性应激,导致胃黏膜屏障破坏和 H+弥散进入黏膜,引起胃黏膜糜烂和出血。

3.其他

乙醇具有亲脂性和溶脂能力,高浓度乙醇可直接破坏胃黏膜屏障。某些急性细菌或病毒感染、胆汁和胰液反流、胃内异物以及肿瘤放疗后的物理性损伤,可造成胃黏膜损伤引起上皮细胞损害、黏膜出血和糜烂。

【临床表现】

1.症状

轻者大多无明显症状;有症状者主要表现为非特异性消化不良的表现。上消化道出血是该病突出的临床表现。

2.体征

上腹部可有不同程度的压痛。

【辅助检查】

1.实验室检查

大便潜血试验呈阳性。

2.内镜检查

纤维胃镜检查是诊断的主要依据。

【治疗要点】

治疗原则是去除致病因素和积极治疗原发病。药物引起者,立即停药。急性应激者,在积极治疗原发病的同时,给予抑制胃酸分泌的药物。发生上消化道大出血时,按上消化道出血处理。

【护理措施】

1.休息与活动

注意休息,减少活动。急性应激致病者应卧床休息。

2.饮食护理

定时、规律进食,少食多餐,避免辛辣刺激性食物。

3.用药指导

指导患者遵医嘱慎用或禁用对胃黏膜有刺激作用的药物,并指导患者正确服用抑酸剂、胃黏膜保护剂等药物。

二、慢性胃炎

慢性胃炎(chronic gastritis)是由各种病因引起的胃黏膜慢性炎症。其发病率在各种胃病中居首位。

【病因与发病机制】

1.幽门螺杆菌感染

幽门螺杆菌感染被认为是慢性胃炎最主要的病因。

2.饮食和环境因素

饮食中高盐和缺乏新鲜蔬菜、水果与发生慢性胃炎相关。幽门螺杆菌可增加胃黏膜对环境因素损害的易感性。

3.物理及化学因素

可削弱胃黏膜的屏障功能,使其易受胃酸—胃蛋白酶的损害。

4.自身免疫

由于壁细胞受损,机体产生壁细胞抗体和内因子抗体,使胃酸分泌减少乃至缺失,还可影响维生素 B_{12} 吸收,导致恶性贫血。

5.其他因素

慢性胃炎与年龄相关。

【临床表现】

1.症状

$70\%\sim80\%$ 的患者可无任何症状,部分患者表现为非特异性的消化不良,症状常与进食或食物种类有关。

2.体征

多不明显,有时上腹部轻压痛。

【辅助检查】

1.实验室检查

胃酸分泌正常或偏低。

2.幽门螺杆菌检测

可通过侵入性和非侵入性方法检测。

3.胃镜及胃黏膜活组织检查

是诊断慢性胃炎最可靠的方法。

【治疗要点】

治疗原则是消除病因、缓解症状、控制感染、防治癌前病变。

1.根除幽门螺杆菌感染

对幽门螺杆菌感染引起的慢性胃炎,尤其在活动期,目前多采用三联疗法,即一种胶体铋剂或一种质子泵抑制剂加上两种抗菌药物。

2.根据病因给予相应处理

若因非甾体消炎药引起,应停药并给予抑酸剂或硫糖铝;若因胆汁反流,可用氢氧化铝凝胶来吸附,或予以硫糖铝及胃动力药物以中和胆盐,防止反流。

3.对症处理

有胃动力学改变者,可服用多潘立酮、西沙必利等;自身免疫性胃炎伴有恶性贫血者,遵医嘱肌内注射维生素 B_{12}。

【护理措施】

1.一般护理

(1)休息与活动:急性发作或伴有消化道出血时应卧床休息,并可用转移注意力、做深呼吸等方法来减轻焦虑、缓解疼痛。病情缓解时,进行适当的运动和锻炼,注意避免过度劳累。

(2)饮食护理:以高热量、高蛋白、高维生素及易消化的饮食为原则,宜定时定量、少食多餐、细嚼慢咽,避免摄入过咸、过甜、过冷、过热及辛辣刺激性食物。

2.病情观察

观察患者消化不良症状,腹痛的部位以及性质,呕吐物和粪便的颜色、量及性状等,用药前后患者的反应。

3.用药护理

注意观察药物的疗效及不良反应。

(1)慎用或禁用阿司匹林、吲哚美辛等对胃黏膜有刺激的药物。

(2)胶体铋剂:枸橼酸铋钾宜在餐前半小时用吸管吸入服用。部分患者服药后出现便秘和大便呈黑色,停药后可自行消失。

(3)抗菌药物:服用阿莫西林前应询问患者有无青霉素过敏史,应用过程中注意有无迟发性过敏反应。甲硝唑可引起恶心、呕吐等胃肠道反应。

4.症状、体征的护理

腹部疼痛或不适者,避免精神紧张,采取转移注意力、做深呼吸等方法缓解疼痛;或用热水袋热敷胃部,以解除痉挛,减轻腹痛。

5.健康指导

(1)疾病知识指导:向患者及家属介绍本病的相关病因和预后,避免诱发因素。

(2)饮食指导:指导患者加强饮食卫生和营养,规律饮食。

(3)生活方式指导:指导患者保持良好的心态,生活要有规律,合理安排工作和休息时间,劳逸结合。

(4)用药指导:指导患者遵医嘱服药,如有异常及时就诊,定期门诊复查。

第二节　消化性溃疡患者的护理

消化性溃疡(peptic ulcer)是指主要发生在胃和十二指肠的慢性溃疡,即胃溃疡(gastric ulcer,GU)和十二指肠溃疡(duodenal ulcer,DU)。胃酸/胃蛋白酶对黏膜的消化作用是溃疡形成的基本因素,临床表现特点为慢性过程、周期性发作、节律性上腹部疼痛。

【病因与发病机制】

(一)病因

1.幽门螺杆菌感染

幽门螺杆菌感染是引起消化性溃疡的重要病因。

2.非甾体抗炎药

NSAID 是引起消化性溃疡的另一个常见原因。

3.胃酸和胃蛋白酶

消化性溃疡的形成最终是由于胃酸-胃蛋白酶自身消化所致。

4.胃黏膜保护作用减弱

吸烟、药物以及咖啡、烈酒、辛辣食物均可破坏胃黏膜屏障而致溃疡。

5.胃十二指肠运动异常

胃排空快、胃排空延缓或十二指肠-胃反流等。

6.遗传作用

消化性溃疡的发生具有明显的遗传倾向。

7.应激及精神因素

急性应激和精神刺激可引起应激性溃疡。

8.其他

某些解热镇痛药、抗癌药均可致溃疡,此外环境因素、季节、吸烟、辛辣食物、不良生活习惯与消化性溃疡的发生也有一定的关系。

(二)发病机制

1.幽门螺杆菌感染

幽门螺杆菌感染致使胃酸分泌增加、黏膜屏障削弱或破坏,导致溃疡发生。

2.胃酸和胃蛋白酶的作用机制

消化性溃疡的最终形成是由于胃酸/胃蛋白酶对黏膜的自身消化所致。胃酸的存在是发生溃疡的决定因素。

3.其他

NSAID损伤胃十二指肠黏膜主要通过抑制前列腺素合成,削弱其对黏膜的保护作用。应激和心理因素,通过影响神经干扰胃十二指肠的分泌、运动和黏膜血流。吸烟能增加胃酸分泌、降低幽门括约肌张力和影响胃黏膜前列腺素合成。

【临床表现】

具有慢性过程、周期性发作与节律性上腹部疼痛三大特点,其临床表现为:

1.症状

(1)腹痛:疼痛是溃疡病的突出症状,可为隐痛、钝痛、胀痛、烧灼痛甚至剧痛,或呈现饥饿样不适感。具有以下特点:①长期性:慢性过程呈反复发作,病史可达几年甚至十几年。②周期性:发作期和缓解期相互交替,发作有季节性,多在秋冬、冬春之交发病。③节律性:多数患者疼痛具有典型的节律性。另外,疼痛常因精神刺激、过度疲劳、饮食不慎、药物影响、气候变化等因素诱发或加重。

(2)其他:消化性溃疡还可有胃灼热感、反酸、嗳气、恶心、呕吐等胃肠道症状以及失眠、多汗、脉缓等自主神经功能失调表现。胃溃疡因疼痛而影响进食,长期食物摄入不足可导致消瘦、贫血。十二指肠溃疡患者常因进食可缓解疼痛而频繁进食,体重增加,但有慢性出血者亦可引起缺铁性贫血。

2.体征

溃疡活动期剑突下可有一固定而局限的压痛点,缓解时无明显体征。

3.特殊类型的消化性溃疡

①无症状性溃疡;②老年人消化性溃疡;③复合型溃疡;④幽门管溃疡。

4.并发症

(1)出血:最常见的并发症,表现为呕血和(或)黑粪。

(2)穿孔:以急性穿孔最常见,也是消化性溃疡最严重的并发症,常于饮食过饱和饭后剧烈运动时发生。饮酒、劳累、服用NSAID等可诱发急性穿孔,主要表现为突发的剧烈腹痛,大汗淋漓,烦躁不安,部分患者出现休克。

(3)幽门梗阻:临床表现为餐后加重的上腹胀痛,频繁大量呕吐,呕吐物为有酸腐味的宿食,呕吐后腹部症状减轻。胃蠕动波、空腹振水音以及空腹抽出胃液＞200ml为幽门梗阻的特征性表现。

(4)癌变:少数胃溃疡可发生癌变。

【辅助检查】

1.胃镜和胃黏膜活组织检查
是确诊消化性溃疡的首选方法。

2.X 线钡餐检查

龛影是消化性溃疡的 X 线直接征象,有确诊价值。

3.粪便潜血试验

粪便潜血试验持续阳性提示溃疡处于活动期。

4.幽门螺杆菌检测

是消化性溃疡的常规检测项目,可作为根除治疗后复查的首选方法。

【治疗要点】

治疗目的是消除病因、缓解症状、促进溃疡愈合、防止复发和防治并发症。治疗原则为整体与局部治疗相结合、药物与非药物治疗相结合、内科与外科治疗相结合。

1.一般治疗

生活规律,劳逸结合,避免过度劳累和精神紧张;定时进餐,避免辛辣、高盐、刺激性食物以及浓茶、咖啡等饮料;戒烟戒酒,避免服用非甾体消炎药。

2.药物治疗

(1)降低胃酸:常用抗酸药和抑制胃酸分泌药物。抗酸药主要为碱性抗酸药如氢氧化铝等;抑制胃酸分泌药物主要为 H_2 受体拮抗剂(H_2RA)和质子泵抑制剂(PPI)两大类,H_2RA 常用西咪替丁、雷尼替丁等,PPI 常用奥美拉唑、泮托拉唑等,PPI 作用比 H_2RA 更强、更持久。

(2)根除幽门螺杆菌治疗:目前推荐根除 Hp 三联疗法,即采用胶体秘剂或一种 PPI 加两种抗生素(如克拉霉素、阿莫西林、甲硝唑等)的三联治疗方案。

(3)保护胃黏膜治疗:常用硫糖铝和枸橼酸铋钾等胃黏膜保护剂。

3.并发症治疗

【护理措施】

本病重点的护理措施是合理休息与饮食,严密观察病情变化,预防并发症的发生。

1.一般护理

(1)休息与活动:溃疡活动期、症状较重或有并发症者,卧床休息1～2周。溃疡缓解期,鼓励患者规律生活,适当活动,劳逸结合,以不感到劳累和诱发疼痛为原则;避免诱发因素。

(2)饮食护理:①急性发作期:给予温凉、清淡易于消化且含蛋白质、糖类、维生素较高的半流质饮食或软食,少量多餐,每日进食 4～5 次,此期应严格限制对胃黏膜有机械性刺激的食物和有化学刺激性的食物及药物,限制高脂食物摄入。②恢复期:以清淡和无刺激性的易消化饮食为主,原则是定时定量、细嚼慢咽、少食多餐,每日进食 5～6 次,可适当增加蛋白质、糖、脂肪和食盐的摄入量。

2.病情观察

观察疼痛的规律及特点;监测生命体征及腹部体征,及时发现和处理并发症。

3.疼痛护理

①了解疼痛特点,指导缓解疼痛的方法,如十二指肠溃疡为空腹痛或午夜痛,可准备碱性食物(如苏打饼干)在疼痛前进食或遵医嘱服用抗酸药物防止疼痛发生。②采用局部热敷或针灸镇痛。③帮助患者认识和去除病因,服用非甾体抗炎药者,病情允许应停药,嘱患者合理饮

食,戒烟戒酒。④指导患者采取转移注意力、看报、听轻音乐、精神放松法、呼吸控制训练法、气功松弛法等放松技术,消除紧张感,减轻疼痛。

4.用药护理

遵医嘱用药,注意观察药效及不良反应。

(1)抗酸药:如氢氧化铝凝胶等,应在饭后1小时和睡前服用。片剂应嚼服,乳剂使用前应充分摇匀。抗酸药与奶制品应避免同时服用;不可与酸性食物及饮料同服。氢氧化铝凝胶能引起食欲缺乏、软弱无力等症状,严重者可致骨质疏松,甚至造成肾损害。若服用镁制剂则易引起腹泻。

(2)H₂ 受体拮抗剂:药物应在餐中或餐后即刻服用,或将1日剂量在睡前顿服。若需同时服用抗酸药,则两药应间隔1小时以上;若静脉给药应注意控制速度,速度过快可引起低血压和心律失常。西咪替丁有轻度抗雄性激素作用,停药后症状即可消失。用药期间应监测肾功能,孕妇和哺乳期妇女禁用。

(3)质子泵抑制剂:奥美拉唑用药初期可引起头晕,应嘱患者避免开车或做其他必须高度集中注意力的工作。此外,奥美拉唑与地西泮、苯妥英钠等药物联合使用时,需防止药物蓄积中毒。兰索拉唑、泮托拉唑的不良反应较少。埃索美拉唑不良反应亦较少见,静脉滴注时只能溶于0.9%氯化钠溶液中使用。

(4)其他药物:硫糖铝片宜在进餐前1小时服用,可有便秘、口干、皮疹、眩晕、嗜睡等不良反应,不能与多酶片同服。

5.健康指导

(1)疾病知识指导:向患者及家属介绍消化性溃疡发病的原因、加重因素及常见并发症的表现和特点,帮助他们了解病情,解除思想顾虑。

(2)生活指导:指导良好的生活方式,规律生活,劳逸结合,合理作息,保证充足睡眠,避免过度紧张劳累,戒除烟酒,选择合适的锻炼方式,提高机体免疫力。

(3)饮食指导:建立合理的饮食结构,规律进食,少食多餐,避免摄入粗纤维食物及辛辣等刺激性饮料;饮食不宜过酸、过甜、过咸,烹调方法以蒸、煮、炖、烩为主。

(4)用药指导:指导患者按医嘱正确服药,学会观察药效及不良反应,不得擅自停药或减量,防止溃疡复发。慎用或勿用致溃疡加重的药物。

(5)定时复诊。

第三节　肝硬化患者的护理

肝硬化(cirrhosis of liver)是一种常见的由不同原因引起的慢性、进行性、弥漫性肝病,是各种慢性肝病发展的晚期阶段。临床上以肝功能损害和门静脉高压为主要表现,晚期常出现上消化道出血、肝性脑病、继发感染等严重并发症。

【病因与发病机制】

1.病因

引起肝硬化的病因很多,我国以病毒性肝炎为主,国外以慢性酒精中毒多见。其他原因有药物或化学毒物、胆汁淤积、循环障碍、代谢障碍、营养障碍、免疫紊乱、日本血吸虫病等,部分病例发病原因难以确定。

2.发病机制

主要特征为广泛肝细胞变性坏死,结节性再生,且有结缔组织弥漫性增生及假小叶形成,导致肝内血管扭曲、受压甚至闭塞,血管床缩小,血液循环障碍。严重的肝内循环障碍一方面可加重肝细胞营养障碍,促使肝硬化病变进一步加重;另一方面也形成了门静脉高压的病理基础。门静脉压力升高、血浆胶体渗透压下降、有效循环血容量不足等因素导致机体水、钠潴留而形成肝硬化腹腔积液。

【临床表现】

肝硬化起病隐匿,病程缓慢,潜伏期可达 3～5 年或更长,临床上分为肝功能代偿期和失代偿期,但两期的界限有时难以区分。

(一)代偿期

患者症状较轻,缺乏特异性,早期以乏力、食欲缺乏为主要症状,可伴有恶心、厌油腻、腹胀、上腹不适及腹泻等。患者营养状况一般或消瘦。肝脏轻度大,质偏硬,可有轻度压痛;脾脏轻、中度大。肝功能正常或轻度异常。

(二)失代偿期

主要为肝功能减退和门静脉高压两大类临床表现。

1.肝功能减退的表现

(1)全身症状:一般状况与营养状况均较差,消瘦、乏力、贫血、精神不振。

(2)消化道症状:食欲缺乏为最常见症状,甚至畏食。

(3)出血倾向和贫血:常有鼻出血、牙龈出血、皮肤紫癜和胃肠出血等倾向。2/3 的患者有轻、中度贫血,主要为正细胞正色素性贫血。

(4)内分泌紊乱:雌激素与雄激素比例失调,部分患者出现肝掌、蜘蛛痣。

2.门静脉高压症的表现

脾大、侧支循环的建立和开放、腹腔积液是门静脉高压症的三大临床表现。

(1)脾大、脾功能亢进:脾脏瘀血致轻、中度大,晚期常伴有脾功能亢进。

(2)侧支循环的建立和开放:门静脉系统许多部位与腔静脉之间建立侧支循环并开放,其中最重要的三支为食管和胃底静脉曲张、腹壁静脉曲张、痔静脉扩张。

(3)腹腔积液:是肝硬化失代偿期最突出的临床表现。

3.并发症

(1)上消化道出血:是常见并发症,多突然发生呕血或黑粪,病死率高。

(2)肝性脑病:为晚期肝硬化最严重的并发症,亦为最常见的死亡原因,是一种由严重肝病引起的、以代谢紊乱为基础的中枢神经系统功能失调综合征。其主要临床表现是意识障碍、行为异常或昏迷,按照意识障碍程度、神经系统表现及脑电图改变将肝性脑病分为一期(前驱期)、二期(昏迷前期)、三期(昏睡期)和四期(昏迷期)。

（3）感染：易并发肺炎、胆道感染、大肠埃希菌败血症、自发性腹膜炎等。

（4）原发性肝癌。

（5）功能性肾衰竭：又称肝肾综合征,肾衰竭但肾脏无重要病理改变。

（6）电解质和酸碱平衡紊乱：低钠、低钾、低氯血症与代谢性碱中毒等。

【辅助检查】

1.实验室检查

失代偿期血常规、肝功能、免疫功能等出现异常。腹腔积液检查多为漏出液。病毒性肝炎所致的肝硬化肝炎病毒标记物多呈阳性。

2.影像学检查

①食管、胃肠钡餐检查时显示的充盈缺损可提示食管、胃底静脉曲张。②B 型超声可提示肝硬化；③CT、MRI：CT 对肝硬化合并原发性肝癌的诊断价值高于 B 超,当诊断仍有疑问时,可配合 MRI 检查。④血管造影检查：腹腔动脉造影的静脉相或直接肝静脉造影,可使门静脉系统和肝静脉显影,以确定静脉受阻部位及侧支回流情况。

3.内镜检查

纤维胃镜可确定有无食管胃底静脉曲张、判断出血部位和病因,并进行止血治疗。腹腔镜检查可直接观察肝、脾等改变,还可对病变明显处做穿刺活组织检查。

【治疗要点】

治疗方法首先要针对病因治疗,注意休息和饮食；代偿期患者可服用抗纤维化的药物(如秋水仙碱)及中药；失代偿期患者主要是对症治疗、改善肝功能和防治并发症。

1.腹腔积液的治疗

①一般治疗：卧床休息、加强营养及支持治疗。限制水钠摄入。②利尿剂：是目前临床应用最广泛的治疗腹腔积液的方法。常用的保钾利尿剂有螺内酯和氨苯蝶啶,排钾利尿剂有呋塞米和氢氯噻嗪。③提高血浆胶体渗透压：静脉输注血浆、清蛋白、新鲜血,不仅能促进腹腔积液消退,还可改善机体一般状况及肝功能。④放腹腔积液、输注清蛋白及腹腔积液浓缩回输,可治疗难治性腹腔积液。

2.手术治疗

各种分流、断流术和脾切除术等可降低门静脉高压,晚期肝硬化患者可行肝移植术。

【护理措施】

本病重点的护理措施是指导合理休息与饮食,严密观察病情变化,预防并发症的发生。

1.一般护理

（1）休息与活动：代偿期患者应减少活动量,可参加轻体力劳动；失代偿期患者应以卧床休息为主,可适当活动。

（2）饮食护理：饮食原则为高热量、高蛋白、高维生素、低脂肪、易消化饮食,但应根据病情变化而及时更改。①热量以碳水化合物为主,维持摄入 2～3kcal/d 热能。②蛋白质应保证其摄入量 1～1.5g/(kg·d),以鸡蛋、牛奶、鱼、鸡肉、猪瘦肉为主,当肝功能严重受损及分流术术后患者,应限制蛋白质及含氮食物的摄入,病情好转后可逐渐增加蛋白质摄入量,但应以植物蛋白为主。③有食管静脉曲张者应进无渣饮食,食物应以软食、菜泥、肉末、汤类为主,禁食坚硬、粗糙、带刺及辛辣煎炸食物,药物应磨成粉末,进食时应细嚼慢咽,告诫患者戒烟酒。④腹腔积液患者限制水钠的摄入。⑤指导患者养成规律进食的习惯,少量多餐。⑥鼓励进食,增加摄入。⑦经常评估患者饮食和营养状况。

2.病情观察

准确记录 24 小时液体出入量,定期测腹围和体重,观察腹腔积液和下肢水肿消长情况。密切监测血清电解质和酸碱变化。注意有无呕血、黑粪,有无精神异常,有无腹痛、腹胀、发热及短期内腹腔积液迅速增加,有无少尿、无尿等表现,及时发现并发症。

3.用药护理

应用利尿剂时利尿速度不宜过快,每日体重减轻不超过 0.5kg 为宜,注意保持水、电解质和酸碱平衡。服用秋水仙碱时应注意胃肠道反应和粒细胞减少等不良反应。指导患者遵医嘱用药,避免用药不当加重肝功损害。

4.腹腔积液患者的护理

限钠饮食和卧床休息是腹腔积液治疗的基础。

(1)体位:轻度腹腔积液尽量取平卧位,大量腹腔积液患者取半卧位,同时应避免腹内压突然剧增的因素,如剧烈咳嗽、打喷嚏、便秘等。可指导患者抬高下肢以减轻水肿;阴囊水肿者可用托带托起阴囊,以利于水肿消退。

(2)限制钠、水摄入:钠摄入量限制在 60～90mmol/d(相当于食盐 1.5～2g/d);进水量限制在 1000ml/d 左右。嘱患者少食咸肉、酱菜、酱油等高钠食物。

(3)定期监测腹围和体重:每天测腹围 1 次,每周测体重 1 次。腹围测定部位做标记,注意每次在同一时间、采取同一体位、在相同部位测量。

(4)协助腹腔穿刺放积液或积液浓缩回输:对大量腹腔积液引起呼吸困难、心悸,且利尿效果不佳者可酌情放积液和积液浓缩回输,后者可减少蛋白质丢失。术前告知患者注意事项,取得患者配合,测量生命体征、腹围,并嘱患者排尿以免损伤膀胱;术中注意观察有无不良反应;术毕观察患者生命体征、腹腔积液量、性质和颜色,保持穿刺局部清洁、干燥,可用腹带束缚降低腹腔压力,标本及时送检,做好记录。

5.并发症的观察与护理

(1)肝性脑病:避免肝性脑病的诱因,如上消化道出血、高蛋白饮食、感染、便秘、应用麻醉剂、镇静催眠药及手术等;禁用肥皂水灌肠,可用生理盐水或弱酸性溶液(如食醋 1～2ml 加入生理盐水 1000ml),使肠道 pH 值保持为酸性;遵医嘱口服肠道抗生素,如新霉素或卡那霉素,以抑制肠道细菌繁殖,减少氨的产生;按医嘱补充富含支链氨基酸的制剂或溶液,以纠正支链/芳香族氨基酸比例失调;限制蛋白质摄入,以减少血氨的来源;便秘者予以口服乳果糖,促使肠道内氨的排出;密切观察患者意识及行为改变,发现嗜睡、精神欣快、行为反常及血氨升高等征象及时报告医生处理。

(2)肝肾综合征:密切观察患者尿量变化、定期监测血钠。

（3）电解质及酸碱失衡：动态监测血电解质及血气分析，并按医嘱补充电解质溶液等。

6.皮肤护理

保持床铺干燥、平整。指导和协助患者定时变换体位，保护皮肤完整，可用气垫床缓解局部皮肤压力，预防压疮的发生。沐浴时水温不宜过高，不使用刺激性的沐浴液，沐浴后使用柔和的润肤品。黄疸患者皮肤瘙痒时，外用炉甘石洗剂等止痒，嘱患者不搔抓皮肤以免引起皮肤破损、出血和感染。

7.心理护理

患者可表现出焦虑、悲观、绝望等消极心理反应，护士应鼓励患者说出其内心感受和忧虑，给予精神上的安慰和支持。详细解释疾病有关知识，使患者有充分的思想准备，提高其心理安全感。引导患者家属关心、支持患者。对表现出严重焦虑和抑郁的患者，应加强巡视并及时进行干预，以免发生意外。

8.健康指导

（1）疾病知识指导：应帮助患者和家属掌握本病的病因与诱因、临床表现和自我护理方法，指导患者积极治疗病毒性肝炎以防止肝硬化发生。告知患者上消化道出血的常见诱因及预防措施，注意合理饮食，避免干硬、粗糙及刺激性食物和损害肝脏的药物。避免引起腹压升高的因素，如咳嗽、打喷嚏、用力大便、提举重物等。教会患者及家属细心观察，早期识别肝性脑病、上消化道大出血等并发症的先兆表现，以便及早就医治疗。

（2）生活指导：适当休息，避免过劳。指导患者保持乐观、稳定的心理状态，保证足够的休息和睡眠，生活起居有规律。指导家属给予患者精神支持和生活照顾。切实遵循饮食治疗的原则和计划，严格限制饮酒和吸烟，少进食粗糙食物并防止便秘。

（3）用药指导：遵医嘱用药，教会其观察药物疗效和不良反应。

（4）注意自身防护：注意保暖和个人卫生、预防感染；用软毛牙刷刷牙，避免牙龈出血；拔输液针头后延长按压时间；防外伤等。指导患者做好皮肤保护，沐浴时应避免水温过高，勿用有刺激性护肤品；皮肤瘙痒者，勿用手抓挠，以免皮肤破损。告知患者出血后的基本处理方法。

（5）定时复诊：详细告知定时复诊的时间及重要性、大出血等紧急就诊时的途径及方法。

第四节 急性胰腺炎患者的护理

急性胰腺炎（acute pancreatitis，AP）是各种病因导致胰腺分泌的胰酶在胰腺内被激活后引起胰腺及其周围组织自身消化、水肿、出血、甚至坏死的化学性炎症反应，是消化系统常见急症之一。临床特点有急性腹痛、发热、恶心、呕吐、血和尿淀粉酶升高等，重症常继发感染、腹膜炎和休克等多种并发症。

【病因与发病机制】

引起急性胰腺炎的病因较多，我国以胆道疾病最常见，西方国家以大量饮酒者多见。在我国，约50%以上的急性胰腺炎并发于胆石症、胆道感染或胆道蛔虫症等胆道系统疾病，其他常见病因有胰管阻塞、酗酒和暴饮暴食、手术与创伤、内分泌与代谢障碍、感染、药物等。急性胰腺炎发病是一系列胰腺消化酶被激活导致胰腺自身消化。

【临床表现】

临床上常根据病变的损害程度分为轻症急性胰腺炎(mild acute pancreatitis,MAP)和重症急性胰腺炎(severe acute pancreatitis,SAP)。

1.症状

(1)腹痛:为本病的主要表现和首发症状。常于暴饮暴食或酗酒后突然发作;为持续性剧烈疼痛可伴阵发性加剧;疼痛性质呈钝痛、钻痛、绞痛或刀割样痛;腹痛常位于中上腹,可向腰背部呈带状放射。取弯腰抱膝位可使疼痛减轻;进食可使疼痛加重;一般胃肠解痉药不能缓解。

(2)恶心、呕吐及腹胀:多数患者会出现恶心、呕吐,大多频繁、剧烈而持久,呕吐物为胃内容物,可混有胆汁或咖啡渣样物,呕吐后腹痛无缓解,且常伴腹胀,甚至出现麻痹性肠梗阻。

(3)发热:多数患者有中度发热,一般持续3～5日。

(4)水、电解质及酸碱平衡紊乱:多有不同程度的脱水、低血钾。

(5)低血压和休克:见于重症急性胰腺炎。

2.体征

(1)轻症急性胰腺炎:腹部体征较轻,可出现局限性上腹轻压痛或不同程度的腹胀、肠鸣音减弱。

(2)重症急性胰腺炎:呈急性重症面容,上腹部压痛明显。若并发急性腹膜炎可出现腹肌紧张,全腹显著压痛和反跳痛;伴麻痹性肠梗阻时有明显腹胀,肠鸣音减弱或消失;继发于胆道疾病或胆总管受压时,可出现黄疸。少数严重病例可出现 Grey-Turner 征或 Cullen 征。

3.并发症

主要见于重症急性胰腺炎。局部并发症有胰腺脓肿和假性囊肿;全身并发症有糖尿病、急性肾衰竭、急性呼吸窘迫综合征、心力衰竭、消化道出血、胰性脑病、弥散性血管内凝血、肺炎、败血症等,病死率很高。

【辅助检查】

1.实验室检查

①淀粉酶测定:是最常用的诊断方法,血、尿淀粉酶常明显升高。②血常规:白细胞计数多增加。③血清脂肪酶测定有较高的特异性。④C-反应蛋白(CRP)测定有助于判断急性胰腺炎的严重性。⑤生化检查:重症急性胰腺炎可有血钙降低和血糖升高。

2.影像学检查

①腹部B超:首选的影像学诊断方法,可作为常规初筛检查。②X线检查:腹部平片可发现是否存在腹腔积液及肠麻痹或麻痹性肠梗阻。③CT 和 MRI:鉴别轻症或重症胰腺炎,增强CT 可明确胰腺坏死的部位与面积。

【治疗要点】

治疗原则为解痉镇痛、抑制胰液分泌、补充血容量,纠正水、电解质和酸碱平衡紊乱,防止和治疗并发症。

1.轻症急性胰腺炎的治疗

①禁食及胃肠减压。②静脉输液,积极补充血容量,维持水、电解质和酸碱平衡。③解痉镇痛,可用阿托品、山莨菪碱或哌替啶肌内注射,禁用吗啡。④应用抗生素抗感染。⑤抑酸治疗:常规静脉给予 H_2 受体拮抗剂或质子泵抑制剂。

2.重症急性胰腺炎的治疗

除上述治疗措施外,还需采用综合性措施积极抢救:①严密监测病情变化。②抗休克及纠正水、电解质平衡紊乱。③全胃肠外营养(TPN)或建立空肠营养通道给予营养支持。④减少胰液分泌:以生长抑素和其类似物奥曲肽疗效较好。⑤早期抑制胰酶活性。

3.其他治疗

如积极治疗并发症、内镜下 Oddi 括约肌切开术(EST)、腹腔灌洗、中医治疗及手术治疗等。

【护理措施】

1.一般护理

(1)休息与活动:重症者应绝对卧床休息,保证充足的睡眠,协助患者取弯腰屈膝侧卧位,以缓解疼痛;或取身体前倾半坐卧位以利于呼吸、便于腹腔渗液引流。对于疼痛剧烈、辗转不安者,避免周围放置危险物品,防止坠床。

(2)饮食护理:①禁食和胃肠减压:轻症患者需禁食、禁饮 3～5 日,必要时给予胃肠减压。病情严重,则应延长禁食及胃肠减压时间。②加强营养支持:禁食、胃肠减压期间应给予全胃肠外营养,每日液体入量需达 3000ml 以上,同时积极补充电解质,维持水、电解质的平衡。如无梗阻,禁食禁饮超过 1 周者,应早期行鼻腔肠管置管,实施肠内营养。③逐渐恢复正常饮食:待症状缓解、白细胞计数及淀粉酶检测指标恢复正常后,可由少量低糖、低脂流质饮食开始逐渐恢复正常饮食,避免刺激性强、易产气、高脂肪及高蛋白食物,防止复发。切忌暴饮暴食和酗酒。

2.病情观察

①密切观察生命体征及神志变化,监测血氧饱和度情况;②观察腹部症状和体征的变化;观察呕吐物及胃肠减压时引流物的性质和量;③准确记录 24 小时出入液量;观察尿量变化和患者皮肤黏膜的弹性及色泽改变,判断是否出现脱水征及失水程度。④遵医嘱准确留取各项标本,监测血淀粉酶、尿淀粉酶、血清电解质、血糖、血气分析的变化。⑤做好并发症的观察与护理。

3.用药护理

遵医嘱用药,观察药物疗效及不良反应。①抗生素:注意有无过敏反应。②镇痛药:应严格遵医嘱用药。哌替啶避免反复使用;禁用吗啡。③奥曲肽:需持续静脉滴注给药,用药后在注射部位可有疼痛或针刺感。④抑肽酶:有过敏的可能。⑤加贝酯:静脉点滴速度不宜过快,防止药液外渗,现用现配。对药物有过敏史者、孕妇和儿童禁用。⑥阿托品:如持续使用阿托品时应注意是否出现心动过速、口干、青光眼加重及排尿困难等。

4.对症护理

禁食期间应每日做好口腔护理;发热患者给予物理降温,必要时按医嘱使用药物退热;指导患者应用减轻疼痛的各种方法。

5.健康指导

(1)疾病知识指导:向患者及家属详细介绍急性胰腺炎发生的病因、主要诱因、发生发展过程、治疗方法及预后,教育患者积极预防和治疗各种胆道疾病,如胆石症、胆道感染及胆道蛔虫症等,减少疾病的发生。

(2)生活指导:指导患者养成良好的生活方式,帮助患者养成规律进食的习惯,注意饮食卫生知识,避免暴饮暴食。腹痛缓解、出院后应从低脂、低糖软食逐渐恢复至正常饮食,控制每日主食量,适量使用植物油,限制动物油,少量食用高蛋白食物如鸡蛋、豆制品及肉松等,餐后可食用新鲜水果。出院半年后可进普食,但仍要避免浓茶、咖啡、辣椒等刺激性食物,少吃产气或引起腹胀的食物如红薯、大豆等,避免进食高脂食物。注意劳逸结合,戒烟戒酒。遵医嘱坚持用药,定时复诊。

第八章　血液系统疾病患者的护理

第一节　贫血患者的护理

一、概述

贫血(anemia)指单位容积外周血液中血红蛋白浓度(Hb)、红细胞计数(RBC)和血细胞比容(HCT)低于相同年龄、性别和地区正常值低限的一种常见的临床症状。

【分类】

1.基于不同的临床特点,贫血有多种分类方法

(1)按贫血进展速度:分为急性和慢性贫血。

(2)按红细胞形态:分为大细胞性贫血、正常细胞性贫血和小细胞低色素性贫血。

(3)按血红蛋白浓度:分为轻度、中度、重度和极重度贫血见表 8-1。

表 8-1　贫血的严重度划分标准

贫血严重程度	极重度	重度	中度	轻度
血红蛋白浓度	<30g/L	30~59g/L	60~90g/L	>90g/L

(4)按骨髓红系增生情况:分增生不良性贫血(如再生障碍性贫血)和增生性贫血(除再生障碍性贫血以外的贫血)等。

2.按贫血的病因和发病机制分类

分为红细胞生成减少性贫血、红细胞破坏过多性贫血及失血性贫血。

【临床表现】

贫血的临床表现与贫血的病因,血液携氧能力下降的程度,血容量下降的程度,发生贫血的速度和血液、循环、呼吸等系统的代偿和耐受能力均有关。

1.一般表现

疲乏、困倦、软弱无力为贫血最常见和最早出现的症状。苍白是贫血时皮肤、黏膜的主要表现,贫血时机体通过神经体液调节进行有效血容量重新分配,相对次要脏器如皮肤、黏膜供血减少。

2.神经系统

贫血缺氧导致神经组织损害,产生头晕、耳鸣、头痛、失眠、多梦、记忆力减退、注意力不集中等症状。

3.呼吸系统

主要表现为呼吸加快及不同程度的呼吸困难。

4.循环系统

心悸、气促,活动后明显加重,是贫血患者循环系统的主要表现。其症状轻重与贫血的严重程度和个体的活动量有关。轻度贫血无明显表现,仅活动后引起呼吸加深并有心悸、心率加快;贫血愈重,活动量愈大,症状愈明显。

5.消化系统

贫血时消化腺分泌减少甚至腺体萎缩,进而导致消化功能减退、消化不良,出现腹部胀满、食欲降低、大便规律以及性状的改变等。

6.泌尿系统

肾性贫血在贫血前和贫血时有原发肾疾病的临床表现。

7.内分泌系统

长期贫血会影响各内分泌腺体的功能,会改变红细胞生成素和胃肠激素的分泌。

8.生殖系统

长期贫血会减弱男性特征;对女性,可影响激素的分泌。

9.免疫系统

所有继发于免疫系统疾病的贫血患者,均有原发免疫系统疾病的临床表现。

10.血液系统

外周血的改变主要表现在血细胞量、形态和生化成分上,造血器官的改变主要在骨髓。

【辅助检查】

1.血常规检查

可以确定有无贫血,贫血是否伴白细胞或血小板数量的变化。

2.骨髓检查

骨髓细胞涂片反映骨髓细胞的增生程度、细胞成分、比例和形态变化。骨髓活检反映骨髓造血组织的结构、增生程度、细胞成分和形态变化。

3.贫血的发病机制检查

原发病的相关诊断检查、各种造血原料的水平测定等。

【治疗要点】

1.对症治疗

目的是减轻重度血细胞减少对患者的致命影响,为对因治疗发挥作用赢得时间。

2.对因治疗

积极寻找和去除病因是根治贫血的关键。

二、缺铁性贫血

缺铁性贫血(iron deficiency anemia.IDA)是体内贮存铁缺乏,导致血红蛋白合成减少而引起的一种小细胞低色素性贫血。铁缺乏症包括开始时体内贮存铁耗尽(iron depletion,ID),继之红细胞内铁缺乏(iron deficient erythropoiesis,IDE),最终引起缺铁性贫血。IDA 是最常见的贫血,其发生率在经济不发达地区的婴幼儿、育龄妇女明显增加。

【病因与发病机制】

1.病因

包括铁摄入量不足、铁吸收障碍及铁丢失过多。

2.发病机制

包括缺铁对铁代谢、造血系统及组织细胞代谢的影响。

【临床表现】

1.一般贫血共有的表现

如面色苍白、乏力、易倦、头晕、头痛、心悸、气促、耳鸣等。

2.缺铁性贫血的特殊表现

(1)组织缺铁表现:皮肤干燥、角化、萎缩、无光泽;指(趾)甲缺乏光泽、脆薄易裂,甚至出现反甲或匙状甲;口腔炎、舌炎,严重者可发生吞咽困难(称 Plummer-Vinson 综合征)。

(2)神经、精神系统异常:儿童较明显,如过度兴奋、易激惹、发育迟缓等。少数患者可有异食癖。

【辅助检查】

1.血象

呈小细胞低色素性贫血。

2.骨髓象

增生活跃或明显活跃,以红系增生为主,呈"核老浆幼"现象。

3.铁代谢的生化检查

骨髓铁染色反映单核一吞噬细胞系统的贮存铁,因此可作为诊断缺铁的金指标。

4.红细胞内卟啉代谢

①游离原卟啉(FEP)＞0.9μmol/L(全血);②锌原卟啉(ZPP)＞0.96μmol/L(全血);③FEP/Hb＞4.5μg/L。

5.血清转铁蛋白受体测定

血清可溶性转铁蛋白受体(sTfR)测定是迄今反映缺铁性红细胞生成的最佳指标,一般 sTfR 浓度＞26.5nmol/L(2.25μg/ml)可诊断为缺铁。

【治疗要点】

治疗 IDA 的原则是:根除病因,补足贮存铁。

1.病因治疗

是根治缺铁性贫血的关键所在。

2.补铁治疗

治疗性铁剂有无机铁和有机铁两类。无机铁以硫酸亚铁为代表,有机铁则包括右旋糖酐铁、富马酸亚铁和多糖铁复合物。首选口服铁剂,为进一步补足体内贮存铁,在血红蛋白恢复正常后,仍需继续服用铁剂4～6个月,待铁蛋白正常后停药。对于口服铁剂后胃肠道反应严重而无法耐受、消化道疾病导致铁吸收障碍、病情要求迅速纠正贫血的患者可选用注射铁剂治疗。

【护理措施】

1.一般护理

(1)饮食护理:纠正不良的饮食习惯,保持均衡饮食,定时定量,增加含铁丰富食物的摄取(如动物肉类、肝脏、豆类、紫菜、木耳、海带等),建议患者应多食动物含铁食品。多吃富含维生素 C 的食物促进食物铁的吸收,避免与牛奶、浓茶、咖啡同服。

(2)运动与休息:根据患者的贫血程度、发生速度及基础疾病,制订适合患者的活动计划,减少机体氧耗量。轻度贫血者避免过度剧烈的运动;中度贫血者增加卧床休息时间,进行简单的生活自理活动;重度贫血者需采取舒适体位卧床休息。

2.病情观察

关注患者的自觉症状(如乏力、头晕、耳鸣、眼花等),仔细观察异常行为(如吞食泥土,生米等异食癖),了解有关检查结果(如红细胞计数及血红蛋白浓度等),及时了解饮食疗法与药物应用的状况。

3.用药护理

合理使用铁剂,密切观察并预防其不良反应。

(1)口服铁剂:为避免出现胃肠道反应,建议患者饭后或餐中服用。胃部不适强烈者宜减少剂量或从小剂量开始服用,同时服用维生素 C、果汁、氨基酸等有利于铁的吸收。口服液体铁剂使用吸管,避免牙染黑。应事先向患者及家属解释服药期间粪便可呈黑色,消除疑虑。按剂量、按疗程服药,定期复查。

(2)注射铁剂:应采用深部肌内注射法,并经常更换注射部位。治疗中应密切观察患者有无面色潮红、头痛、荨麻疹等过敏反应,出现异常及时通知医生,对症处理。同时备好肾上腺素,做好急救的准备。

4.健康指导

(1)病情监测指导:监测内容主要包括自觉症状,静息状态下呼吸与心率变化、能否平卧、有无水肿及尿量变化等。若有异常及时就诊。

(2)疾病知识指导:提高患者及家属对疾病的认识,如发生的原因、治疗及预防等,主动参与疾病的治疗与康复。

(3)疾病预防指导:提倡均衡饮食、荤素结合,家庭烹饪建议使用铁制器皿。重点是婴幼儿、青少年和妇女的营养保健。对婴幼儿应及早添加富含铁的食品,如蛋黄、肝等;对青少年应纠正偏食、定期检查、治疗寄生虫感染;对孕妇、哺乳期妇女可补充铁剂;对月经期妇女应防治月经过多。做好肿瘤性疾病和慢性出血性疾病的人群防治。

三、巨幼细胞性贫血

巨幼细胞性贫血(megaloblastic anemia.MA)是叶酸、维生素 B_{12}(Vit B_{12})缺乏或某些药物影响核苷酸代谢导致细胞核脱氧核糖核酸(DNA)合成障碍所致的贫血。在我国,叶酸缺乏者多见于陕西、山西、河南等地进食新鲜蔬菜、肉类较少的人群。而在欧美,维生素 B_{12} 缺乏或有内因子抗体者多见。

【病因与发病机制】

临床上叶酸缺乏的主要原因是需要量增加或摄入不足,而维生素 B_{12} 缺乏几乎均与胃肠功能紊乱所致的吸收障碍有关。

【临床表现】

1.血液系统表现

起病缓慢,常有面色苍白、乏力、耐力下降、头晕、心悸等贫血症状。重者全血细胞减少,反复感染和出血。少数患者可出现轻度黄疸。

2.消化系统表现

口腔黏膜、舌乳头萎缩,舌面呈"牛肉样舌",可伴舌痛。胃肠道黏膜萎缩可引起食欲缺乏、恶心、腹胀、腹泻或便秘。

3.神经系统表现和精神症状

对称性远端肢体麻木、深感觉障碍;共济失调或步态不稳;锥体束征阳性、肌张力增加、腱反射亢进;味觉、嗅觉降低;视力下降、黑蒙征;重者可有大、小便失禁。叶酸缺乏者有易怒、妄想等精神症状。维生素 B_{12} 缺乏者有抑郁、失眠、记忆力下降、谵妄、幻觉、妄想甚至精神错乱、人格变态等。

【辅助检查】

1.血象

呈大细胞性贫血,红细胞平均体积(MCV)、红细胞平均血红蛋白(MCH)均升高,红细胞平均血红蛋白浓度(MCHC)正常。

2.骨髓象

增生活跃或明显活跃,骨髓铁染色常增多。造血细胞出现巨幼变("核幼浆老");粒系可见巨中、晚幼粒细胞。

3.血清维生素 B_{12}、叶酸及红细胞叶酸含量测定

血清维生素 B_{12} 缺乏,低于 74pmol/L(100ng/ml)。血清叶酸缺乏,低于 6.8nmol/L(3ng/ml),红细胞叶酸低于 227nmol/L(100ng/ml)。

4.其他

胃酸降低、恶性贫血时内因子抗体及 Schilling 试验(测定放射性核素标记的维生素 B_{12} 吸收情况)阳性;维生素 B_{12} 缺乏时伴尿高半胱氨酸 24 小时排泄量增加;血清间接胆红素可稍升高。

【治疗要点】

治疗原则是根除病因,补足叶酸和维生素 B_{12}。

1.病因治疗

此为有效治疗或根治的关键,有原发病(如胃肠道疾病、自身免疫病等)的 MA.应积极治疗原发病;用药后继发的 MA,应酌情停药。

2.补充性药物治疗

(1)叶酸:口服叶酸,每次 5～10mg,每日 3 次。用至贫血表现完全消失;若无原发病,不需

维持治疗。如同时有维生素 B_{12} 缺乏,则需同时注射维生素 B_{12},否则可加重神经系统损伤。

(2)维生素 B_{12}:肌内注射维生素 B_{12},每天 500μg,每周 2 次;无维生素 B_{12} 吸收障碍者可口服维生素 B_{12} 片剂 500μg,每日 1 次,直至血象恢复正常。若有神经系统表现,治疗维持半年到 1 年;恶性贫血者,治疗维持终身。

【护理措施】

1.一般护理

(1)饮食护理:出现胃肠道症状的患者建议少食多餐、细嚼慢咽,进食清淡温凉的软食。出现口腔炎或舌炎应饭前饭后漱口,保持口腔清洁。烹调时间不宜过长,温度不宜过高,烹煮后不宜久置以减少食物中叶酸的破坏。进食富含叶酸和维生素 B_{12} 的食品,如叶酸缺乏者应多吃绿叶蔬菜、水果、谷类和动物肉类等,维生素 B_{12} 缺乏者应多食动物肉类、禽蛋以及海产品等,婴幼儿和妊娠妇女应及时补充,婴幼儿及时添加辅食,青少年和妊娠妇女多补充新鲜蔬菜,对于长期素食、偏食、挑食和酗酒者应劝导其纠正。

(2)运动与休息:指导患者合理休息与活动,减少机体的氧耗量,末梢神经炎、四肢麻木无力者,应注意局部保暖、避免受伤;出现共济失调者,行走要有人陪伴,预防受伤。

2.病情观察

关注患者有无疲乏、无力等自觉症状,有无心悸气短等;有无食欲降低、腹胀等消化系统症状;有无口腔炎、舌炎等;有无对称性远端肢体麻木、易怒、妄想等异常。

3.用药护理

肌内注射维生素 B_{12} 偶有过敏反应,甚至休克,要密切观察并及时处理。另外在治疗过程中可迅速出现低钾血症,造成猝死,须遵医嘱预防性补钾,加强观察,尤其是对老年人,有心血管疾患、进食量少者。

4.健康指导

(1)疾病知识指导:使患者及家属了解导致叶酸、维生素 B_{12} 缺乏的原因,介绍疾病临床表现、治疗等方面知识,从饮食、卫生方面加以指导。指导患者按医嘱用药,定期门诊复查血象。

(2)疾病预防指导:采取科学合理的烹调方式,纠正不良饮食习惯,加强个人卫生,注意保暖,预防损伤与感染。 四、再生障碍性贫血

再生障碍性贫血(aplastic anemla,AA),简称再障,通常指原发性骨髓造血功能衰竭综合征。病因不明。主要表现为骨髓造血功能低下、全血细胞减少和贫血、出血、感染。AA 的发病率在欧美为 0.47~1.37/10 万人,日本为 1.47~2.4/10 万人,我国为 0.74/10 万人;可发生于各年龄段,老年人发病率较高;男、女发病率无明显差异。根据患者的病情、血象、骨髓象及预后,可分为重型再障(SAA)和非重型再障(NSAA)。

【病因与发病机制】

1.病因

发病原因不明确,可能与药物及化学物质、长期接触各种电离辐射如 X 射线、病毒性肝炎等病毒感染、遗传因素有关,也有少数可能由系统性红斑狼疮、慢性肾衰竭等疾病演变而来。

2.发病机制

近年来认为 AA 的主要发病机制是免疫异常。T 细胞功能亢进,细胞毒性 T 细胞直接杀伤和淋巴因子介导的造血干细胞过度凋亡引起的骨髓衰竭是 AA 的主要发病机制。

【临床表现】

再障的临床表现与全血细胞减少有关,主要为进行性贫血、出血、感染,但多数无肝、脾、淋巴结肿大。重型再障和非重型再障的鉴别见表 8-2。

表 8-2　重型再障和非重型再障的鉴别

判断指标	重型再障(SAA)	非重型再障(NSAA)
起病与进展	起病急,进展快,病情重	起病缓,进展慢,病情较轻
首发症状	感染、出血	贫血为主、偶有出血
血象情况		
网织红细胞绝对值	$<15\times10^9/L$	$>15\times10^9/L$
血小板	$<20\times10^9/L$	$>20\times10^9/L$
中性粒细胞绝对值	$<0.5\times10^9/L$	$>0.5\times10^9/L$
骨髓象	多部位骨髓增生重度减低	多部位骨髓增生减低
预后	死亡率极高	多数缓解甚至治愈

1.重型再障(SAA)

起病急,进展快,病情重;少数可由非重型再障进展而来。

(1)贫血:苍白、乏力、头晕、心悸和气短等症状进行性加重。

(2)出血:皮肤可有出血点或大片瘀斑,口腔黏膜有血疱,有眼结膜出血、鼻出血、牙龈出血等。深部脏器出血时可见呕血、咯血、便血、血尿、阴道出血、眼底出血和颅内出血,后者常危及患者生命。

(3)感染:多数患者有发热,体温在 39℃ 以上,个别患者自发病到死亡均处于难以控制的高热之中。以呼吸道感染最常见,感染菌种以革兰氏阴性杆菌、金黄色葡萄球菌和真菌为主,常合并败血症。

2.非重型再障(NSAA)

起病和进展较缓慢,贫血、感染和出血程度较重型轻,也较易控制。久治无效者可发生颅内出血。

【辅助检查】

1.血象

SAA 呈重度全血细胞减少:重度正细胞正色素性贫血,血小板$<20\times10^9/L$;中性粒细胞绝对值$<0.5\times10^9/L$;网织红细胞绝对值$<15\times10^9/L$。NSAA 也呈全血细胞减少,但达不到 SAA 的程度。

2.骨髓象

骨髓穿刺及骨髓活检是必需的检查。多部位骨髓增生减低,粒、红系及巨核细胞明显减少但形态大致正常,淋巴细胞、网状细胞及浆细胞等非造血细胞比例明显升高。骨髓小粒无造血细胞,呈空虚状,可见较多脂肪粒。骨活检显示造血组织均匀减少,脂肪组织增加。

3.发病机制检查

溶血检查均为阴性;骨髓细胞染色体核型正常;血清 IL-2、IFN-γ、TNF 水平升高等。

【治疗要点】

(一)支持治疗

1.保护措施

预防感染,避免出血,杜绝接触各类危险因素,酌情预防性给予抗真菌药物。

2.对症治疗

(1)纠正贫血:血红蛋白低于 60g/L 时,可输血,但应防止输血过多。

(2)控制出血:用促凝血药酚磺乙胺(止血敏)等。

(3)控制感染:及时采用经验性广谱抗生素治疗,药敏试验有结果后应换用敏感窄谱的抗生素。对于真菌感染建议早期应用两性霉素 B 或新的抗真菌药物如伏立康唑或卡泊芬净等。

(4)护肝治疗:AA 常合并肝功能损害,应酌情选用护肝药物。

(二)针对不同发病机制的治疗

1.免疫抑制治疗

主要包括合理应用抗胸腺细胞球蛋白(antithymocyte globulin,ATG)或抗淋巴细胞球蛋白(antilymphocyte globulin,ALG)和环孢素(CsA)。其中 ATG 联合 CsA 的治疗方案已成为目前再障治疗的标准疗法之一。有学者使用 CD3 单克隆抗体、环磷酰胺、麦考酚吗乙酯(MMF)等治疗 SAA。

2.促造血治疗

(1)雄激素:适用于所有类型 AA,如司坦唑醇(康立龙)、达那唑、丙酸睾酮、十一酸睾酮(安雄)。应视药物的作用效果和不良反应调整疗程及剂量。

(2)造血生长因子:主要适用于 SAA,一般在免疫抑制治疗后使用,剂量可酌减,维持 3 个月以上为宜。常用药物有:粒细胞-巨噬细胞集落刺激因子(GM-CSF)或粒细胞集落刺激因子(G-CSF),红细胞生成素(EPO)。

3.造血干细胞移植

对 40 岁以下、无感染及其他并发症、有合适供体的 SAA 患者,可考虑造血干细胞移植。

【护理措施】

1.一般护理

(1)饮食:进食高热量、高蛋白、富含维生素、易消化的清淡软食或半流食,如动物肝、肾、瘦肉、水果等。禁食过硬、粗糙的食物,必要时静脉补充营养。

(2)运动与休息:应根据贫血的程度、发生发展的速度及基础疾病等,合理安排休息活动,减少机体氧耗量。

2.病情观察

密切观察患者体温,一旦发热,做好相关实验室标本采集送检工作。观察患者出血的发生部位、主要形式、发展或消退情况;及时发现新的出血、重症出血及其先兆,利于及时护理与配合抢救。

3.对症护理

(1)感染预防:注意饮食及卫生环境,保护性隔离;保持空气清新、物品整洁,定期消毒;注意保暖;严格无菌操作;加强口腔护理,养成进餐前后、睡前、晨起漱口的好习惯;保持皮肤清洁、干燥、勤更衣,勤剪指甲;保持大便通畅,睡前、便后坐浴预防肛周感染。

(2)出血护理:保持床单平整,被褥衣着轻软,避免肢体的碰撞或外伤,高热患者禁用酒精或温水擦浴降温,尽可能减少注射次数;保持室内相对湿度在50%~60%,勿用力抠鼻,鼻少量出血时可用0.1%肾上腺素棉球填塞,严重者可用凡士林油纱条行后鼻腔填塞术,3天后取出;指导患者用软毛刷刷牙,忌用牙签剔牙;保证充足睡眠,避免情绪激动、剧烈咳嗽等,监测血压,一旦发生颅内出血,及时联系医生,积极配合抢救。

4.用药护理

(1)ATG/ALG:均为异种蛋白,可出现超敏反应(寒战、发热、多型性皮疹、高血压或低血压)、血清病(如猩红热样皮疹、发热、关节痛、肌肉痛)、出血加重以及继发感染等。用药前需做过敏试验,输注时速度不宜过快,用药过程中用糖皮质激素防治过敏反应。

(2)环孢素:监测患者的血药浓度、骨髓象、血象、T细胞免疫学改变及药物不良反应(包括肝肾功能损害、多毛、牙龈增生、高血压、高血糖、恶心、呕吐)等,以调整用药剂量及疗程。

(3)雄激素:丙酸睾酮为油剂,不易吸收,局部可形成硬结,甚至发生无菌性坏死,故应采用深部、缓慢、分层肌内注射,注意注射部位的轮换。定期检测肝功能。

(4)GM-CSF/G-CSF:不良反应有发热、肌肉骨骼酸痛、皮疹等,注意观察,及时通知医生,调整剂量或更换药物。

5.心理护理

需要向患者及其家属仔细讲解疾病的本质、预后及讨论一些重要的事情,在疾病的早期就应该强调该疾病的特点是慢性、治疗起效时间长。治疗6个月甚至以上时间,病情仍无起色,患者及家属和朋友情绪都会相当低落,此时一定要抵制住放弃治疗或采用不恰当并具有风险的治疗方法和药物的想法,因为部分患者治疗1年或更久后才开始恢复并非少见。同时解释雄激素药物应用的目的,主要的不良反应如毛发增多、声音变粗等,说明待病情缓解后,随着药物剂量的减少,不良反应会逐渐消失。指导患者学会自我调节,护士及家属应善于倾听,理解支持患者。

6.健康指导

(1)住院康复期:加强营养,避免病从口入;保证充足睡眠与休息,指导患者学会自我调节,认清负面情绪的危害。

(2)出院指导:尽可能避免或减少接触与再障发病相关的药物和理化物质,尽量少用、不用可能损伤骨髓的药物,针对危险品的职业性接触者,必须严格遵守操作规程,做好个人防护,定期体检,加强锻炼,增强体质。告知患者及家属应遵医嘱按时、按量、按疗程用药,定期复查血象,同时做好自我监测,出现不良症状如头晕、心悸、发热、咳嗽、肛周疼痛、便血等时及时就医。

四、溶血性贫血

溶血(hemolysis)是红细胞遭到破坏、寿命缩短的过程。当溶血超过骨髓的代偿能力,引起的贫血即为溶血性贫血(hemolytic anemia,HA)。骨髓具有比正常造血功能强 6~8 倍的代偿能力,溶血发生而骨髓能够代偿时,可无贫血,称为溶血状态(hemolytic state)。

【分类】

1.按发病和病情

分为急性溶血和慢性溶血。

2.按溶血的部位

分为血管内溶血和血管外溶血。

3.按病因

分为红细胞自身异常和红细胞外部异常所致的 HA。

【临床表现】

临床表现主要与溶血过程持续的时间和溶血的严重程度有关。

1.急性溶血

起病急骤,严重的腰背及四肢酸痛,伴头痛、呕吐、寒战,随后高热、面色苍白和血红蛋白尿、黄疸。严重者出现周围循环衰竭和急性肾衰竭。

2.慢性溶血

起病缓慢,症状较轻,以贫血、黄疸、脾大为特征。长期高胆红素血症可并发胆石症和肝功能损害。

溶血性黄疸皮肤多呈柠檬黄色,不伴皮肤瘙痒。

【辅助检查】

除血常规等贫血的一般实验室检查外,还包括 HA 的筛查试验即红细胞破坏增加的检查和红系代偿性增生的检查,用于确定是否存在溶血及溶血部位;而针对红细胞自身缺陷和外部异常的检查,用于确立病因和鉴别诊断。

【治疗要点】

1.病因治疗

尽快去除诱因与病因,积极治疗原发病。

2.免疫抑制剂及糖皮质激素

主要用于自身免疫性溶血性贫血,糖皮质激素还可用于阵发性睡眠性血红蛋白尿(PNH)。免疫抑制剂有环磷酰胺和环孢素等;糖皮质激素有泼尼松、氢化可的松等。

3.脾切除

适用于血管外溶血。

4.输血

严格掌握输血指征,对自身免疫性溶血性贫血或 PNH 患者可加重溶血,必要时选择洗涤红细胞。

5.其他

适当增加各种造血物质的补充,如叶酸等。

【护理措施】

1.一般护理

(1)饮食:进高热量、高维生素饮食,避免进食一切可能加重溶血的食物或药物,鼓励患者多饮水。

(2)运动与休息:对于慢性期及中度贫血的患者,可以增加卧床时间,直至生活自理;对于急性期或慢性期合并溶血危象的患者,应绝对卧床休息,保持环境安静。

2.病情观察

密切观察患者的生命体征、神志,是否有头痛、腰背酸痛、肝脾大,黄疸有无加重,尿量、尿色有无改变,记录24小时出入液量。密切观察贫血的进展情况,及时通知医生。

3.对症护理

(1)急性肾衰竭:绝对卧床休息,下肢水肿者抬高下肢,每天监测体重及出入液量,及时了解相关实验室检查结果如血象、肌酐、尿素氮、血电解质等。控制水分及盐的摄入。注意保护肾脏。一旦出现尿少甚至无尿时,及时通知医生,做好救治准备和配合。

(2)腰背疼痛:采用舒适体位,保持环境安静。鼓励患者多饮水,促进代谢物排泄。

4.用药护理

长期应用糖皮质激素可能出现满月脸、水牛背、向心性肥胖、多毛、痤疮等症状,对于年轻患者需讲解激素治疗的重要性,告知不良反应停药后可自行消退。鼓励患者正确对待形象改变,按时按量服用药物,防止突然停药,出现反跳现象。

5.健康指导

做好卫生宣传工作,指导患者避免诱因。保证充足的睡眠和休息,适当的活动,发作期应注意保暖,避免受凉。避免再次接触或服用引起溶血的化学毒物或药物,PNH患者忌食酸性食物和药物,如阿司匹林、维生素C等,对伴有脾功能亢进和白细胞减少者,应注意个人卫生。指导患者对药物不良反应和贫血、溶血相关症状体征的自我监测,发现异常及时就诊。

第二节　出血性疾病患者的护理

紫癜(purpura)性疾病约占出血性疾病总数的1/3,包括血管性紫癜(vascular purpura)和血小板性紫癜(thrombocytic purpura)。前者由血管壁结构或功能异常所致,后者由血小板疾病所致。临床上以皮肤、黏膜出血为主要表现。

一、过敏性紫癜

过敏性紫癜(allergic purpura)又称 Schonlein-Henoch 综合征,为一种常见的血管变态反应性疾病,因机体对某些致敏物质产生变态反应,导致毛细血管脆性及通透性增加,血液外渗,产生紫癜、黏膜及某些器官出血。可同时伴发血管神经性水肿、荨麻疹等其他过敏表现。本病多见于青少年,男性发病略多于女性,春、秋季节发病较多。

【病因与发病机制】

1.病因

与感染、食物(如虾、蛋、牛奶等)、药物(抗生素类、解热镇痛类、磺胺类等)、花粉、尘埃、菌苗或疫苗接种、虫咬、受凉及寒冷刺激等有关。

2.发病机制

蛋白质及其他大分子致敏原作为抗原,小分子致敏原作为半抗原。

【临床表现】

多数患者发病前1~3周有全身不适、低热、乏力及上呼吸道感染等前驱症状,随之出现典型临床表现。

1.单纯型(紫癜型)

最常见的临床类型,主要表现为皮肤紫癜,局限于四肢,尤其下肢及臀部。紫癜常成批反复发生、对称分布。

2.腹型(Henoch型)

最具潜在危险和最易误诊的类型。除皮肤紫癜外,产生一系列消化道症状及体征,如恶心、便血等。其中腹痛最为常见,常为阵发性绞痛,多位于脐周、下腹或全腹。

3.关节型

除皮肤紫癜外,出现关节肿胀、疼痛、压痛及功能障碍等表现。

4.肾型

是病情最为严重且预后相对较差的临床类型。在皮肤紫癜的基础上,出现血尿、蛋白尿及管型尿,偶见水肿、高血压及肾衰竭等表现。

5.混合型

皮肤紫癜合并上述两种以上临床表现。

6.其他

少数患者还可出现视神经萎缩、虹膜炎及中枢神经系统相关症状、体征。

【辅助检查】

1.尿常规检查

肾型或混合型可有血尿、蛋白尿、管型尿。

2.血小板计数、功能及凝血相关检查

除出血时间可能延长外,其他均正常。

3.肾功能检查

肾型及合并肾型表现的混合型,可有不同程度的肾功能损害,如血尿素氮升高、内生肌酐清除率下降等。

【治疗要点】

1.病因防治

如防治感染,清除局部病灶(扁桃体炎等),驱除肠道寄生虫,避免可能致敏的食物及药物等。

2.一般治疗

①抗组胺药:盐酸异丙嗪,氯苯那敏(扑尔敏)、阿司咪唑(息斯敏)等。②改善血管通透性药物:维生素C、曲克芦丁等。

3.糖皮质激素

具有抑制抗原抗体反应、减轻炎性渗出、改善血管通透性等作用。一般用泼尼松,重者可用氢化可的松或地塞米松,静脉滴注。

4.对症治疗

腹痛较重者可皮下注射解痉剂,如阿托品或山莨菪碱(654-2);关节痛可酌情用镇痛药;呕吐严重者可用止吐药;上消化道出血者可禁食、制酸、止血。

5.其他

如上述治疗效果不佳或近期内反复发作者,可酌情使用:①免疫抑制剂:如环磷酰胺等;②抗凝疗法:适用于肾型患者;③中药:以凉血、解毒、活血化瘀为主,适用于慢性反复发作或肾型患者。

【护理措施】

1.一般护理

(1)饮食:避免过敏性食物的摄取。发作期可选择清淡、少刺激、易消化的软食,不宜过热、过硬、过量,有消化道出血时禁食。

(2)运动与休息:增加卧床休息时间,保持环境安静,避免过早或过多的行走活动。

2.病情观察

密切观察患者的出血进展与变化,了解有无缓解,患者的自觉症状,皮肤瘀点或紫癜的分布等;对于腹痛的患者,注意评估疼痛的部位、性质、严重程度及其持续时间、有无伴随症状,如恶心、呕吐等;注意腹部的体格检查,包括腹壁紧张度、有无压痛等;对于关节痛的患者,应评估受累关节的部位、数目、局部有无水肿等。对于肾型紫癜应注意观察尿色、尿量及尿液检查结果,有无水肿等。

3.对症护理

腹痛者宜取屈膝平卧位;关节肿痛者应注意局部关节的制动和保暖。腹泻患者应注意肛周护理,保持肛周清洁干燥。

4.用药护理

若使用糖皮质激素,应加强护理,预防感染;若使用环磷酰胺时,嘱患者多饮水,注意观察尿量及尿色的变化;若使用抗组胺药物容易引起发困,应告知患者注意休息。

5.健康指导

向患者及家属讲解疾病相关知识,积极寻找变应原,避免再次接触与发病有关的食物及药物等。养成良好的卫生习惯,饭前便后洗手,避免食用不洁食物。加强锻炼,增强体质,保持心情愉悦。有花粉的季节,过敏体质者尽量减少外出,必要时戴口罩。教会患者对出血情况及伴随症状或体征的自我监测,病情复发或加重时,应及时就医。

二、特发性血小板减少性紫癜

特发性血小板减少性紫癜(idiopathic thrombocytopenic purpura,ITP)是一种复杂的多种机制共同参与的获得性自身免疫性疾病。该病的发生是由于患者对自身血小板抗原的免疫失耐受,导致体液免疫和细胞免疫介导的血小板过度破坏和血小板生成受抑,出现血小板减少,伴或不伴皮肤黏膜出血的临床表现。ITP 的发病率为 5～10/10 万人口,60 岁以上人群的发病率为 60 岁以下人群的 2 倍。

【病因与发病机制】

ITP 的病因迄今未明。发病机制如下:

(1)体液免疫和细胞免疫介导的血小板过度破坏。

(2)体液免疫和细胞免疫介导的巨核细胞数量和质量异常,血小板生成不足。

【临床表现】

1.急性型

多见于儿童。病程多为自限性,常在数周内恢复,少数病程超过半年可转为慢性。

(1)起病形式:多数患者起病前 1～2 周有呼吸道感染史,特别是病毒感染史。起病急,常有畏寒、寒战、发热。

(2)出血表现:全身皮肤瘀点、紫癜及大小不等的瘀斑,常先出现于四肢,尤以下肢为多;鼻腔、牙龈及口腔黏膜出血也较常见。当血小板低于 $20×10^9/L$ 时可发生内脏出血。颅内出血可致剧烈头痛、意识障碍、抽搐,是本病致死的主要原因。

(3)其他:出血量过大,可出现程度不等的贫血、血压降低甚至失血性休克。

2.慢性型

常见于 40 岁以下的成年女性。常可反复发作,少有自行缓解。

(1)起病形式:起病隐匿或缓慢。

(2)出血表现:相对较轻,主要表现为反复出现四肢皮肤散在的瘀点、瘀斑,牙龈出血或鼻出血,女性患者月经过多较常见,甚至是唯一症状。部分患者出现广泛且严重的内脏出血甚至颅内出血。

(3)其他:长期月经过多可出现与出血严重程度相一致的贫血。反复发作者常有轻度脾大。

【辅助检查】

1.血象

急性型发作期血小板$<20×10^9/L$,慢性型多为$(30～80)×10^9/L$,白细胞多正常,反复出血或短期内失血过多者,红细胞和血红蛋白可出现不同程度的下降。

2.骨髓象

巨核细胞增加或正常。急性型幼稚巨核细胞比例升高,胞体大小不一,以小型多见;慢性型颗粒型巨核细胞增多,胞体大小基本正常。有血小板形成的巨核细胞显著减少($<30\%$),巨核细胞呈现成熟障碍。

3.其他

束臂试验阳性、出血时间延长、血块收缩不良,90%以上患者血小板生存时间明显缩短。

【治疗要点】

(一)一般治疗

注意休息,避免外伤,给予足量液体和易消化饮食。

(二)病情观察

ITP 患者如无明显出血倾向,血小板计数高于 $30 \times 10^9/1$,无手术、创伤,且不从事增加患者出血危险性的工作或活动,发生出血的风险较小,可临床观察暂不进行药物治疗。

(三)首次诊断 ITP 的一线治疗

1.糖皮质激素

首选治疗。常用泼尼松口服,病情严重者用等效量地塞米松或甲泼尼龙静脉滴注,好转后改口服。待血小板升至正常或接近正常后,逐步减量,持续 3~6 个月。

2.静脉输注丙种球蛋白(IVIG)

主要用于:①ITP 的急症处理;②不能耐受糖皮质激素或者脾切除术前准备;③合并妊娠或分娩前。

(四)ITP 的二线治疗

1.脾切除

可减少血小板抗体的产生及减轻血小板的破坏。

2.药物治疗

(1)抗 CD20 单克隆抗体:可有效清除体内 B 淋巴细胞,减少自身抗体产生。

(2)促血小板生成药物:主要包括重组人血小板生成素(thTPO)等。

(3)免疫抑制剂:不宜作为首选。主要药物有:①长春新碱(VCR);②环磷酰胺(CTX);③硫唑嘌呤(AZT);④环孢素;⑤霉酚酸酯(MMF)。

(五)急症的处理

适用于:①血小板计数 $<20 \times 10^9/L$ 者;②出血严重而广泛者;③疑有或已发生颅内出血者;④近期将实施手术或分娩者。

1.血小板输注

成人用量为每次 10~20 单位,反复输注血小板可产生血小板抗体,因此不宜多次输注血小板。

2.大剂量甲泼尼龙

1g/d,静脉注射,3~5 天为 1 个疗程。

3.大剂量免疫球蛋白

400mg/(kg·d),静脉注射,5 天为一个疗程。

4.血浆置换

可有效清除血浆中的血小板抗体,每天置换 3L,连续 3~5 天。

【护理措施】

1.一般护理

(1)饮食:高热量、高蛋白、高维生素,清淡、易消化的饮食,禁食过硬、刺激性食物,消化道出血者禁食,情况好转后逐步改为少渣半流质、软饭、普食。

(2)运动与休息:保证充足的睡眠,注意休息。根据血小板计数适当活动,避免跌倒、碰撞等外伤发生。

2.病情观察

观察患者出血的发生、发展或消退情况,特别是出血部位、范围和出血量。注意患者自觉症状、情绪反应、生命体征、神志等。

3.用药护理

(1)长期使用糖皮质激素可引起身体外形的变化、胃肠道反应、诱发感染、骨质疏松等,应向患者作必要的解释和指导,说明在减药、停药后可以逐渐消失,宜饭后服药,必要时可加用胃黏膜保护剂或制酸剂,预防感染,监测骨密度,用药期间定期监测血压、血糖、电解质等,发现异常及时通知医生。

(2)静脉注射免疫抑制剂、大剂量免疫球蛋白时,要注意保护血管,一旦发生静脉炎要及时处理。

4.健康指导

向家属及患者介绍疾病相关知识。保持情绪稳定,大便通畅,睡眠充足。避免服用可能引起血小板减少或抑制血小板功能的药物,特别是非甾体消炎药,如阿司匹林等。遵医嘱按时、按剂量、按疗程用药,不可自行减量或停药。定期复查血象,学会自我监测皮肤出血情况如瘀点、瘀斑等;内脏出血表现如呕血、便血等,一旦出现及时就医。

三、血友病

血友病(hemophilia)是一组因遗传性凝血活酶生成障碍引起的出血性疾病,包括血友病A(遗传性抗血友病球蛋白缺乏症或FⅧ缺乏症)、血友病B(遗传性FⅨ缺乏症)及遗传性FⅪ缺乏症(Rosenthal综合征),其中以血友病A最为常见。血友病以阳性家族史、幼年发病、自发或轻度外伤后出血不止、血肿形成及关节出血为特征。

【病因与发病机制】

血友病A、B均属性染色体(X染色体)连锁隐性遗传性疾病。遗传性FⅪ缺乏症为常染色体隐性遗传性疾病,双亲都可遗传,子女均能发病。

【临床表现】

1.出血

出血的轻重与血友病类型及相关因子缺乏程度有关。血友病A出血较重,血友病B次之,遗传性FⅪ缺乏症最轻。血友病的出血多为自发性或轻度外伤、小手术(如拔牙、扁桃体切除)后出血不止。

2.血肿压迫的表现

血肿压迫周围神经可致局部疼痛、麻木及肌肉萎缩;压迫血管可致相应供血部位缺血性坏死或瘀血、水肿;口腔底部、咽后壁、喉及颈部出血可致呼吸困难甚至窒息;压迫输尿管可致排尿障碍。

【辅助检查】

1.筛选试验

出血时间、凝血酶原时间、血小板计数、血小板聚集功能正常,活化部分凝血活酶时间（APTT）延长。

2.临床确诊试验

FⅧ活性测定辅以 FⅧ:Ag 测定和 FⅨ活性测定辅以 FⅨ:Ag 测定可以确诊血友病 A 和血友病 B。

3.基因诊断试验

主要用于携带者检测和产前诊断,目前用于基因分析的方法主要有 DNA 印迹法、限制性内切酶片段长度多态性等。

【治疗要点】

治疗原则是以替代治疗为主的综合治疗。

1.一般治疗

可用凝血酶、巴曲酶（立止血）、吸收性明胶海绵等药物加压止血;可使用夹板,模具等使患者出血的肌肉和关节处于休息位;肌肉出血常为自限性,不主张进行血肿穿刺,以防感染。

2.替代治疗

补充缺失的凝血因子是防治血友病出血最重要的措施。主要制剂有新鲜冰冻血浆、冷沉淀物以及凝血酶原复合物等。

3.药物治疗

①去氨加压素（desmopressin,DDAVP）;②糖皮质激素;③抗纤溶药物:如氨基己酸、氨甲苯酸等。

4.外科治疗

对于关节强直、畸形的患者,可在补充足量相应凝血因子的基础上行关节成形术或置换术。

5.其他

基因疗法。

【护理措施】

1.一般护理

(1)饮食:给予易消化饮食,防止食物过硬,避免暴食,少吃刺激性食物。

(2)运动与休息:防止外伤,尽量避免如拳击、足球、篮球等过度负重或进行剧烈的接触性运动,对活动性出血的患者,应限制其活动范围和活动强度,较严重时要卧床休息。

2.病情观察

监测患者自觉症状、不同部位的出血情况;经常评估关节外形、局部有无压痛、关节活动能力有无异常等。注意观察和警惕隐匿性的大出血或重要脏器出血。

3.对症护理

(1)局部出血:按医嘱给予患者止血处理,紧急情况配合抢救,颈部或喉部软组织出血时,应协助患者取侧卧位或头偏向一侧,必要时用吸引器将血吸出,避免积血压迫呼吸道引起窒息,做好气管插管或切开的准备。

(2)关节出血及康复:关节腔或关节周围组织出血时,急性期应给予局部制动并保持功能位,血肿消退前避免过早行走使患肢负重,出血控制后可鼓励患者循序渐进地活动受累关节及理疗。

4.正确输注各种凝血因子制品

避免异型血,制品取回后应立即输注,如是冷沉淀物或者冷冻血浆,输血前应将其置于37℃温水(水浴箱)中解冻、融化,以患者可耐受的速度快速输注。输入后随时观察有无变态反应发生及止血效果。

5.用药护理

DDAVP 的不良反应有心率加快、颜面潮红、血压升高、少尿及头痛等,要密切观察,反复使用可发生水潴留和低钠血症,需限制体液摄入;对有心脑血管疾病的老年患者慎用。

6.心理护理

本病为遗传病,终身有出血倾向。患者易产生焦虑和恐惧,应关心、理解、安慰患者;为患者提供有关血友病社会团体的信息,鼓励患者及家属参与相关的社团及咨询活动,通过与医护人员或患者间的信息交流,相互支持,共同应对这一慢性病给患者带来的困难和烦恼,提高生活质量。

7.健康指导

①向患者及家属介绍疾病相关知识,教会患者预防出血的方法,避免剧烈的接触运动,不要穿硬底鞋或赤脚走路,使用锋利工具时小心,尽量避免手术治疗。②注意口腔卫生,防龋齿;③避免使用阿司匹林等有抑制凝血机制作用的药物,出血严重者及时就医。④告诉患者若外出或远行,应携带写明血友病的病历卡,以备发生意外时可得到及时救助。⑤控制体重,减轻关节负荷。⑥学会自我监测出血症状和体征和止血方法。⑦重视遗传咨询、婚前检查和产前检查,血友病患者和女性携带者最好不要婚配,携带者妊娠早期,应检查胎儿是否患血友病,以决定是否终止妊娠。

四、弥散性血管内凝血

弥散性血管内凝血(disseminated intravascular coagulation,DIC)是在许多疾病基础上,凝血及纤溶系统被激活,导致全身微血栓形成,凝血因子大量消耗并继发纤溶亢进,引起全身出血及微循环衰竭的临床综合征。

【病因与发病机制】

1.病因

与感染性疾病、淋巴瘤等恶性肿瘤、羊水栓塞等病理产科、手术及创伤、严重中毒或免疫反应、急性胰腺炎、重型肝炎等全身各系统疾病有关。

2.发病机制

DIC 是一种病理过程，本身并不是一个独立的疾病，只是众多疾病复杂的病理过程中的中间环节。凝血酶与纤溶酶的形成，是导致血管内微血栓形成、凝血因子减少及纤溶亢进等病理生理改变的关键机制。

【临床表现】

1.出血

特点为自发性、多发性出血，部位可遍及全身，多见于皮肤、黏膜、伤口及穿刺部位；其次为某些内脏出血，严重者可发生颅内出血。

2.休克或微循环障碍

一过性或持续性血压下降，早期即出现肾、肺、脑等器官功能不全，表现为肢体湿冷、少尿或无尿、呼吸困难、发绀及不同程度的意识障碍等。

3.微血管栓塞

与弥漫性微血栓的形成有关。皮肤黏膜栓塞可使浅表组织缺血、坏死及局部溃疡形成；内脏栓塞常见于肾、肺、脑等，可引起急性肾衰竭、呼吸衰竭、颅内高压等，从而出现相应的症状和体征。

4.微血管病性溶血

可表现为进行性贫血，贫血程度与出血量不成比例，偶见皮肤、巩膜黄染，大量溶血时还可以出现黄疸、血红蛋白尿。

【辅助检查】

1.消耗性凝血障碍方面的检测

指血小板及凝血因子消耗性减少的相关检查，DIC 时，血小板计数减少，凝血酶原时间（PT）延长，部分凝血活酶时间（APTT）延长等。

2.继发性纤溶亢进方面的检测

指纤溶亢进及纤维蛋白降解产物生成增多的检测，DIC 时，纤维蛋白的降解产物（FDP）明显增多，纤溶酶及纤溶酶原激活物的活性升高等，D-二聚体定量升高或定性阳性等。

3.其他

DIC 时，外周血涂片红细胞形态常呈盔形、多角形等改变；血栓弹力图（TEG）可反映止血功能，但对于 DIC 特异性与敏感性均不清楚。

【治疗要点】

治疗原则是以治疗原发病、去除诱因为根本，抗凝治疗与凝血因子补充同步进行。

1.去除诱因、治疗原发病

如控制感染，治疗肿瘤，病理产科及外伤；纠正缺氧、缺血及酸中毒等。

2.抗凝治疗

抗凝治疗是终止 DIC 病理过程、减轻器官损伤，重建凝血-抗凝平衡的重要措施。

（1）肝素治疗：①肝素：常用于急性或暴发型 DIC；②低分子量肝素：预防、治疗慢性或代偿性 DIC 时优于肝素。

（2）其他抗凝及抗血小板聚集药物：①复方丹参注射液；②低分子右旋糖酐；③噻氯匹定；④双嘧达莫；⑤重组人活化蛋白C（APC）。

3.替代治疗

适用于有明显血小板或凝血因子减少证据和已进行病因及抗凝治疗，DIC未能得到良好控制者。对于APTT时间显著延长者可输新鲜全血、新鲜血浆或冷沉淀物，以补充凝血因子。对于纤维蛋白原显著降低或血小板显著减少者可分别输纤维蛋白原浓缩剂或血小板悬液。

4.抗纤溶治疗

适用于继发性纤溶亢进为主的DIC晚期。常用药物有氨甲苯酸，氨基己酸等。

5.溶栓疗法

由于DIC主要形成微血管血栓，并多伴有纤溶亢进，因此原则上不使用溶栓剂。

6.其他

糖皮质激素治疗，但不作常规应用。

【护理措施】

1.一般护理

（1）饮食：进高热量、高蛋白、高维生素饮食，有消化道出血者应进食冷流质或半流质饮食，必要时可禁食。昏迷者给予鼻饲，并做好护理。

（2）运动与休息：卧床休息，根据病情采取合适体位，如休克患者采取中凹卧位，呼吸困难者可采取半坐卧位，意识障碍者采取保护性措施。注意保暖，防褥疮，协助排便，必要时保留尿管。

2.病情观察

严密监测患者的生命体征、神志和尿量变化，记录24小时出入液量；观察表情，皮肤的颜色与温湿度；有无皮肤黏膜和重要器官栓塞的症状和体征，如皮肤栓塞出现四肢末端发绀，肾栓塞出现腰痛、血尿等；注意出血部位、范围及其严重度的观察。

3.用药护理

肝素的主要不良反应是出血，还会引起发热、过敏反应、脱发、血小板减少等，在治疗过程中注意观察患者出血情况，监测各项实验室指标，APTT为最常用的监护指标，正常值为（40±5）秒，使其延长60%～100%为最佳剂量，若过量可采用鱼精蛋白中和，鱼精蛋白1mg可中和肝素1mg。右旋糖酐40可引起过敏反应，重者可致过敏性休克，使用时应谨慎。

4.心理护理

由于病情危重，症状较多，患者常有濒死感，可表现多种心理活动，如悲观绝望，烦躁不安、恐惧紧张等心理异常。因此，应针对患者心理进行耐心讲解，列举成功案例，增强患者信心，使其积极配合治疗。

5.健康指导

向患者及其家属讲解疾病相关知识，强调反复进行实验室检查的必要性和重要性，特殊药物治疗的不良反应，保证充足的睡眠；提供易消化吸收富含营养的食物，适当运动，循序渐进。

第三节 白血病患者的护理

白血病（leukemia）是一类造血干细胞的恶性克隆性疾病，因白血病细胞自我更新增强、增殖失控、分化障碍、凋亡受阻，而停滞在细胞发育的不同阶段。在骨髓和其他造血组织中，白血病细胞大量增生累积，使正常造血受抑制并浸润其他器官和组织。根据白血病细胞的成熟程度和自然病程，将白血病分为急性和慢性两大类。在恶性肿瘤所致的死亡率中，白血病居第 6 位（男性）和第 8 位（女性），但在儿童及 35 岁以下成人中则居第 1 位。

【病因与发病机制】

可能与病毒感染、自身免疫功能异常、X 射线、苯及其衍生物、遗传因素等有关。

一、急性白血病

急性白血病（acute leukemia，AL）是造血干细胞的恶性克隆性疾病，发病时骨髓中异常的原始细胞及幼稚细胞大量增殖并抑制正常造血，广泛浸润肝、脾、淋巴结等各种脏器。国际上常用的法美英 FAB 分类法将 AL 分为急性淋巴细胞白血病（acute lymphocytic leukemia，ALL）和急性髓系白血病（acute myelogenous leukemia，AML）。ALL 又分为 3 个亚型，包括 L_1 型、L_2 型、L_3 型。AML 又分为 8 个亚型，包括急性髓细胞白血病微分化型（M_0）、急性粒细胞白血病未分化型（M_1）、急性粒细胞白血病部分分化型（M_2）、急性早幼粒细胞白血病（APL，M_3）、急性粒—单核细胞白血病（M_4）、急性单核细胞白血病（M_5）、急性红白血病（M_6）、急性巨核细胞白血病（M_7）。

【临床表现】

AL 起病急缓不一。急者可以表现突然高热，类似"感冒"，也可以是严重出血。缓慢者常为脸色苍白、皮肤紫癜，月经过多或拔牙后出血难止而就医时被发现。

1. 贫血

常为首发症状，呈进行性加重，半数患者就诊时已为重度贫血。

2. 发热

白血病本身能引起发热，但大多数由继发感染所致，主要表现为持续低热或高热甚至超高热，可伴畏寒、出汗等。感染可发生在各个部位，以口腔炎、牙龈炎、咽峡炎最常见。长期应用抗生素者，可出现真菌感染。

3. 出血

出血可发生在全身各部位，以皮肤瘀点、瘀斑、鼻出血、牙龈出血、月经过多为多见。眼底出血可致视力障碍，严重时发生颅内出血而导致死亡，APL 易并发 DIC 而出现全身广泛性出血。

4. 器官和组织浸润的表现

淋巴结肿大和肝脾肿大；胸骨下端局部压痛；部分 AML 可伴绿色瘤；牙龈增生、肿胀；皮肤出现蓝灰色斑丘疹；可引起中枢神经系统白血病（CNSL）；睾丸出现无痛性肿大，多为一侧性；

肺、心、消化道、泌尿生殖系统等均可受累。

【辅助检查】

1.血象

大多数患者白细胞增多,也有部分白细胞正常或减少,有不同程度的正细胞性贫血,约50%的患者血小板低于 $60×10^9/L$,晚期血小板极度减少。

2.骨髓象

是诊断 AL 的主要依据和必做检查。多数患者的骨髓象呈增生明显活跃或极度活跃,以有关系列的原始细胞、幼稚细胞为主,若原始细胞占全部骨髓有核细胞的 30%以上,则可做出AL 的诊断。

3.细胞化学

主要用于急淋、急粒及急单白血病的诊断与鉴别诊断。

4.免疫学检查

通过针对白血病细胞表达的特异性抗原的检测,分析细胞所属系列、分化程度和功能状态,以区分 ALL 与 AML 及其各自的亚型。

5.染色体和基因改变

AL 常伴有特异的染色体和基因改变,并与疾病的发生、发展、诊断、治疗与预后关系密切。

6.血液生化检查

血清尿酸浓度升高,患者并发 DIC 时出现凝血异常,血清乳酸脱氢酶(LDH)可升高。

【治疗要点】

治疗原则是根据患者的 MICM(细胞形态学、免疫学、细胞遗传学和分子遗传学)分型结果及临床特点进行预后危险分层,按照患者意愿、经济能力,选择并设计最佳完整、系统的治疗方案。

(一)对症支持治疗

1.紧急处理高白细胞血症

一旦出现高白细胞血症($>100×10^9/L$)可使用血细胞分离机,单采清除过高的白细胞,同时给予化疗和水化。应预防高尿酸血症、酸中毒、电解质平衡紊乱和凝血异常等并发症。

2.防治感染

发热时应及时查明感染部位及查找病原菌,使用有效抗生素。应用 G-CSF 可缩短粒细胞缺乏期。

3.成分输血支持

严重贫血可吸氧,输浓缩红细胞,维持 Hb>80g/L,但白细胞瘀滞症时不宜立即输红细胞。血小板低者可输单采血小板悬液。

4.防治高尿酸血症肾病

鼓励患者多饮水,最好 24 小时持续静脉补液,使每小时尿量>150ml 并保持碱性尿,在化疗同时给予别嘌醇以抑制尿酸合成。当患者出现少尿和无尿时,应按急性肾衰竭处理。

（二）抗白血病治疗

AL 治疗分为两个阶段，即诱导缓解和缓解后治疗。诱导缓解主要通过联合化疗，使患者迅速获得完全缓解（complete remission,CR）：白血病的症状和体征消失，血象的白细胞分类中无白血病细胞，骨髓象中相关系列的原始细胞与幼稚细胞之和≤5％。缓解后治疗主要方法为化疗和造血干细胞移植，诱导缓解获 CR 后，体内仍有残留的白血病细胞，称为微小残留病灶（MRD），必须进一步降低 MRD，以防止复发、争取长期无病生存（DFS）甚至治愈（DFS 持续10 年以上）。常用化疗药物及不良反应见表 8-3。

表 8-3　白血病常见化疗药物及不良反应

药名	缩写	主要不良反应
氨甲蝶呤	MTX	口腔及胃肠道黏膜溃疡,肝损害,骨髓抑制
巯嘌呤	6-MP	骨髓抑制,胃肠反应,肝损害
氟达拉滨	FLU	神经毒性,骨髓抑制,自身免疫现象
阿糖胞苷	Ara-C	消化道反应,肝功能异常,骨髓抑制,巨幼变
环磷酰胺	CTX	骨髓抑制,恶心呕吐,脱发,出血性膀胱炎
苯丁酸氮芥	CLB	骨髓抑制,胃肠反应
白消安	BUS	皮肤色素沉着,精液缺乏,停经,肺纤维化
长春新碱	VCR	末梢神经炎,腹痛,脱发,便秘
高三尖杉酯碱	HHT	骨髓抑制,心脏损害,消化道反应
依托泊苷	VP-16	骨髓抑制,脱发,消化道反应
柔红霉素	DNR	骨髓抑制,心脏损害,消化道反应去甲氧
柔红霉素	IDA	骨髓抑制,心脏损害,消化道反应
门冬酰胺酶	L-ASP	肝损害,过敏反应,高尿酸血症,高血糖,胰腺炎,氮质血症
泼尼松	P	类库欣综合征,高血压,糖尿病
羟基脲	HU	消化道反应,骨髓抑制
维 A 酸	ARTA	皮肤黏膜干燥,口角破裂,消化道反应,头晕,关节痛,肝损害

1.ALL 治疗

复发多在 CR 后两年内发生，以骨髓复发最常见，此时可选择原诱导化疗方案再诱导或含HD Ara-C 的联合方案或者新药进行再诱导治疗。

2.AML 治疗

复发难治 AML 的治疗可选用：①HD Ara-C 联合化疗。②新方案：如氟达拉滨、Ara-C 和G-CSF±IDA（FLAG±I）。③对于年龄偏大或继发性 AML，可采用预激化疗：G-CSF＋Acla＋Ara-C。

3.中枢神经系统白血病的防治

早期强化全身化疗（如 HD MTX、Ara-C）和鞘内注射化疗药物（如 MTX、Ara-C、糖皮质激素）。

4.老年 AL 的治疗

多数 60 岁以上患者化疗需减量用药,以降低治疗相关死亡率;

【护理措施】

(一)一般护理

1.饮食

给予高热量、高蛋白、高维生素、适量纤维素,清淡、易消化饮食,多食新鲜水果、蔬菜。避免进食高糖、高脂、产气过多和辛辣的食物。注意卫生,食物要煮熟,牛奶要消毒。

2.运动与休息

根据患者情况制订合理的活动量。注意休息,劳逸结合。

(二)病情观察

密切观察患者生命体征变化,注意监测患者血象及骨髓象情况,观察患者有无贫血、出血及感染症状,观察患者化疗后的不良反应。

(三)对症护理

1.静脉炎及组织坏死的防护

(1)合理选择静脉:最好采用中心静脉或深静脉留置导管。若使用浅表静脉,应选择有弹性且直的大血管,避免在循环功能不良的肢体进行注射。

(2)避免药液外渗:静脉注射化疗药前先用生理盐水冲路,确定在静脉内方可注入药物,边抽回血边注药,以保证药液无外渗。应用多种药物时,先用对血管刺激性小的药物,药物输注完毕再用生理盐水 10~20ml 冲洗后拔针,以减轻药物对局部血管的刺激。

(3)化疗药外渗的处理:立即停止注入,边回抽边退针,不要立即拔针,并行利多卡因环形封闭,范围大于渗漏区,局部冷敷有一定效果,抬高受累部位,促进局部外渗药液的吸收。

(4)静脉炎的处理:局部血管禁止静脉注射,患处勿受压,使用喜疗妥等药物外敷,鼓励患者多做肢体活动,以促进血液循环,遵医嘱进行理疗。

2.骨髓抑制的防护

多数化疗药物化疗后第 7~14 天骨髓抑制作用最强,恢复时间多为之后的 5~10 天。化疗期间定期复查血象,每次疗程结束后复查骨髓象,以了解骨髓抑制程度。一旦出现骨髓抑制,加强贫血、感染和出血的预防、观察及护理。

3.消化道反应的防护

恶心、呕吐、食欲缺乏等消化道症状多出现在用药后 1~3 小时,持续数小时到 24 小时不等,体弱者出现症状较早且较重。

(1)为患者提供一个安静、舒适、通风良好的休息与进餐环境,避免不良刺激。

(2)避免在治疗前后 2 小时内进食,当出现恶心、呕吐时应暂缓或停止进食,及时清除呕吐物,保持口腔清洁。治疗前 1~2 小时给予止吐药物。

(3)给予高热量、高蛋白、高维生素、适量纤维素、清淡、易消化饮食,以半流质为主。少量多餐,避免进食高糖、高脂、产气过多和辛辣的食物,进食后适当活动,休息时取坐位和半卧位,避免饭后立即平卧。

(4)减慢化疗药输入速度,无法进食者给予静脉补充营养。

4.口腔溃疡的护理

对已发生口腔溃疡者,应给予口腔护理,每天 2 次。指导患者漱口液含漱及溃疡用药方法,每次 15～20 分钟,每天至少 3 次。餐后及睡前用漱口水含漱后,将药涂于溃疡处,涂药后禁食 2～3 小时。

5.心脏毒性的预防和护理

柔红霉素,阿霉素,高三尖杉酯碱类药物可引起心肌及心脏传导损害。用药前后监测心率、心律、血压。滴数小于 40 滴/分。

6.肝功能损害的防护

氨甲蝶呤,门冬酰胺酶对肝功有损害,监测肝功能,观察患者有无黄疸。

7.脱发的护理

(1)化疗前心理护理:向患者说明化疗必要性及化疗可能导致脱发的现象,告知结束后头发会再生,使其有充分的心理准备,坦然面对。

(2)出现脱发后的心理护理:评估患者的感受,鼓励表达内心感受,指导患者使用假发、戴帽子,协助其重视自身能力和优点,鼓励家属支持,病友分享,参与正常社交。

8.鞘内注射化疗药物的护理

推注速度宜慢,注毕嘱患者去枕平卧 4～6 小时,注意观察有无头痛、呕吐、发热等化学性脑膜炎及其他神经系统损害的症状。

(四)用药护理

VCR 能引起末梢神经炎,出现手足麻木感,停药后可逐渐消失。L-ASP 可引起过敏反应,用药前先皮试。APL 治疗过程中可能出现分化综合征(differential syndrome),主要临床表现为发热、体重增加、肌肉骨骼疼痛、呼吸窘迫、肺间质浸润、胸腔积液、心包积液、皮肤水肿、低血压、急性肾衰竭甚至死亡。一旦出现应及时给予大剂量糖皮质激素,暂时停服维 A 酸,症状消失后可继续使用,对症或辅助治疗如吸氧、利尿、白细胞单采清除和联合化疗等。ATO 不良反应有肝功能损害,心电图 QT 间期延长等。少数患者对别嘌醇会出现严重皮肤过敏,应注意。CTX 可导致出血性膀胱炎,嘱患者多饮水,每天 3000ml 以上;MTX 可引起口腔黏膜及消化道黏膜溃疡,嘱患者勤用亚叶酸钙溶液含漱。

(五)心理护理

认真评估各个时期患者的心理状况,耐心倾听,鼓励患者表达,向患者介绍已缓解的典型病例,组织患者之间进行养病经验的交流。

(六)健康指导

(1)向患者及其家属说明疾病相关知识,保证充足睡眠,适当健身活动,如散步、打太极拳等。

(2)指导患者进食高蛋白、高热量、高维生素,清淡、易消化少渣软食,避免辛辣刺激,多饮水,多食蔬菜、水果。

(3)注意保暖,讲究个人卫生,学会监测体温,掌握预防感染、贫血、出血的自我护理知识。

(4)嘱患者按计划、按时化疗,定期门诊复查,发现出血、发热及骨、关节疼痛应立即就医。

二、慢性白血病

慢性白血病(chronic leukemia,CL)按细胞类型分为慢性髓系白血病、慢性淋巴细胞白血病及少见类型的白血病,如毛细胞白血病、幼淋巴细胞白血病等。

慢性髓系白血病

慢性髓系白血病(chronic myelogenous leukemia,CML)简称慢粒,是一种发生在早期多能造血干细胞上的恶性骨髓增殖性疾病,主要涉及髓系。病程发展缓慢,脾大,外周血粒细胞显著增多且不成熟。CML 分为慢性期(chronic phase,CP)、加速期(accelerated,AP)和最终急变期(blastic phase or blast crisis,BPlBC)。本病各年龄组均可发病,以中年最多见。

【临床表现】

1.慢性期

CP 个一般持续 1～4 年,患者有乏力、低热、多汗或盗汗、体重减轻等代谢亢进的症状,由于脾大而自觉左上腹坠胀感。部分患者胸骨中下段压痛。

2.加速期

发热、虚弱、体重下降,脾脏迅速增大,骨、关节痛以及逐渐出现贫血、出血。原来治疗有效的药物无效。

3.急变期

急性期表现与 AL 类似,多数为急粒变,20%～30%为急淋变。

【辅助检查】

1.慢性期

(1)血象:白细胞明显升高,粒细胞显著增多,以中性中幼、晚幼和杆状核粒细胞居多,血小板多在正常水平,部分患者增多,晚期血小板减少,并出现贫血。

(2)骨髓象:骨髓增生明显至极度活跃,以粒细胞为主,粒红比例明显升高,原始细胞<10%。

(3)中性粒细胞碱性磷酸酶(NAP):活性减低或呈阴性反应。

(4)染色体检查:95%以上 CML 细胞中出现 Ph'染色体,显带分析为 t(9;22)(q34;qll)。

(5)血液生化:血清及尿中尿酸浓度升高,血清乳酸脱氢酶升高。

2.加速期

外周血或骨髓原始细胞≥10%;外周血嗜酸性粒细胞>20%;不明原因的血小板进行性减少或增加;除 Ph'染色体以外又出现其他染色体异常;粒-单系祖细胞集簇增加而集落减少;骨髓活检显示胶原纤维显著增生。

3.急变期

骨髓中原始细胞或原淋＋幼淋或原单＋幼单>20%;外周血中原粒＋早幼粒细胞>30%,出现髓外原始细胞浸润。

【治疗要点】

治疗原则是应着重于慢性期早期治疗,避免疾病转化,力争细胞遗传学和分子生物学水平上的缓解。

（一）CP 的治疗

1.分子靶向治疗

应用第一代酪氨酸激酶抑制剂（tyrosine kinase inhibitor，TKI）甲磺酸伊马替尼（imatinib mesylate，IM），对伊马替尼不能耐受或无效的患者，可选择第二代 TKI 尼洛替尼或达沙替尼。

2.干扰素-α（interferon-α，IFN-α）应用

该药与小剂量阿糖胞苷联合使用，可提高疗效。

3.其他药物治疗

（1）羟基脲（hydroxyurea，HU）：起效快，作用时间短。

（2）白消安（busulfan，BU，马利兰）：起效慢且后作用长，剂量不易掌握。

（3）其他药物：Ara-C、HHT、ATO 等。

4.异基因造血干细胞移植（allo-HSCT）

是唯一可治愈 CML 的方法。

（二）进展期的治疗

AP 和 BC 统称为 CML 的进展期。AP 患者可采用加量 TKI 治疗，BC 患者采用加量 TKI 及联合化疗，两者回到 CP 后，立即行 allo-HSCT 治疗。

【护理措施】

1.一般护理

保证充足的休息和睡眠，适当锻炼，劳逸结合。进食高热量、高蛋白、高维生素、易消化吸收的饮食。

2.病情观察

每天测量患者脾脏的大小、质地并做好记录。注意脾区有无压痛，观察有无脾栓塞或脾破裂的表现；化疗期间定期监测血象、血尿酸和尿尿酸的含量及尿沉渣检查等，记录 24 小时出入液量，观察有无血尿或腰痛的发生。

3.对症护理

（1）疼痛护理：患者发生脾胀痛时，可置患者于安静、舒适的环境中，卧床休息，减少活动，左侧卧位，宜少食多餐，尽量避免弯腰和碰触腹部。

（2）尿酸性肾病护理：鼓励患者多饮水，化疗期间每天 3000ml 以上，遵医嘱口服别嘌醇和碳酸氢钠，24 小时持续静脉补液，保证足够的尿量。在化疗给药前或给药后遵医嘱给予利尿剂。

4.用药护理

（1）白消安：长期用药可出现皮肤色素沉着，精液缺乏及停经，肺纤维化等，现已较少应用于临床。

（2）干扰素-α：常见不良反应包括乏力、发热、疲劳、头痛、畏食、恶心、肌肉及骨骼疼痛等流感样症状和体重下降、肝功能异常等。预防性使用对乙酰氨基酚等能够减轻流感样症状。部分患者常需减量，同时定期检查肝肾功能及血象。

（3）伊马替尼：常见的非血液学不良反应包括水肿、肌痉挛、腹泻、恶心、肌肉骨骼痛、皮疹、腹痛、肝酶升高、疲劳、关节痛和头痛等，但一般症状较轻微。血液学不良反应包括白细胞、血

小板减少和贫血,可应用造血生长因子,严重者需减量或暂时停药,定期监测血象。

5.健康指导

向患者及家属讲解疾病相关知识,给予高热量、高蛋白、高维生素易消化的饮食,慢性期病情稳定时,保证充足休息,适当运动,可工作或学习,按时服药,配合治疗,注意各种不良反应,定期监测血象,出现贫血加重、发热、腹部剧烈疼痛者,应及时就医。

慢性淋巴细胞白血病

慢性淋巴细胞白血病(chronic lymphoblastic leukemia,CLL)简称慢淋,是一种进展缓慢的 B 淋巴细胞增殖性肿瘤,以外周血、骨髓、脾脏和淋巴结等淋巴组织中出现大量克隆性 B 淋巴细胞为特征。CLL 均起源于 B 细胞。本病在欧美各国是最常见的白血病,而在我国、日本及东南亚国家较少见。90%患者在 50 岁以上发病,男女比例 2∶1。

【临床表现】

起病缓慢,多无自觉症状,淋巴结肿大常为就诊的首发症状,以颈部、腋下、腹股沟淋巴结为主。肿大的淋巴结较硬,无压痛,可移动。早期可出现疲乏、无力,随后出现食欲缺乏、消瘦、低热和盗汗等,晚期易发生贫血、出血、感染。

【辅助检查】

1.血象

淋巴细胞持续增多,晚期血红蛋白、血小板减少。

2.骨髓象

有核细胞增生明显活跃,红系、粒系及巨核细胞均减少,淋巴细胞≥40%,以成熟淋巴细胞为主。

3.免疫学检查

淋巴细胞具有单克隆性,呈现 B 细胞免疫表型特征。

4.细胞遗传学

部分患者出现染色体异常,基因突变或缺失。

【治疗要点】

治疗原则是提高 CR 率,并尽可能清除微小残留病灶。

1.化学治疗

烷化剂有 CLB、CTX、苯达莫司汀;嘌呤类似物有 FLU;糖皮质激素。

2.化学免疫治疗

FCR 方案(FLU+CTX+R),其中 R 为利妥昔单抗。

3.造血干细胞移植

CLL 患者年龄较大,多数不适合移植治疗。

4.并发症治疗

积极抗感染治疗,反复感染者可静脉输注免疫球蛋白;并发自身免疫性溶血性贫血或血小板减少可用较大剂量糖皮质激素,无效且脾大明显者,可考虑切脾。

【护理措施】

1.一般护理

卧床休息,采取舒适卧位,进食高热量、高维生素、营养丰富的软食,摄取足够的水分。

2.病情观察

定期监测体温,观察感染的症状、体征及其变化情况。

3.对症护理

高热患者可给予物理降温,必要时遵医嘱给予药物降温,及时更换衣物,保持皮肤清洁干燥;严重贫血患者应给予常规氧气吸入,以改善组织缺氧,可给予患者输血以减轻贫血和缓解机体的缺氧症状。

4.用药护理

主要包括化疗药物不良反应的护理、干扰素-α 不良反应的护理。

5.健康指导

向患者说明遵医嘱坚持治疗的重要性,保证充足的休息,适当活动,注意饮食,定期复查血象,出现发热、出血或其他感染迹象应及时就诊。

第四节　淋巴瘤患者的护理

淋巴瘤(lymphoma)起源于淋巴结和淋巴组织,其发生大多与免疫应答过程中淋巴细胞增殖分化产生的某种免疫细胞恶变有关,是免疫系统的恶性肿瘤。按组织病理学改变,淋巴瘤可分为非霍奇金淋巴瘤(non-Hodgkin lymphoma,NHL)和霍奇金淋巴瘤(Hodgkin lymphoma,HL)两类。

【病因与发病机制】

病毒感染(如 EB 病毒等)、宿主的免疫功能、幽门螺杆菌抗原的存在可能与淋巴瘤的发病有关。

【临床表现】

(1)无痛性进行性的淋巴结肿大或局部肿块是淋巴瘤共同的临床表现。

(2)霍奇金淋巴瘤:多见于青年,儿童少见。首发症状常是无痛性颈部或锁骨上淋巴结进行性肿大(占 60%～80%),其次为腋下淋巴结肿大。5%～16% 的 HL 患者发生带状疱疹。饮酒后引起的淋巴结疼痛是 HL 所特有,但并非每一个 HL 患者都是如此。发热、盗汗、瘙痒及消瘦等全身症状较多见。30%～40% 的 HL 患者以原因不明的持续发热为起病症状。周期性发热(Pel-Ebstein 热)约见于 1/6 的患者。皮肤瘙痒是 HL 较特异的表现,可为 HL 的唯一全身症状。

(3)非霍奇金淋巴瘤:NHL 具有以下特点:①全身性。可发生在身体的任何部位,其中淋巴结、扁桃体、脾及骨髓是最易受到累及的部位。②多样性。组织器官不同,受压迫或浸润的范围和程度不同,引起的症状也不同。③随着年龄增长而发病者增多,男性多于女性;除惰性淋巴瘤外,一般发展迅速。④NHL 对各器官的压迫和浸润较 HL 多见,常以高热或各器官、系统症状为主要临床表现。

【辅助检查】

1.血象

HL 常有轻或中度贫血,部分患者嗜酸性粒细胞增多;NHL 白细胞数多正常,伴有淋巴细胞绝对或相对增多。

2.骨髓象

骨髓涂片找到 Reed-Sternberg 细胞(R-S 细胞)是 HL 骨髓浸润的依据。一部分 NHL 患者的骨髓涂片中可找到淋巴瘤细胞。

3.影像学检查

浅表淋巴结 B 超、胸(腹)部 CT 等有助于确定病变的部位及其范围。目前 PET/CT 是评价淋巴瘤疗效的重要手段。

4.化验检查

疾病活动期有血沉增快、血清乳酸脱氢酶升高提示预后不良。骨骼受累血清碱性磷酸酶活力增强或血钙增加。B 细胞 NHL 可并发溶血性贫血。

5.病理学检查

淋巴结活检是淋巴瘤确诊和分型主要依据。

【治疗要点】

治疗原则是:以化疗为主,化疗与放疗相结合,联合应用相关生物制剂的综合治疗。

(一)霍奇金淋巴瘤

1.化学治疗

ABVD 为 HL 的首选方案见表 8-4。

表 8-4 霍奇金淋巴瘤的主要化疗方案

方案	药物	备注
MOPP	氮芥、长春新碱、丙卡巴、泼尼松	如氮芥改为环磷酰胺静脉注射,即为 COPP 方案
ABVD	阿霉素、博莱霉素、长春新碱、达卡巴素	4 种药均在第 1 及第 15 天静脉注射 1 次,疗程间休息 2 周

2.放射治疗

扩大照射范围,除被累及的淋巴结及肿瘤组织外,还包括附近可能侵及的淋巴结,如病变在膈以上采用"斗篷式";如病变在膈以下采用倒"Y"字式。

(二)非霍奇金淋巴瘤

(1)以化疗为主的化、放疗相结合的综合治疗

1)惰性淋巴瘤:联合化疗可用 COP 或 CHOP 方案(表 8-5)。

2)侵袭性淋巴瘤:侵袭性 NHL 的标准治疗方案是 CHOP 方案,化疗不应少于 6 个疗程。

R-CHOP 方案是弥漫性大 B 细胞淋巴瘤(DLBCL)治疗的经典方案。

表 8-5 非霍奇金淋巴瘤的常用联合化疗方案

方案	药物
COP	环磷酰胺、长春新碱、泼尼松
CHOP	环磷酰胺、阿霉素、长春新碱、泼尼松
R-CHOP	利妥昔单抗、环磷酰胺、阿霉素、长春新碱、泼尼松
EPOCH	依托泊苷、阿霉素、长春新碱、泼尼松、环磷酰胺
ESHAP(复发淋巴瘤)	依托泊苷、甲泼尼松、顺铂、阿糖胞苷

难治性复发者的解救方案:可选择 ICE(异环磷酰胺、卡铂、依托泊苷)、DHAP(地塞米松、卡铂、高剂量阿糖胞苷)、MINE(异环磷酰胺、米托蒽醌、依托泊苷)、HyperCVAD/MTX-Ara-C 等方案进行解救治疗。

2.生物治疗

(1)单克隆抗体:凡细胞免疫表型为 CD20+ 的 B 细胞淋巴瘤患者,主要是 NHL 患者,均可用 CD20 单抗(利妥昔单抗)治疗。

(2)干扰素:是一种能抑制多种血液肿瘤增殖的生物制剂。

(3)抗幽门螺杆菌治疗:胃黏膜相关淋巴样增殖淋巴瘤可用其治疗。

3.骨髓移植

对 55 岁以下患者,能耐受大剂量化疗的中高危患者,可考虑进行自体造血干细胞移植。部分复发或骨髓侵犯的年轻患者还可考虑异基因造血干细胞移植。

4.手术治疗

合并脾功能亢进,有切脾指征者可以切脾,以提高血象,为以后化疗创造有利条件。

【护理措施】

1.一般护理

(1)饮食:鼓励患者进食高热量、高维生素、营养丰富的半流质饮食或软食,多食新鲜水果、蔬菜,禁食过硬、带刺、刺激性强的食物,指导患者摄取足够的水分。

(2)运动与休息:活动应循序渐进,遵循适度原则。疾病早期可进行社交活动及身体锻炼,晚期应增加卧床休息,进行室内、床旁活动。

2.病情观察

①观察生命体征变化,定期监测体温,观察降温后的反应,避免发生虚脱;②观察患者放疗后的局部皮肤变化,有无发红、瘙痒、灼热感以及渗液、水疱形成等。③观察患者情绪变化,有无焦虑、烦躁等。④观察患者睡眠、饮食状况,有无恶心、呕吐、失眠等。⑤观察患者淋巴结肿大部位、程度及相应器官压迫情况。

3.对症护理

(1)高热护理:可先采用物理降温,冰敷前额及大血管经过的部位,如颈部、腋窝和腹股沟;有出血倾向者禁用酒精或温水拭浴。及时更换被汗浸湿的衣服及床单位,保持干燥清洁。鼓励患者多饮水,必要时遵医嘱应用退热药物。

(2)皮肤护理:放疗患者照射区皮肤应避免受到强冷或热的刺激,外出时避免阳光直射,不要使用有刺激性的化学物品。局部皮肤有发红、痒感时,应及早涂油膏以保护皮肤,如皮肤为干反应,表现为局部皮肤灼痛;如为湿反应,表现为局部皮肤刺痒、渗液、水疱,可用氢化可的松软膏外涂,2%甲紫外涂,冰片蛋清外敷,硼酸软膏外敷后加压包扎;如局部皮肤有溃疡坏死,应全身抗感染治疗,局部外科清创、植皮。

4.用药护理

利妥昔单抗不良反应首先表现为发热和寒战,主要发生在第 1 次静脉注射时,通常在 2 个小时内,其他随后的症状包括恶心、荨麻疹、疲劳、头痛、瘙痒、呼吸困难、暂时性低血压、潮红、心律失常等。因此每次静脉注射美罗华前应预先使用镇痛药(如对乙酰氨基酚)和抗过敏药(如开瑞坦),并且应严密监护患者生命体征,对出现轻微症状的患者可减慢滴速,对出现严重反应的患者,特别是有严重呼吸困难、支气管痉挛和低氧血症的患者应立即停止静脉注射,及时通知医生对症处理。

5.心理护理

恶性淋巴瘤治疗时间长,治疗费用高,病情发展快,造成患者情绪悲观、低落,护士应耐心与患者交谈,了解其想法,给予适当的解释,鼓励积极接受治疗;家属要充分理解患者的痛苦和心情,注意言行,不要推诿、埋怨,要营造轻松的环境,保持患者心情舒畅,共同面对、互相支持。

6.健康指导

向患者及家属讲解疾病的相关知识,宣传近年来由于治疗方法的改进,淋巴瘤缓解率已大幅提高,不少患者已完全治愈,应坚持定期巩固强化治疗,若发现身体不适,如疲乏无力、发热、盗汗、皮肤瘙痒、咳嗽、消瘦等,或发现肿块,应及早就医。嘱患者缓解期或全部疗程结束后应保证充足睡眠,适当锻炼,食谱多样化,加强营养,避免进食油腻、生冷和容易产气的食物。注意个人卫生,皮肤瘙痒者避免搔抓,沐浴时避免水温过高,宜选用温和的沐浴液。

第九章　神经内科疾病患者的护理

第一节　脑梗死患者的护理

脑梗死（cerebral infarction）又称缺血性脑卒中，是指各种原因所致脑部血液供应障碍，导致局部脑组织缺血、缺氧性坏死，而出现相应神经功能缺损的一类临床综合征。脑梗死是卒中最常见类型，占 70%～80%。依据局部脑组织发生缺血坏死的机制可将脑梗死分为 3 种病理生理学类型：脑血栓形成（cerebral thrombosis）、脑栓塞（cerebral embolism）和血流动力学机制所致的脑梗死。

本节将以脑血栓形成为重点，介绍不同类型脑梗死。

脑血栓形成是脑梗死常见的类型，动脉硬化是本病的根本病因，因此，临床上脑血栓形成主要指大动脉粥样硬化性脑梗死。

【病因与发病机制】

1.脑动脉粥样硬化

为脑血栓形成最常见和基本的病因，常伴高血压，且两者互为因果。糖尿病和高脂血症可加速脑动脉粥样硬化的进程。

2.动脉炎

如结缔组织病、细菌、病毒、螺旋体感染等均可导致动脉炎症，使管腔狭窄或闭塞。

3.其他

真性红细胞增多症、血小板增多症、弥散性血管内凝血、脑淀粉样血管病、颅内外夹层动脉瘤等。

【临床表现】

脑梗死的临床表现与梗死部位、受损区侧支循环等有关。

（一）临床特点

（1）多见于 50 岁以上有动脉粥样硬化、高血压、高血脂、糖尿病者。

（2）安静或休息状态发病，部分患者发病前有肢体麻木、无力等前驱症状或短暂性脑缺血发作（transient ischemic attack，TIA）。

（3）起病缓慢，症状多在发病后 10 小时或 1～2 天达高峰。

（4）以偏瘫、失语、偏身感觉障碍和共济失调等局灶定位症状为主。

（5）部分患者可有头痛、呕吐、意识障碍等症状。

（二）临床类型

根据起病方式和病程可分为以下临床类型：

1.完全型

起病后 6 小时内病情达高峰，病情重，表现为一侧肢体完全瘫痪甚至昏迷。

2.进展型

发病后症状在 48 小时内逐渐进展或呈阶梯式加重。

3.缓慢进展型

起病 2 周后症状仍逐渐发展。多见于颈内动脉颅外段血栓形成，与全身或局部因素所致脑灌注减少有关。

4.可逆性缺血性神经功能缺失

症状和体征持续时间超过 24 小时，但在 1～3 周内完全恢复，不留任何后遗症。

【辅助检查】

1.血液和心电图检查

有利于发现脑梗死的危险因素和病因，对鉴别诊断也有价值。包括血常规、血流变、血生化（血糖、血脂、肾功能、电解质）和凝血功能。

2.神经影像学检查

可直观显示脑梗死的范围、部位、血管分布、有无出血、病灶的新旧等。①发病后应尽快做 CT 检查，发病当天多无改变，但可除外脑出血，多数病例发病 24 小时后脑梗死区出现低密度灶；②MRI 可清晰显示早期缺血性梗死、脑干、小脑梗死、静脉窦血栓形成等；③血管造影 DSA、CTA、MRA 可发现血管狭窄、闭塞及其他血管病变，如动脉瘤、动静脉畸形、动脉炎和脑底异常血管网病（烟雾病）（moyamoya disease）等。

3.腰穿检查

仅在无条件进行 CT 检查，临床又难以区别脑梗死与脑出血时进行。

4.经颅多普勒（TCD）检查

对评估颅内外血管狭窄、闭塞、痉挛或血管侧支循环建立情况有帮助。

【治疗要点】

本病的治疗原则是超早期、个体化和整体化治疗。

1.急性期治疗

（1）早期溶栓：发病至静脉溶栓治疗开始时间＜4.5 小时，常用溶栓药物包括：尿激酶（urokinase，UK）和重组组织型纤溶酶原激活物（recombinant tissue-type plasminogen actlvator，rt-PA）。

（2）调整血压：遵循个体化、慎重、适度原则。在发病 24 小时内，为改善缺血脑组织的灌注，维持较高的血压是非常重要的。通常只有当收缩压＞200mmHg 或舒张压＞110mmHg 时，才需要降低血压。

（3）防治脑水肿：多见于大面积脑梗死患者，脑水肿常于发病后 3～5 天达高峰，治疗目的是降低颅内压、维持足够脑灌注和预防脑疝发生。可应用 20％甘露醇、呋塞米、甘油果糖等药物。

(4)控制血糖:急性期高血糖较常见,可以是原有糖尿病的表现或应激反应。应常规检查血糖,将血糖控制在 7.8～10mmol/L。

(5)抗血小板治疗:常用抗血小板聚集剂包括阿司匹林和氯吡格雷。未行溶栓的急性脑梗死患者应在 48 小时之内尽早服用阿司匹林,一般不在溶栓后 24 小时内使用抗血小板或抗凝治疗,以免增加脑出血风险。

(6)抗凝治疗:主要包括肝素、低分子肝素和华法林。一般不推荐急性期应用抗凝药来预防卒中复发、阻止病情恶化或改善预后。但对于合并高凝状态有深静脉血栓形成和肺栓塞的高危患者,可以预防性使用抗凝治疗。

(7)脑保护治疗:脑保护剂包括自由基清除剂、阿片受体阻滞剂、钙通道阻断剂、兴奋性氨基酸受体阻断剂和镁离子等。可通过降低脑代谢、干预缺血引发细胞毒性机制减轻缺血性脑损伤。

(8)外科或介入治疗:对幕上大面积脑梗死伴有严重脑水肿、占位效应和脑疝形成征象者,可行去骨瓣减压术;小脑梗死使脑干受压导致病情恶化时,可行抽吸梗死小脑组织和后颅窝减压术以挽救患者生命。颈动脉狭窄＞70%的患者可考虑颈动脉内膜切除术、血管成形术和血管内支架植入术。

(9)康复治疗:应早期进行,并遵循个体化原则,制订早期和长期计划,分阶段、因地制宜地选择治疗方法,对患者进行针对性体能和技能训练,降低致残率,增进神经功能恢复,提高生活质量,早日重返社会。

2.恢复期治疗

通常卒中发病 2 周后即进入恢复期。对于病情稳定的急性卒中患者,应尽可能早期安全启动卒中二级预防,包括:①控制卒中危险因素;②抗血小板治疗;③抗凝治疗;④康复治疗。

【护理措施】

(一)病情观察

1.病情观察

密切观察病情变化,如患者再次出现偏瘫或原症状加重等,考虑是否原梗死灶扩大及合并颅内出血,应立即报告医师。

2.症状、体征的观察

定时监测生命体征和意识、瞳孔的变化,尤其使血压维持在略高于病前水平;若发现颅内压升高症状,按医嘱快速静脉滴注脱水剂。

(二)安全护理

防止患者坠床和跌倒。床铺高度适中,应有保护性床栏;躁动患者适当约束;建立"无障碍通道";走廊、厕所要装扶手;地面干燥、防湿、防滑,去除门槛。

(三)用药护理

1.溶栓和抗凝药物

严格掌握药物剂量,监测出凝血时间和凝血酶原时间,观察有无黑粪、牙龈出血、皮肤瘀点瘀斑等出血表现。密切观察症状和体征的变化,观察有无并发颅内出血。观察有无栓子脱落所致其他部位栓塞的表现。

2.甘露醇

监测尿量及尿液颜色,准确记录 24 小时出入水量;观察有无药物结晶阻塞肾小管所致少尿、血尿等急性肾衰竭的表现;观察有无头痛、呕吐、意识障碍等低颅压综合征的表现。

(四)吞咽障碍的护理

1.吞咽功能的评估

观察患者能否经口进食及进食类型(固体、流质、半流质)、进食量和进食速度,饮水时有无呛咳;评估患者吞咽功能。

2.饮食护理

①体位选择:能坐者取坐位进食,头略前屈,不能坐起者将床头摇起 30°,头下垫枕,头部前屈,可以减少误吸的危险;②食物的选择:选择营养丰富、易消化的清淡食物,食物柔软、密度与性状均一,不易松散,有一定黏度,不易粘在黏膜上,便于吞咽;③对不能吞咽的患者,应给予鼻饲饮食,加强留置胃管的护理。

3.防止窒息

进食前应注意休息,保持进餐环境的安静、舒适,减少进餐时环境中分散注意力的干扰因素。床旁备吸引装置,及时清理口、鼻腔内分泌物和呕吐物,保持呼吸道通畅,预防窒息和吸入性肺炎。

(五)康复护理

早期给予康复干预有助于抑制和减轻肢体痉挛姿势的出现与发展,能预防并发症、促进康复、减轻致残程度和提高生活质量。包括重视患侧刺激,保持良好的肢体位置,体位变换,床上运动训练等。

(六)健康教育

1.积极防治危险因素

控制血压、血糖、血脂、冠心病、肥胖症等,遵医嘱规律用药。定期做健康检查,早发现早治疗。

2.生活、饮食指导

起居规律,克服不良嗜好,忌烟酒,合理饮食,以低盐、低脂、低热量、高维生素的清淡饮食为宜,多吃新鲜蔬菜、水果、谷类、鱼类和豆类,保证能量供需平衡。

3.预防直立性低血压

老年人在日常睡醒时不要急于起床,最好静卧 5~10 分钟后缓慢起床,以防直立性低血压致脑血栓形成。平时适度参加一些体育活动,以促进血液循环。

4.康复训练

教会患者和家属康复治疗的知识和功能锻炼的方法,鼓励患者做力所能及的事情,不要过分依赖家人,增强自我照顾能力。

第二节　脑出血患者的护理

脑出血（intracerebral hemorrhage,ICH）是指非外伤性脑实质内出血,发病率为每年（60～80）/10万,在我国占全部脑卒中的20％～30％。虽然脑出血发病率低于脑梗死,但其致死率却高于后者,急性期病死率为30％～40％。

【病因与发病机制】

（一）病因

最常见的病因是高血压合并细小动脉硬化,其他病因包括脑动脉粥样硬化、颅内动脉瘤和动静脉畸形、脑动脉炎、脑淀粉样血管病变、血液病（如白血病、再生障碍性贫血、血小板减少性紫癜、血友病、红细胞增多症等）、抗凝或溶栓治疗等。

（二）发病机制

高血压脑出血的主要发病机制是脑内细小动脉在长期高血压作用下发生慢性病变破裂所致。颅内动脉具有中层肌细胞和外弹力层缺失的特点。长期高血压可使脑细小动脉发生玻璃样变性、纤维素样坏死,甚至形成微动脉瘤或夹层动脉瘤,在此基础上血压骤然升高时易导致血管破裂出血。

【临床表现】

常发生于中老年人,男性略多见,北方多于南方,冬春季发病较多,多有高血压病史,常在情绪激动、用力排便、饱餐、剧烈运动时发生,数分钟到数小时达高峰。因出血部位及出血量不同而临床表现各异。

1.基底核区出血

①壳核出血:最常见,占ICH病例的50％～60％,系豆纹动脉尤其是其外侧支破裂所致。常有对侧偏瘫、偏身感觉缺失和同向性偏盲,优势半球受累可有失语。②丘脑出血:占ICH病例的10％～15％,系丘脑膝状体和丘脑穿通动脉破裂所致。丘脑出血的特征是上视麻痹、瞳孔缩小和对光反射丧失。丘脑出血经常造成邻近结构损害,出现眼球向病灶对侧注视、失语（优势侧半球受累）、偏瘫（多为下肢重于上肢）和对侧半身深浅感觉减退,感觉过敏或自发性疼痛。③尾状核头出血:较少见,多由高血压动脉硬化和血管畸形破裂所致。常有头痛、呕吐、颈强直、精神症状,神经系统缺损症状并不多见。

2.脑叶出血

占脑出血的5％～10％,出血以顶叶最常见,其次为颞叶、枕叶、额叶,也可多发脑叶出血。①额叶出血:前额痛、呕吐、痫性发作较多见,对侧偏瘫、共同偏视、精神障碍,优势半球出血时可出现运动性失语。②顶叶出血:偏瘫较轻,而偏侧感觉障碍显著,对侧下象限盲,优势半球出血时可出现混合性失语。③颞叶出血:表现为对侧中枢性面舌瘫及上肢为主的瘫痪,对侧上象限盲,优势半球出血时可出现感觉性失语或混合性失语;可有颞叶癫痫、幻嗅、幻视。④枕叶出血:对侧同向性偏盲,并有黄斑回避现象,可有一过性黑矇和视物变形,多无肢体瘫痪。⑤较大的脑叶出血：会累及两个或多个脑叶，出现严重的神经功能缺损和意识障碍。

3.脑桥出血

约占脑出血的10%，多由基底动脉脑桥支破裂所致。出血量少时可意识清楚，可出现交叉性瘫痪、偏瘫或四肢瘫，眩晕、复视、眼球不同轴，可表现为 Foville 综合征（同侧凝视麻痹和周围性面瘫，对侧偏瘫）、Millard-Gubler 综合征（外展及面神经交叉瘫）；出血量大时，患者迅速进入昏迷，双侧针尖样瞳孔，呕吐咖啡样胃内容物，中枢性高热及中枢性呼吸障碍，四肢瘫痪和去大脑强直，多在48小时内死亡。

4.中脑出血

少见，突然出现复视、眼睑下垂；一侧或两侧瞳孔扩大、眼球不同轴、水平或垂直眼震、同侧肢体共济失调，严重者很快出现意识障碍、去大脑强直，可迅速死亡。

5.小脑出血

约占脑出血的10%，多由小脑上动脉分支破裂所致。起病突然，发病时意识清楚，眩晕明显，频繁呕吐，枕部疼痛，无肢体瘫痪，瞳孔往往缩小，一侧肢体笨拙，行动不稳，共济失调，眼球震颤；晚期病情加重，意识模糊或昏迷，瞳孔散大，中枢性呼吸障碍，最后死于枕骨大孔疝。

6.脑室出血

占脑出血的3%～5%，小量脑室出血常有头痛、呕吐、脑膜刺激征，一般无意识障碍及局灶性神经缺损体征。大量脑室出血常起病急骤、迅速出现昏迷，频繁呕吐，针尖样瞳孔，眼球分离斜视或浮动，四肢弛缓性瘫痪，可有去大脑强直、呼吸深大，鼾声明显，体温明显升高，多迅速死亡。

【辅助检查】

1.头颅 CT 检查

是确诊脑出血的首选检查方法，可清晰准确显示出血部位、出血量大小、血肿形态、脑水肿情况及是否破入脑室等，发病后即刻出现边界清楚的高密度影像。

2.头颅 MRI 和 MRA 检查

对发现结构异常，明确脑出血的病因很有帮助。对检出脑干、小脑的出血灶和监测脑出血的演进过程优于 CT 扫描，对急诊脑出血诊断不及 CT。MRA 可发现脑血管畸形、血管瘤等病变。

3.脑脊液检查

脑出血患者一般无须进行腰椎穿刺检查，以免诱发脑疝，如需排除颅内感染和蛛网膜下隙出血，可谨慎进行。

4.数字减影脑血管造影（DSA）

可清楚显示异常血管和造影剂外漏的破裂血管及部位。易于发现脑动脉瘤、脑血管畸形及 Moyamoya 病等脑出血的原因。

5.其他检查

包括血常规、血液生化、凝血功能、心电图检查和胸部 X 线摄片检查等，有助于了解患者的全身状态。

【治疗要点】

治疗原则为安静卧床、脱水降颅压、调整血压、防止继续出血、减轻血肿所致继发性损害、促进神经功能恢复、防治并发症，以挽救生命、降低死亡率、残疾率和减少复发。

1. 调整血压

脑出血常伴颅内高压，此时高血压是维持有效脑灌流所必需的，过分降血压可能减少脑灌流，加重脑水肿，因此，脑出血急性期一般不予应用降压药物，而以脱水降颅压治疗为基础。但血压过高时，可增加再出血的风险，应积极控制血压。通常只有当收缩压＞200mmHg 或舒张压＞110mmHg 时，才需要降血压，使血压维持在略高于发病前水平或 180/105mmHg 左右。

2. 降低颅内压

脑水肿颅内压升高是影响急性出血性卒中预后最重要因素。降低颅内压是治疗急性出血性脑血管病的关键。目的在于减轻脑水肿，防止脑疝形成。目前最常用的是高渗脱水剂和利尿剂，可应用 20％甘露醇、呋塞米、甘油果糖等药物。

3. 止血治疗

止血药物如 6-氨基己酸、氨甲苯酸、巴曲酶等对高血压动脉硬化性出血的作用不大。如果有凝血功能障碍，可针对性给予止血药物治疗。

4. 亚低温治疗

是脑出血的辅助治疗方法，可减轻脑水肿，减少自由基生成，促进神经功能缺损恢复，改善患者预后，且无不良反应，安全有效。采用降温毯、降温仪、降温头盔等进行全身和头部局部降温，将温度控制在 32～35℃。

5. 外科治疗

严重脑出血危急患者生命时内科治疗通常无效，外科治疗则可挽救患者生命。主要手术方法包括：去骨瓣减压术、小骨窗开颅血肿清除术、钻孔血肿抽吸术和脑室穿刺引流术等。

6. 康复治疗

脑出血后，只要患者生命体征平稳、病情不再进展，宜尽早进行康复治疗。早期分阶段综合康复治疗对恢复患者的神经功能，提高生活质量有益。

【护理措施】

（一）休息与安全

①急性期绝对卧床休息 2～4 周，抬高床头 15°～30°，以减少脑部的血流量，减轻脑水肿，但应避免过度搬动或抬高头部。②病室环境安静舒适，减少探视，过度烦躁不安的患者可遵医嘱应用镇静药。③各项治疗护理操作宜集中进行，以减少刺激。④保持大便通畅，禁忌用力屏气排便，以防再次出血的发生。⑤意识障碍或出现精神症状的患者，加保护性床挡，必要时用约束带适当约束。

（二）饮食指导

昏迷或吞咽障碍者，发病第 2～3 天遵医嘱给予鼻饲饮食。意识清醒者如无吞咽困难，可给予易吞咽软食。不能坐起者将床头摇起 30°，进食宜缓慢，防止误吸引起窒息或肺部感染。床旁备吸引装置，及时清理口、鼻腔内分泌物和呕吐物，保持呼吸道通畅。

(三)病情观察

1.症状、体征的观察

密切观察病情变化,如患者发生意识障碍,常提示出血量大、继续出血或脑疝发生,应立即报告医生,并密切监测生命体征、意识、瞳孔、肢体功能等变化。

2.控制脑水肿

脑出血后48小时水肿达到高峰,维持3～5天或更长时间后逐渐消退。常用20%的甘露醇125ml静脉滴入,速度要快(20～30分钟内滴完),观察尿量,如用药后4小时内尿量少于250ml,要慎重或停用。

(四)康复锻炼

脑出血稳定后宜尽早进行康复锻炼,包括肢体和语言功能的训练等,有助于预防并发症、促进康复、减轻致残程度和提高生活质量。

1.保持瘫痪肢体功能位置

进行关节按摩及被动运动以免肢体废用,病情稳定后可进行康复功能训练。

2.语言训练与肢体康复应同步进行

与患者进行语言交流,由简到繁、反复练习、持之以恒,并及时鼓励其进步,增强其康复的信心。

(五)潜在并发症

1.脑疝

是脑出血患者最常见的直接死亡原因。应密切观察瞳孔、意识及生命体征的变化,如患者出现剧烈头痛、呕吐频繁呈喷射状、血压急剧升高、脉搏减慢、烦躁不安、双侧瞳孔不等大,呼吸不规则等脑疝的先兆表现,应立即报告医生并积极配合抢救。

2.上消化道出血

观察患者有无恶心,上腹部疼痛、饱胀感。观察呕吐物和大便的颜色、性状及量,及时留取标本,以了解有无消化道出血。胃管内有咖啡样液体或出现柏油样大便,提示消化道出血。

(六)健康指导

1.疾病预防指导

指导高血压患者避免引起血压骤然升高的各种因素,保持愉快的心情,稳定的情绪,避免过分喜悦、愤怒、激动、紧张、焦虑、恐惧、悲伤等不良心理;劳逸结合,生活要有规律,保证充足的睡眠,适当运动,避免体力和脑力过度劳累;低盐、低脂、高蛋白、高维生素饮食,戒烟酒;保持大便通畅,养成定时排便的习惯。

2.用药指导与疾病监测

遵医嘱正确服用药物,特别是降压药物的正确应用,以维持血压的稳定;调控血压及血糖、血脂在正常水平;教会患者和家属测量血压的方法。

3.康复指导

教会患者和家属自我护理的方法及肢体、语言和感觉功能训练方法和康复训练技巧,鼓励患者做力所能及的事情,不要过分依赖家人,增强自我照顾能力。

4.定期随访

教会患者对疾病早期表现的识别,发现血压异常波动、剧烈头痛、头晕、肢体麻木无力、偏瘫或说话困难等症状,应立即到医院检查。

第三节 帕金森病患者的护理

帕金森病(Parkinson's disease,PD)又称震颤麻痹(paralysis agitans),是一种常见于中老年的神经系统变性疾病,临床上以静止性震颤、运动迟缓、肌强直和姿势平衡障碍为主要特征。由英国医师詹姆士·帕金森(James Parkinson)于1817年首先报道并系统描述。

【病因与发病机制】

本病的病因与发病机制迄今尚未明确,目前认为PD为多因素共同参与所致,可能与以下因素有关:

1.年龄老化

PD主要发生于中老年人,40岁以前少见,而60岁以上人口的患病率高达1%,提示老龄可能与发病有关。当黑质神经元细胞减少至15%~50%,纹状体多巴胺递质减少80%以上时,PD的临床症状才会出现,正常情况的年龄老化只是PD的促发因素。

2.环境因素

流行病学调查显示,长期接触杀虫剂、除草剂或某些工业化学品等可能是PD发病的危险因素,环境因素已引起人们的重视。

3.遗传因素

本病在一些家族中呈聚集现象,有报道10%左右的PD患者有家族史,包括常染色体显性遗传或常染色体隐性遗传。

帕金森病患者的黑质受到严重损坏,多巴胺生成明显减少,使得纹状体失去抑制性作用,而乙酰胆碱的兴奋性则会相对增强,从而出现PD症状。

【临床表现】

(一)发病情况

(1)多见于60岁以上老年男性。

(2)起病隐匿,发展缓慢。

(3)首发症状多为震颤,其次为步行障碍、肌强直和运动迟缓。

(4)症状常由一侧上肢开始,逐渐波及同侧下肢、对侧上肢及对侧下肢。

(二)临床症状与体征

1.静止性震颤

常为首发症状,多从一侧上肢开始,呈现有规律的拇指对掌和手指屈曲的不自主震颤运动。具有静止时震颤明显,精神紧张时加重,随意动作时减轻,入睡后消失等特征,故称为"静止性震颤";随着病程的进展,震颤可逐步扩展到下颌、唇、面和四肢。

2.肌强直

表现屈肌和伸肌张力同时增强,关节被动运动时始终保持阻力增强,类似弯曲软铅管的感觉,称"铅管样肌强直"。多数患者因伴有震颤,检查时可感觉在均匀的阻力中出现断续停顿,如同转动齿轮感,称为"齿轮样强直",这是由于肌强直与静止性震颤叠加所致。

3.运动迟缓

患者随意动作减少、主动动作减慢,多表现为起始动作困难和动作执行困难、缓慢,如起床、翻身、方向变换等动作均有困难;面肌强直使面部表情呆板,笑容出现和消失缓慢,瞬目动作减少等造成"面具脸";手指精细动作(如系鞋带、裤带等)难以完成;书写时字越写越小,称"写字过小征"。

4.姿势步态异常

由于四肢、躯干和颈部肌强直,患者站立时呈特殊屈曲体姿,迈步时身体前倾,行走时步距缩短,上肢协同摆动次数减少或消失;到晚期,患者有时行走中全身僵硬,不能动弹,称"冻结"现象;行走常见碎步、往前冲,越走越快,不能立刻停步,呈现"慌张步态"。

5.其他

常见自主神经症状,如便秘、多汗、流涎、皮脂腺分泌亢进等。部分患者伴有睡眠障碍和(或)抑郁症。15%～30%的患者在晚期可出现智能障碍。

【辅助检查】

1.血、脑脊液检查

常规化验一般无异常,若血常规明显升高,应考虑存在感染。脑脊液中的高香草酸(HVA)含量可降低。

2.影像学检查

CT、MRI 检查无特征性改变,PET 或 SPECT 检查有辅助诊断价值。

3.基因检测

DNA 印迹技术、PCR、DNA 序列分析等对少数家族性 PD 患者有一定的检测作用。

【治疗要点】

PD 为进展性疾病,若不及时诊治,可因严重的肌强直和继发性关节强硬等迫使患者长期卧床而并发肺炎、压疮等,甚至危及生命,故应及时治疗。

(一)药物治疗

早期 PD 无须药物治疗,当疾病持续进展继而影响到患者的日常生活和工作,并引起患者明显的苦恼时,适当的药物治疗可不同程度地减轻症状。目前临床上以替代性药物如复方左旋多巴和抗胆碱药物治疗为主。

1.抗胆碱能药物

拮抗黑质和纹状体内过多的乙酰胆碱,协助维持纹状体内递质平衡,对震颤和强直症状有一定改善作用,适用于震颤明显的年轻患者。常用药物有苯海索(安坦)、东莨菪碱等。

2.金刚烷胺

促进神经末梢释放多巴胺,并阻止其再吸收,对帕金森病的震颤、强直、运动迟缓均有改善作用。可与左旋多巴等药合用,增强疗效。

3.复方左旋多巴

至今仍是治疗本病最基本、最有效的药物,对震颤、强直、运动迟缓等均有较好疗效。临床上常用药物为多巴丝肼(美多巴;左旋多巴/苄丝肼)。

4.多巴胺受体激动剂

能直接激动纹状体,产生和多巴胺相同作用的物质,从而减少和推迟运动并发症的发生。临床常用药物有普拉克索和吡贝地尔等。

(二)外科治疗

对于长期药物治疗疗效明显减退,同时出现异动症的患者可以考虑手术治疗,但手术治疗只能改善症状,并不能根治,术后仍需要配合药物治疗。手术方法有立体定向神经核毁损和脑深部电刺激术(DBS)。

(三)康复治疗

进行肢体运动、进食等训练和指导可改善患者的生活质量,减少并发症,增强疗效。心理疏导和健康宣教也是 PD 综合治疗的重要措施。

【护理措施】

(一)一般护理

主动了解患者的需要,指导和鼓励患者自我护理,做自己力所能及的事;必要时协助患者洗漱、进食、沐浴、大小便,保证患者的舒适,预防并发症的发生。

1.个人卫生

对出汗多的患者,指导其穿柔软、宽松、透气的棉质衣物;经常清洁皮肤,勤换被褥、衣物,勤洗澡。

2.皮肤护理

对长期卧床的患者,皮肤护理尤为重要。要警惕压疮的发生,保持床单整洁、干燥,帮助患者定时翻身、做好身体骨突隆起处的保护。

3.保持大小便通畅

①指导患者精神放松,进行腹部按摩、热敷以刺激排尿,必要时留置导管。②对顽固性便秘者,应指导其多食用富含纤维素的食物,多吃新鲜的蔬菜水果,多喝水,按摩腹部可促进肠蠕动;必要时给予开塞露塞肛、灌肠或人工排便等。

4.提供生活方便

对行动不便、起坐困难者,可配备高位坐厕、高脚椅、高度适宜的床、手杖、床铺护栏、室内或走道扶手等必要辅助设施;提供便于穿脱的衣物、无须系鞋带的鞋子、大手柄的餐具等。

(二)运动护理

告知患者运动锻炼可以防止或推迟关节强直与肢体痉挛,有利于维持身体的灵活性,增加肺活量,防止便秘,增强自我照顾能力。

1.疾病早期

早期患者主要表现为震颤。鼓励、指导患者维持和增加业余爱好,鼓励患者参加各种形式力所能及的活动,坚持适当的体育锻炼,如散步、打太极拳等,尽量保持身体和各关节的活动强度和最大活动范围。

2.疾病中期

对于已出现某些功能障碍或运动困难的患者要有计划地、循序渐进地进行锻炼,指导患者做一些简单而有效的运动,防止或减慢运动功能的衰退。另外通过指导患者做一些简单的鼓腮、噘嘴、伸舌、吹气等训练进行面部活动,以改善面部表情和吞咽困难现象,协调发音。

3.疾病晚期

晚期患者可发生显著的运动障碍,卧床不起,最后丧失生活自理能力,应帮助患者采取舒适的体位,被动活动关节,尽量保持关节的活动范围,注意动作轻柔,勿引起患者疼痛和骨折。

(三)安全护理

由于帕金森病患者的震颤、肌强直及运动迟缓等,使患者时刻处于高危状态,如坠床、步行不稳而摔倒或自伤等,因此要注意加强安全防护。病房里物品摆放固定有序,患者活动时应穿防滑鞋底,卫生间放上防滑垫,过道旁设安全扶手等。为端碗困难的患者准备带有大把手的不易碎的材质餐具,并指导患者谨防烫伤。

(四)心理护理

由于病程较长,病中出现流涎、震颤等自身形象的改变,患者易产生紧张、自卑、脾气暴躁及忧虑心理,甚至产生厌世、绝望的心理。指导家属关心体贴患者,鼓励患者自我护理,如吃饭、穿衣等,增加其独立性及自信心。

(五)用药指导

告知患者及家属本病需要长期或终身服药,让其了解药物治疗的原则、常用药物种类和名称、剂型、用药方法、服药注意事项、疗效及不良反应等,指导患者注意用药途中不良反应的观察和处理。

1.疗效观察

服药过程中要仔细观察震颤、肌强直及其他运动障碍、语言障碍有无减轻,观察患者起坐灵活度、步行及姿势改善程度、讲话的音调与流利程度,写字、进食与其他手操作能力等,以确定药物疗效。①"开一关现象"指患者症状在突然缓解(开期)和加重(关期)之间波动,一般"关期"表现为严重的帕金森症状,持续数秒或几分钟后突然转为"开期",多见于病情较严重的患者,不可预料。减少服药剂量,增加服用次数而总量不变或适当加用多巴胺受体激动剂,可以防止或减少发生。②剂末恶化,即疗效减退,指每次服药后药物作用时间逐渐缩短,疗效逐渐下降,症状随血药浓度而波动,可以预知。故增加每日总剂量并分开多次服用或改用缓释剂可以预防。③"异动症"表现为舞蹈症或手足徐动样不自主运动、肌强直或阵挛,可累及头面部、四肢和躯干。应遵医嘱调整复方左旋多巴用药剂量和服药次数。

2.药物不良反应及其处理方法

帕金森病常用药物的作用、不良反应及使用注意事项。

(六)饮食护理

①给予高热量、高维生素、低盐、低脂、适量优质蛋白的易消化饮食,并给予患者充足的时间和安静的环境缓慢用餐;②对于咀嚼能力和消化功能减退的患者应给予易消化、易咀嚼、细软、无刺激性的软食或半流食;③对于进食困难、饮水反呛的患者要防止经口进食引起的误吸、

窒息或吸入性肺炎,床旁备吸引装置,及时清理口、鼻腔内分泌物和呕吐物,必要时遵医嘱托胃管给予鼻饲。

(七)健康指导

1.疾病预防指导

保持平和心态和有规律的生活,指导患者遇事要冷静、沉着应对,避免情绪大幅度波动;保证充足的休息与睡眠,有利于体力恢复;均衡饮食,预防便秘。

2.康复指导

①坚持适当参加一些力所能及的活动与体育锻炼,指导患者根据病情及自己的体能,把握好方式、时间、强度等,以免运动量过大不适应反而加重病情;②鼓励患者维持和培养兴趣爱好,树立自信;③加强日常活动,动作、平衡功能及语言功能等康复训练,尽可能做到自理;④卧床患者协助被动活动关节和按摩肢体,预防关节僵硬和肢体挛缩。

3.用药指导

告知患者按医嘱正确用药和坚持用药及药物不良反应和处理方法;定期做健康检查,复查肝、肾功能,血常规和监测血压变化。

4.照顾者指导

照顾者应关心体贴患者,协助进食、服药和日常生活照顾。细心观察病情,并及时识别病情变化,积极预防并发症;当患者出现发热、骨折、外伤、吞咽困难或运动障碍、精神智能障碍加重时应立即就诊。

第四节　癫痫患者的护理

癫痫(epilepsy)是多种原因导致的脑部神经元高度同步化异常放电所引起的临床综合征,临床表现具有发作性、短暂性、重复性和刻板性的特点。临床上每次发作或每种发作的过程称为痫性发作(seizure)。

【病因与发病机制】

(一)病因

癫痫不是独立的疾病,而是一组疾病或综合征。引起癫痫的病因非常复杂,根据病因学不同,癫痫可分为三大类:

1.症状性癫痫(symptomatic epilepsy)

由各种明确的中枢神经系统结构损伤和功能异常引起,如脑肿瘤、脑外伤、脑血管病、中枢神经系统感染、寄生虫、遗传代谢性疾病、神经系统变性疾病等。

2.特发性癫痫(idiopathic epilepsy)

病因不明,未发现脑部有足以引起癫痫发作的结构性损伤或功能异常,可能与遗传因素密切相关。

3.隐源性癫痫(cryptogenic epilepsy)

病因不明,但临床表现提示为症状性癫痫,现有的检查手段不能发现明确的病因。其占全

部癫痫的 $60\% \sim 70\%$。

（二）发病机制

癫痫的发病机制非常复杂,至今尚未能完全了解其全部机制,但发病的一些重要环节已被探知。

1.痫性放电的起始

神经元异常放电是癫痫发病的电生理基础。

2.痫性放电的传播

异常高频放电反复通过突触联系和强化后的易化作用诱发周边及远处的神经元的同步放电,从而引起异常电位的连续传播。

3.痫性放电的终止

目前机制尚未完全明了。

【临床表现】

（一）痫性发作

依据发作时的临床表现和脑电图特征可将痫性发作分为不同临床类型（表 9-1）。

表 9-1　国际抗癫痫联盟（ILAE,1981 年）癫痫发作分类

1.部分性发作

(1)单纯部分性发作:无意识障碍

(2)复杂部分性发作:有意识障碍

(3)部分性发作继发全面性发作:部分性发作后出现全身性发作

2.全面性发作

(1)失神发作:典型失神发作、不典型失神发作

(2)强直性发作

(3)阵挛性发作

(4)强直阵挛性发作

(5)肌阵挛发作

(6)失张力发作

3.不能分类的发作

1.部分性发作

①单纯部分性发作:常以发作性一侧肢体、局部肌肉节律性抽动或感觉障碍为特征,发作时程短。②复杂部分性发作:表现为意识障碍,多有精神症状和自动症。③部分性发作继发全面性发作:上述部分性发作后出现全身性发作。

2.全面性发作

这类发作起源于双侧脑部,发作初期即有意识丧失,根据其临床表现的不同,可分为:

(1)全面强直-阵挛发作:以意识丧失、全身抽搐为主要临床特征。早期出现意识丧失、跌倒,随后的发作过程分为三期:强直期、阵挛期和发作后期。发作过程可有喉部痉挛、尖叫、心率增快、血压升高、瞳孔散大、呼吸暂停等症状,发作后各项体征逐渐恢复正常。

（2）失神发作：典型表现为正常活动中突然发生短暂的意识丧失，两眼凝视且呼之不应，发作停止后立即清醒，继续原来的活动，对发作没有丝毫记忆。

（3）强直性发作：多在睡眠中发作，表现为全身骨骼肌强直性阵挛，常伴有面色潮红或苍白、瞳孔散大等症状。

（4）阵挛性发作：表现为全身骨骼肌阵挛伴意识丧失，见于婴幼儿。

（5）肌阵挛发作：表现为短暂、快速、触电样肌肉收缩，一般无意识障碍。

（6）失张力发作：表现为全身或部分肌肉张力突然下降，造成张口、垂颈、肢体下垂甚至跌倒。

3.癫痫持续状态（status epilepticus）

指一次癫痫发作持续 30 分钟以上，或连续多次发作致发作间期意识或神经功能未恢复至通常水平。可见于各种类型的癫痫，但通常是指全面强直-阵挛发作持续状态。可因不适当地停用抗癫痫药物或治疗不规范、感染、精神刺激、过度劳累、饮酒等诱发。

（二）癫痫综合征

特定病因引发的由特定症状和体征组成的癫痫。

【辅助检查】

1.脑电图检查

是诊断癫痫最有价值的辅助检查方法，典型表现是尖波、棘波、棘-慢或尖-慢复合波。

2.血液检查

通过血糖、血常规、血寄生虫等检查，可了解有无低血糖、贫血、寄生虫病。

3.影像学检查

应用 DSA、CT、MRI 等技术可发现脑部器质性病变，为癫痫的诊断提供依据。

【治疗要点】

目前癫痫治疗仍以药物治疗为主，药物治疗应达到 3 个目的：①控制发作或最大限度地减少发作次数；②长期治疗无明显不良反应；③使患者保持或恢复其原有的生理、心理和社会功能状态。

1.病因治疗

祛除病因，避免诱因。如全身代谢性疾病导致癫痫的应先纠正代谢紊乱，睡眠不足诱发癫痫的要保证充足的睡眠，对于颅内占位性病变引起者首先考虑手术治疗，对于脑寄生虫病行驱虫治疗。

2.发作时治疗

立即让患者就地平卧，保持呼吸道通畅，及时给氧；防止外伤，预防并发症；应用药物预防再次发作，如地西泮、苯妥英钠等。

3.发作间歇期治疗

合理应用抗癫痫药物，常用的抗癫痫药物有地西泮、氯硝西泮、卡马西平、丙戊酸、苯妥英钠、苯巴比妥、扑痫酮、拉莫三嗪、奥卡西平、左乙拉西坦、加巴喷丁等。强直性发作、部分性发作和部分性发作继发全面性发作首选卡马西平；全面强直-阵挛发作、典型失神、肌阵挛发作、阵挛性发作首选丙戊酸。

4.癫痫持续状态的治疗

保持稳定的生命体征和进行性心肺功能支持;终止呈持续状态的癫痫发作,减少癫痫发作对脑部神经元的损害;寻找并尽可能根除病因及诱因;处理并发症。可依次选用地西泮、异戊巴比妥钠、苯妥英钠和水合氯醛等药物。及时纠正血酸碱度和电解质失衡,发生脑水肿时给予甘露醇和呋塞米注射,注意预防和控制感染。

5.其他治疗

对于药物难治性、有确定癫痫灶的癫痫可采用手术治疗,中医针灸治疗对某些癫痫也有一定疗效。

【护理措施】

(一)一般护理

1.饮食

为患者提供充足的营养,癫痫持续状态的患者可给予鼻饲,嘱发作间歇期的患者进食清淡、无刺激、富于营养的食物。

2.休息与运动

癫痫发作后宜卧床休息,平时应劳逸结合,保证充足的睡眠,生活规律,避免不良刺激。

3.其他

纠正水、电解质及酸碱平衡紊乱,预防并发症。

(二)病情观察

密切观察生命体征、意识状态、瞳孔变化、大小便等情况;观察并记录发作的类型、频率和持续时间;观察发作停止后意识恢复的时间,有无疲乏、头痛及行为异常。

(三)安全护理

告知患者有发作先兆时立即平卧。活动中发作时,立即将患者置于平卧位,避免摔伤。摘下眼镜、手表、义齿等硬物,用软垫保护患者关节及头部,必要时用约束带适当约束,避免外伤。用牙垫或厚纱布置于患者口腔一侧上下磨牙间,防止口、舌咬伤。发作间歇期,应为患者创造安静、安全的休养环境,避免或减少诱因,防止意外的发生。

(四)保持呼吸道通畅

发作时立即解开患者领扣、腰带以减少呼吸道受压,及时清除口腔内食物、呕吐物和分泌物,防止呼吸道阻塞。让患者平卧、头偏向一侧,必要时用舌钳拉出舌头,避免舌后坠阻塞呼吸道。必要时可行床旁吸引和气管切开。

(五)用药护理

有效的抗癫痫药物治疗可使80%的患者发作得到控制。告诉患者抗癫痫药物治疗的原则以及药物疗效与不良反应的观察,指导患者遵医嘱坚持长期正确服药。

1.服药注意事项

①根据发作类型选择药物。②药物一般从小剂量开始,逐渐加量,以尽可能控制发作、又不致引起毒性反应的最小有效剂量为宜。③坚持长期有规律服药,完全不发作后还需根据发作类型、频率,再继续服药2～3年,然后逐渐减量至停药,切忌服药控制发作后就自行停药。

④间断不规则服药不利于癫痫控制,易导致癫痫持续状态发生。

2.常用抗癫痫药物不良反应(表 9-2)的观察与处理

每种抗癫痫药物均有多种不良反应。不良反应轻者一般不需停药,从小剂量开始逐渐加量或与食物同服可以减轻,严重反应时应减量或停药、换药。服药前应做血、尿常规和肝、肾功能检查,服药期间定期监测血药浓度,复查血常规和生化检查。

表 9-2　常用抗癫痫药物的不良反应

药物	不良反应
苯妥英钠(PHT)	胃肠道症状、毛发增多、齿龈增生、小脑症、粒细胞减少、肝损害
卡马西平(CBZ)	胃肠道症状、小脑症、嗜睡、体重增加、骨髓与肝损害、皮疹
苯巴比妥(PB)	嗜睡、小脑症、复视、认知与行为异常
丙戊酸钠(VPA)	肥胖、毛发减少、嗜睡、震颤、骨髓与肝损害、胰腺炎
托吡酯(TPM)	震颤、头痛、头晕、小脑症、胃肠道症状、体重减轻、肾结石
拉莫三嗪(LTG)	头晕、嗜睡、恶心、皮疹
加巴喷丁	嗜睡、头晕、复视、健忘、感觉异常

(六)避免促发因素

1.癫痫的诱因

疲劳、饥饿、缺睡、便秘、经期、饮酒、感情冲动、一过性代谢紊乱和过敏反应。过度换气对于失神发作、过度饮水对于强直性阵挛发作、闪光对于肌阵挛发作也有诱发作用。有些反射性癫痫还应避免如声光刺激、惊吓、心算、阅读、书写、下棋、玩牌、刷牙、起步、外耳道刺激等特定因素。

2.癫痫持续状态的诱发因素

常为突然停药、减药、漏服药及换药不当;其次为发热、感冒、劳累、饮酒、妊娠与分娩;使用异烟肼、利多卡因、氨茶碱或抗抑郁药亦可诱发。

(七)手术的护理

对于手术治疗癫痫的患者,术前应做好心理护理以减少恐惧和紧张。密切观察意识、瞳孔、肢体活动和生命体征等情况,并按医嘱做好术前检查和准备;术后麻醉清醒后应采取头高脚低位,以减轻脑水肿的发生。严密监测病情,做好术后常规护理、用药护理和安全护理。

(八)心理护理

病情反复发作、长期服药常会给患者带来沉重的精神负担,易产生焦虑、恐惧、抑郁等不良心理状态。护士应多关心患者,随时关注其心理状态并给予安慰和疏导,缓解患者的心理负担,使其更好地配合治疗。

(九)健康指导

(1)向患者及家属介绍疾病治疗和预防的相关知识,教会其癫痫的基本护理方法,安静的环境、规律的生活、合理的饮食、充足的睡眠、远离不良刺激等均有利于患者的康复。

(2)告知患者及家属遵医嘱长期、规律用药,不可突然减药甚至停药,定期复查,病情变化立即就诊。

(3)应尽量避免患者单独外出,不参与蹦极、游泳等可能危及生命的活动,避免紧张、劳累。

(4)特发性癫痫且有家族史的女性患者,婚后不宜生育,双方均有癫痫,或一方患病,另一方有家族史者不宜婚配。

第五节 多发性硬化患者的护理

多发性硬化(multiple sclerosis,MS)是以中枢神经系统白质脱髓鞘病变为特点,遗传易感性与环境因素作用下发生的自身免疫性疾病。中枢神经系统散在分布的多数病灶与病程中呈现的缓解复发,症状和体征的空间多发性和病程的时间多发性构成了 MS 的主要临床特点。病变最常侵犯的部位是脑室周围白质、视神经、脊髓、脑干以及小脑。MS 女性多发,女性与男性比例为(1.4~2)∶1。MS 的发病高峰在 20~40 岁间。

【病因与发病机制】

多发性硬化的病因及发病机制尚不完全清楚,目前认为可能与自身免疫反应、病毒感染、遗传及环境等因素有关。

1.自身免疫反应

大量的研究结果显示多发性硬化与自身免疫反应有关:①多发性硬化急性期在病灶的小血管周围出现淋巴细胞浸润,其中可发现免疫系统被激活的细胞证据。②用髓鞘碱性蛋白免疫动物制成的实验室动物模型即实验性自身免疫性脑脊髓炎与多发性硬化的病理改变十分相似。③多发性硬化患者周围血液中 T 辅助细胞数量增多,T 抑制细胞数量减少,提示免疫调节异常。④多发性硬化患者脑脊液 IgG 指数或 24 小时合成率升高。

2.病毒感染

到目前为止,已陆续从多发性硬化患者血清或脑脊液中检测出多种高滴定度的病毒抗体,如单纯疱疹病毒、流感 C 病毒、犬瘟病毒、风疹病毒、水痘病毒、腮腺炎病毒、EB 病毒等,但至今尚未从多发性硬化患者组织中分离或培养出任何病毒。

3.遗传因素

多发性硬化具有明显的家族性倾向。一级亲属患病危险性比普通人群大 12~15 倍,异卵双生子患病一致率为 5%~15%,单卵双生子患病一致率高达 25%~50%。

4.环境因素

流行病学调查发现,离赤道越远,多发性硬化的发病率越高,与高纬度寒冷地区有关。如果在 15 岁之前从低发区迁移至高发区,其发病率增加;如在成年后移民,则保留其低发病率,反之亦然。这提示了致病因素的影响在 15 岁之前已经获得,可能与日照、气温、饮食习惯、感染等诸多环境因素有关。

5.发病诱因

约半数患者发病前有一定的诱因,常见的是着凉和上呼吸道感染,其次是过度劳累和精神紧张。此外,各种感染、手术、外伤、拔牙、妊娠、分娩等均可成为发病的诱因。

【临床表现】

空间上多病灶和病程中缓解复发是多发性硬化的主要临床特点。

(一)发病年龄

多在 10～50 岁之间,10 岁以前和 50 岁以后发病的少见,约 2/3 患者发病年龄在 20～40 岁之间。

(二)起病形式

我国多发性硬化多为急性或亚急性起病,病程中出现缓解和复发。复发也多呈急性或亚急性,一般每次复发均残留一定的症状和体征,逐渐积累而使病情逐渐加重。少数病例无明显缓解而呈阶梯式逐渐加重。

(三)首发症状

多为一个或多个肢体无力和(或)麻木、单眼或双眼视力减退甚至失明;其次是复视、共济失调及眩晕等脑干和小脑的症状。

(四)常见症状和体征

由于多发性硬化病灶可位于视神经、脊髓、脑干、小脑及大脑的白质,所以其临床表现多种多样。常见的有:

1.视力障碍

最常见且常为首发症状。多为急性或亚急性起病,单眼或双眼先后受累,突然出现视力减退、视野缺损甚至失明,可有双颞侧偏盲、同向性偏盲或象限盲。30％的病例出现眼肌麻痹及复视。核间性眼肌麻痹被认为是 MS 的重要体征之一,表现为患者双眼向病变对侧注视时患侧眼球不能内收,对侧眼球外展时伴有眼球震颤,双眼内聚正常。如果核间性眼肌麻痹与眼球震颤同时存在,要高度怀疑为多发性硬化。

2.运动障碍

下肢累及比上肢早,常先有下肢无力、沉重感,逐渐发展为偏瘫、痉挛性截瘫或四肢瘫,最常见的是不对称性痉挛性轻截瘫。

3.感觉障碍

多数患者在病程中都有感觉异常症状,如麻木、束带感、烧灼感、针刺感等,可有痛、温、触觉减退或消失,也可有深感觉障碍。少数患者出现 Lhermitte 征:即屈颈时出现从背部放射至足底的触电样疼痛,是脊髓颈段后束受激惹的表现。

4.其他脑神经障碍

可出现面神经麻痹,多为中枢性。亦可出现眩晕、耳鸣、耳聋、呕吐、吞咽困难、构音障碍及短暂性面部感觉障碍或三叉神经痛等。

5.共济失调

约见于半数病例,主要表现为站立不稳、共济失调性步态、指鼻试验和跟膝胫试验阳性等。

6.自主神经功能障碍

可出现不同程度的大小便功能障碍,如尿频、尿急、尿失禁、尿潴留、便秘或便秘与腹泻交替,也可出现半身多汗或流涎、性欲减退等。

7.精神症状

多表现为抑郁、脾气暴躁或易怒,部分患者出现欣快、兴奋、猜疑和被害妄想等,也可表现为嗜睡、反应淡漠、迟钝、记忆力减退、判断力下降等。

8.发作性症状

常见的神经功能障碍有构音障碍、共济失调、肢体阵发性痉挛和感觉障碍、触电感、阵发性奇痒、强直性痛性痉挛及手、腕和肘部屈曲性肌张力障碍性痉挛伴下肢伸直等。

总之,多发性硬化病灶散在多发,症状和体征千变万化,不能用单一病灶来解释,常为大脑、脑干、小脑、脊髓及视神经病损的不同组合构成其临床表现。

【辅助检查】

1.脑脊液检查

多数压力不高,外观正常,急性期白细胞可轻度至中度增多,部分患者蛋白轻度升高。约70%以上的患者脑脊液 IgG 指数升高。90%左右患者脑脊液显示出 IgG 寡克隆带,是诊断 MS 的 CSF 免疫学常规检查。

2.诱发电位检查

包括视觉诱发电位(VEP)、脑干听觉诱发电位(BAEP)和体感诱发电位(SEP),50%～90%的 MS 患者可有一项或多项异常。

3.MRI 检查

其特征性改变如下:①可见大小不一、类圆形的 T_1 低信号、T_2 高信号,常见于侧脑室前角与后角、半卵圆中心及胼胝体,或为融合斑,多位于侧脑室体部;②脑干、小脑和脊髓可见斑点状不规则 T_1 低信号、T_2 高信号斑块。

【治疗要点】

治疗原则:MS 治疗的主要目的是抑制炎性脱髓鞘病变的进展,防止急性期病变恶化及缓解期复发,晚期采取对症和支持疗法,减轻神经功能障碍带来的痛苦。

(一)适 MS 的急性期治疗

1.糖皮质激素

有减轻炎症、水肿及免疫调节作用,可促进急性复发的恢复和缩短复发期病程,但不能改善恢复的程度。激素治疗的原则为大剂量、短疗程。常用药物有:①甲泼尼龙 1g/d,加入 5%葡萄糖 500ml 静脉滴注 3～4 小时,连用 3～5 天后改为泼尼松 60mg/d 口服,4～6 周后逐渐减量至停药。②泼尼松 80mg/d,口服 1 周后依次减至 60mg/d,5 天后改为 40mg/d,然后每 5 天减少 10mg,4～6 周为 1 疗程。

2.血浆置换

包括淋巴细胞清除、特异性淋巴细胞去除、免疫活性物质去除等。总的来说,血浆置换在 MS 的疗效不肯定,一般不作为急性期的首选治疗。

3.静脉注射大剂量免疫球蛋白(intravenous immunoglobulin,IVIG)

0.4g/(kg·d),连续用 3～5 天。对降低复发-缓解型患者复发率有肯定疗效,但最好在复发早期应用。

4.急性期的对症治疗

①疼痛:可用卡马西平、地西泮等药物;②精神症状:可按精神疾病治疗,有严重抑郁者应预防自杀,并选择氟西汀、盐酸帕罗西汀等抗抑郁药物治疗;③疲劳症状:疲劳是 MS 患者较明显的症状,可推荐金刚烷胺治疗;④膀胱直肠功能障碍:配合药物的治疗或借助导尿等外科处理。

（二）MS 缓解期药物治疗

缓解期治疗主要预防复发和治疗残留的症状。治疗措施包括:①免疫抑制剂如硫唑嘌呤、环磷酰胺等;②转移因子;③β-干扰素。

【护理措施】

（一）休息与安全

1.提供安全方便的住院环境

让患者熟悉住院环境和生活环境,将呼叫器置于患者床头伸手可及处,常用物品定位放于床旁,方便随时取用,必要时给予帮助。为患者制订作息时间表,保持良好的生活习惯,避免过度劳累。

2.安全护理

配备手杖、轮椅等必要的辅助用具,以增加活动时的安全性。预防烫伤,浴室内的热水管上一定有醒目标识,以防不慎触及而烫伤;保暖时禁用热水袋。

（二）评估排尿情况

观察排尿方式、次数、频率、时间、尿量与颜色,了解排尿是否困难,有无尿路刺激症状,检查膀胱是否膨隆。指导患者膀胱功能训练的方法与步骤,教会其正确的排尿方法,促进膀胱功能恢复。

（三）预防感染

保持尿道口或会阴部清洁,每天进行会阴护理,保持床单清洁、干燥,及时更换床单、被褥。告诉患者尿路感染的症状和体征,发现异常时,及时报告医师。

（四）健康指导

1.疾病知识指导

告诉患者避免诱发因素,如情绪激动、精神紧张、过度劳累、感染、妊娠、分娩、外伤、外科手术、拔牙,预防接种、寒冷刺激、热水淋浴等,应做好预防。

2.用药指导

向患者介绍用药的方法及用药后的作用,同时应了解激素类药物的不良反应。遵医嘱正确服药和定期到门诊检查。

3.康复指导

指导患者采取正确的锻炼方法,每天进行主动或被动运动,鼓励患者尽量下床进行步行训练。

4.照顾者指导

指导家属和照顾者关心、体贴患者,给予精神支持和生活照顾,细心观察和及时识别病情变化。

参 考 文 献

[1]李乐之,路潜.外科护理学.第5版.北京:人民卫生出版社,2012.

[2]黎鳌.烧伤学.上海:上海科学技术出版社,2001.

[3]曹伟新,李乐之.外科护理学.第4版.北京:人民卫生出版社,2006.

[4]黄跃生.烧伤科特色治疗技术.北京:科学技术文献出版社,2004.

[5]陈孝平,汪建平.外科学.第8版.北京:人民卫生出版社,2013.

[6]李小寒,尚少梅.基础护理学.第5版.北京:人民卫生出版社,2012.

[7]王忠诚.神经外科疾病临床诊疗规范教程.北京:北京大学医学出版社,2008.

[8]郑一宁,吴欣娟,丁炎明.实用神经外科护理及技术.北京:科学出版社,2008.

[9]杨莘.神经疾病特色护理技术.北京:科学技术文献出版社,2008.

[10]王志红,周兰姝.危重症护理学.北京:人民军医出版社,2007.

[11]李宝民.神经介入血管内治疗学.北京:人民军医出版社,2004.

[12]周良辅.现代神经外科学.上海:复旦大学出版社,2004.

[13]王任直.神经外科学.北京:人民卫生出版社,2002.

[14]杨树源,只达石.神经外科学.北京:人民卫生出版社,2008.

[15]周建新.神经外科重症监测与治疗.北京:人民卫生出版社,2013.

[16]高小雁.骨科临床护理思维与实践.北京:人民卫生出版社,2012.

[17]宋金兰,高小雁.实用骨科护理及技术.北京:科学出版社,2008.

[18]宁金沛,梁桂德,韦武.以癫痫样发作为临床表现的小腿骨筋膜室综合征误诊1例并文献复习.中国骨与关节损伤杂志,2014,29(1):101-102.

[19]葛均波,徐永健.内科学.第8版.北京:人民卫生出版社,2013.

[20]尤黎明,吴瑛.内科护理学.第5版.北京:人民卫生出版社,2012.

[21]魏秀红,赵书娥.内科护理学.第3版.北京:人民卫生出版社,2013.

[22]王海燕.中国肾脏病学.第3版.北京:人民卫生出版社,2008.

[23]袁丽,武仁华.内分泌科护理手册.北京:科学出版社,2011.

[24]蒋乐龙,吕云玲.内科护理学.西安:第四军医大学出版社,2007.

[25]王拥军.神经病学.北京:北京大学出版社,2009.

[26]孟共林.内科护理学.西安:世界图书出版西安公司,2008.

[27]范秀珍.内科护理学.北京:中国协和医科大学出版社,2004.

[28]沈晓明,王卫平.儿科学.第7版.北京:人民卫生出版社,2012.

[29]朱明德.临床医学概论.北京:人民卫生出版社,2012.